新世纪心理与心理健康教育文库 46
Xinshiji Xinli Yu Xinlijiankangjiaoyu Wenku

学生情绪调节与辅导

Xuesheng Qingxu Tiaojie Yu Fudao

罗峥 ◆ 主编
Luo Zheng

开明出版社

新世纪心理与心理健康教育文库

编 委 会

总 主 编 郑日昌
副总主编 沈 政　郭德俊　桑 标　王希永
编 委 会 （按姓氏笔画排列）

王 昕	王小明	王成彪	王建平
牛 勇	邓丽芳	叶浩生	田万生
朱新秤	任 苇	任 俊	刘视湘
刘翔平	刘惠军	许 燕	孙大强
杜毓贞	杨 波	杨忠健	汪凤炎
沈 政	张 驰	张大均	张志杰
陈永胜	陈安涛	邵志芳	庞爱莲
郑日昌	郑晓江	孟沛欣	赵世明
赵军燕	俞国良	殷恒婵	郭秀艳
郭德俊	桑 标	黄 蓓	崔丽娟
梁宁建	梁执群	董 妍	程正方
雷 雳	燕国材	魏义梅	

总 序
Sequence

早在上个世纪 70 年代就有专家预言：21 世纪是心理学的世纪。21 世纪人类所面临的最大挑战，不是其他，而是心理困惑和心理问题。

进入新世纪，我国社会主义物质文明、政治文明、精神文明建设不断加强，综合国力大幅度提高，人民生活显著改善。同时，我们也要看到，我国已进入改革发展的关键时期，经济体制深刻变革，社会结构深刻变动，利益格局深刻调整，思想观念深刻变化。这种空前的社会变革，给我国发展进步带来巨大活力，也必然带来这样那样的矛盾和问题。例如，城乡、区域经济社会发展很不平衡；就业、收入分配、社会保障、教育、医疗、住房等方面关系群众切身利益的问题比较突出；一些社会成员诚信缺失、道德失范；一些领域的腐败现象比较严重等。这些矛盾和问题让人们感到心理困惑，时刻冲击着人们的心理承受能力。

2006 年，中共中央《关于构建社会主义和谐社会若干重大问题的决定》明确指出：我们必须坚持以人为本。要注重促进人的心理和谐，加强人文关怀和心理疏导，引导人们正确对待自己、他人和社会，正确对待困难、挫折和荣誉。要加强心理健康教育和保健，塑造自尊自信、理性平和、积极向上的社会心态。心理和谐是构建和谐社会的心理基础和重要标志。胡锦涛同志指出："科学发展观，第一要义是发展，核心是以人为本。"以人为本就必须重视人、尊重人、关心人、爱护人，就必须重视人的心理发展。加强心理健康教育和心理保健，不断提高人们的心理素质，帮助人们形成积极心理品质，为和谐社会建设奠定和谐的心理基础已经成为举国上下的共识。

促进人的心理和谐需要有科学心理学指引，加强心理健康教育需要有合适的教材。近年来，国内虽然也陆续出版了一些心理学或心理健康教育方面的图书，但不够系统，缺乏总体规划。正因为如此，我们组织了一批心理学专家、学者，编写了这套反映我国心理学发展及心理健康教育理论成果的"新世纪心理与心理健康教育文库"。

"新世纪心理与心理健康教育文库"具有系统性。文库参照心理学学科体系和我国现实需要，分为基础理论、应用理论和技术与实践三个系列。

"新世纪心理与心理健康教育文库"具有权威性。文库是国家出版基金资助项目；文库撰稿人的选择面向全国，每一本图书都由该领域的专家学者撰稿；文库的统稿工作由国内权威心理学家和心理健康教育专家负责完成。

"新世纪心理与心理健康教育文库"具有前沿性。文库在全国范围选聘心理学和心理健康教育领域的专家学者撰稿，既可以吸收心理学与心理健康教育的权威理论和最新研究成果，也可以保证所选内容资料贴近时代、贴近生活、贴近实际。

"新世纪心理与心理健康教育文库"具有实用性。文库在强调系统性、理论性、科学性的同时，更加强调实用性。力求做到理论联系实际，给出的理论实用，给出的技术可行，给出的方法可操作。

"新世纪心理与心理健康教育文库"理论性、实用性、资料性、工具性兼备，是心理学与心理健康教育的"百科全书"。它可以作为从事心理与心理健康教育工作的管理者和研究者的参考书、工具书；可以作为心理健康教育教师继续学习、自我提高的自修图书；可以作为心理健康教育教师的培训用书；可以作为师范院校心理与心理健康教育专业的教材或参考书。

我们相信，"新世纪心理与心理健康教育文库"对于从事心理与心理健康教育工作的人士会有所帮助；对于我国的心理与心理健康教育工作会起到推动促进作用；对于促进人的心理和谐、促进社会心理和谐会发挥一定作用。

我们希望，这套文库能够得到广大心理与心理健康教育工作者的认可、接纳。

郑日昌
于京师园

前 言
Preface

有一个坏脾气的男孩，他父亲给了他一袋钉子，并且告诉他，每当他发脾气或跟人吵架的时候，就钉一个钉子在后院的围栏上。第一天，这个男孩钉下了37根钉子。慢慢的，每天钉下的数量减少了，他发现控制自己的脾气要比钉下那些钉子容易。终于有一天，一根钉子都没有钉，他高兴地告诉了父亲。父亲又说，现在开始每当他能控制自己脾气的时候，就拔出一根钉子。一天天过去了，最后男孩告诉他的父亲，他终于把所有钉子给拔出来了。爸爸带他来到围栏边，对他说："儿子，你做得很好，可是看看围栏上的钉子洞，这些洞永远也不可能恢复了。就像你和一个人吵架，说了些难听的话，你就在他心里留下了一个伤口，像这个钉子洞一样，不管你说了多少次对不起，那个伤口将永远存在。"

这个例子非常形象地说明了情绪调节在青少年日常交往中的重要性，消极情绪有时会像刀子一样，伤害他人，只有及时调节，才能促进人际和谐。

学业的压力和成长的挑战，使得中小学生自身经常会被各种不良情绪所困扰，焦虑、害羞、沮丧、担忧、孤独、害怕、发怒……严重时甚至会觉得整个世界都是黑色的，出现抑郁和自杀。因此，中小学生需要学会如何有效地调节自己的情绪，从而更好地适应社会、发展自我。情绪调节是中小学生健康发展的一个核心成分，情绪调节能力是学生生理、心理健康的标志，是成功完成童年期和青少年期的发展任务的必要条件。情绪心理及发展心理研究都对情绪调节领域给予了充分的重视，已涌现了许多有价值的成果。但国内中小学教育界对这方面了解得还不够，这方面的专业书籍也是空白，我们写作这本书的初衷，是将最新情绪调节的理念与知识传递给老师和家长。

在心理学领域里，情绪调节研究的先驱是精神分析理论家和压力应对研究者。精神分析理论将自我防御看做情绪调节的机制，认为情绪调节的任务是通过行为和心理上的控制，来降低消极情绪体验。压力应对与情绪调节存在着概念上的重叠，Folkman 和 Lazarus 指出压力是个体对机体与消耗其资源的环境之间的一种关系，是由个体对这种关系的评价所造成，应对是为了管理（包括控制、削弱或忍受）不良的这种关系所做出的认知和行为的努力。Lazarus 提出了两种应对方式：问题中心应对和情绪中心应对。其中，后者指个体为了降低情绪压力而采取的行为或认知的情绪调节策略，如回避、转移注意、看事物的光明面等。

"情绪调节"（Emotion Regulation，ER）作为一个专门术语，最早出现在 20 世纪 80 年代的发展心理学文献中。当代情绪调节研究延续了精神分析和压力应对研究，继续关注如何减轻消极情绪体验，但是研究的领域有所拓展，研究对象既包括成人，又包括儿童；调节类型既包括消极情绪，又包括积极情绪；调节成分既包括情绪体验，又包括情绪表达；调节方向既包括增强情绪，又包括降低情绪；调节过程既包括有意识过程，又包括无意识过程。

本书基于发展框架下的情绪调节研究，该方向重点在于研究不同年龄阶段中，情绪调节的重要任务以及影响情绪调节的内外部因素，包括气质、情绪知识、重要的人际关系等。本书作者在高校长期从事情绪心理学和发展心理学的研究和实践，希望结合作者的理论研究、学校心理咨询与教学经历，将理论与实务相结合，体现出科学性和专业性，同时适合我国中小学的实际情况。通过本书的写作，我们力图搭建一个理论与实践的桥梁，在介绍情绪调节的理论、研究的基础上，将重点放在如何将这些理论及研究用于指导实践上，给出具体的干预措施、培训方案、培训技术，对实务的阐述力图详尽、具体，操作性强，便于教师和家长在实践活动中使用，从而成为能够真正对教师和家长有所帮助。

谨向下列参与本书编写工作的同学致谢：姜魁、王蓉、魏华林、黄琼、张一苇。限于作者的水平，本书会存在一些不当和错误之处，望读者不吝指正。

罗　峥

目 录
Contents

第一章　概述 …………………………………………………… 1
第一节　情绪与情绪调节 ……………………………………… 2
第二节　情绪调节的理论 ……………………………………… 8
第三节　情绪调节与学生心理发展 …………………………… 12

第二章　情绪调节的脑机制 …………………………………… 17
第一节　"情绪脑"的研究原则及发展 ……………………… 18
第二节　情绪调节与重要脑结构 ……………………………… 21
第三节　情绪调节与神经递质及激素 ………………………… 26

第三章　学生情绪调节的发展 ………………………………… 32
第一节　小学生的情绪调节 …………………………………… 33
第二节　中学生的情绪调节 …………………………………… 39
第三节　影响学生情绪调节发展的个体因素 ………………… 44

第四章　学生情绪调节策略 …………………………………… 47
第一节　学生的压力及压力应对 ……………………………… 48
第二节　不健康的情绪调节策略 ……………………………… 55
第三节　健康的情绪调节策略 ………………………………… 58

第五章　家庭教养和学生情绪调节 …………………………… 72
第一节　家庭情绪氛围对学生情绪调节的影响 ……………… 73
第二节　家庭情绪实践对学生情绪调节的影响 ……………… 78
第三节　家庭对学生调节情绪的辅导 ………………………… 82

第六章　学校教育和学生情绪调节 …………………………… 95
第一节　学校情境中的情绪 …………………………………… 96

第二节　影响学生情绪调节的学校因素 …………………………… 108
第三节　学校情境中的情绪调节训练 …………………………… 112

第七章　同伴关系和学生情绪调节 …………………………… 126
第一节　同伴关系的概述 …………………………… 127
第二节　同伴关系与学生情绪调节 …………………………… 135
第三节　同伴关系干预项目介绍 …………………………… 144

第八章　学生情绪调节障碍及有效干预 …………………………… 150
第一节　学生情绪调节障碍 …………………………… 151
第二节　有效的干预方法 …………………………… 161
第三节　外化和内化问题的干预 …………………………… 174

参考文献 …………………………… 180

第一章 概 述

【本章提要】

本章首先介绍了情绪的定义、结构和功能,情绪调节的内涵、动机和种类,使读者能够了解情绪及情绪调节研究的概况;其次,介绍了情绪调节研究中有影响力的理论,不同的研究者从不同的方面对情绪调节进行了解释,包括格罗斯的情绪调节过程模型、戴维森的自动—主动情绪调节的神经科学发现和弗雷德里克森的积极情绪拓展与塑造理论;最后,通过分析情绪调节对学生心理发展的影响,主要包括对学生的认知活动、社会适应和心理健康的影响,说明了情绪调节在学生心理发展中的重要作用。

【学习重点】

1. 了解情绪和情绪调节的含义和功能。
2. 掌握情绪调节的理论基础。
3. 理解情绪调节与学生心理发展的关系。
4. 领会情绪调节在日常生活中的应用。

【重要术语】

情绪　情绪调节　内部调节和外部调节　减弱调节、维持调节和增强调节　先行关注调节和反应关注调节　情绪调节过程模型　心理复原力　耶克斯—多德森定律　心境一致性效应

静静和小军是初二的同班同学,这天傍晚,他们步行去一站地外的书店买书。突然,静静注意到一个男人牵着一条大黑狗,跟在他们后面走着。静静很怕狗,她的心跳骤然加快,想穿过大街,赶紧跑掉。但是在小军面前,静静不想显得自己太胆小;并且,她也不想让狗因"嗅到"她的害怕而变得有攻击性。静静继续佯装镇定往前走,但她感到不安,因为她知道狗就在后面。于是,她试着忽略它,她观察街上迎面走过的人,留意他们的穿着,假装很有兴趣的样子,以此来分散自己的注意力。但是此时,狗开始大声地叫起来,她再也不能忽略它了。静静试着劝说自己,这条狗是友好的,训练有素的。但是,为什么狗的主人不管管它呢?她对那个牵狗的男人也生起气来。这时,狗和主人从她身边超过,

她强迫自己保持自然的步伐，既不表现出害怕也不表现出生气。

日常生活中，学生经常需要调节自己的情绪，掌握必要的情绪调节策略和技能，这可以帮助他们顺利地应对各种压力情境。本章，我们将探讨情绪调节的含义、理论及其与学生心理发展的关系。

第一节　情绪与情绪调节

在校园里，我们经常可以观察到如下情境：操场上，一个有愤怒表情的学生在推搡另一个学生；办公室里，一位老师正在试图安抚一个泪流满面的学生；考场上，一位考生因为太紧张，甚至写不出一个字……这些学生不能顺利管理或调节自己的情绪，轻则导致自己不快乐，重则导致严重的心理问题。情绪调节研究始于20世纪80年代发展心理学的研究，经过30多年的发展，已成为情绪心理学、认知心理学、神经科学、心理病理学、教育心理学、发展心理学、学校心理学等领域的前沿课题和热点。

一、情绪是什么

情绪与我们的生活息息相关，成功时，我们会欣喜若狂，手舞足蹈；目标受阻时，我们会垂头丧气，沮丧失落；做错了事时，我们会痛心疾首，悔不当初……我们的生活充满着"喜怒哀乐"，但如果要回答"什么是情绪"这个问题，我们会立刻意识到情绪是一种复杂的心理现象，很难准确地揭示它的本质。

（一）情绪的定义

心理学对情绪的定义，至今还没有统一的结论。心理学家詹姆斯于1884年在《情绪是什么？》一文中提出了"情绪是内脏器官和骨骼肌活动在脑内引起的感觉"的观点，开启了一百余年来关于情绪概念界定争论的先河。早期研究者针对情绪的本质各持己见，论述层次也不尽统一。行为主义认为，情绪是有机体对特定环境的反应；生理取向理论认为，情绪是外周神经系统活动的产物；认知主义认为，情绪是对环境中的信息进行评价的结果。近年来，随着情绪研究进一步深入，研究者对情绪本质的认识逐步走向折中和融合。比如，凯尔特纳等人（Keltner & Shiota, 2003）把情绪看成是个体对外部刺激事件的机能反应，通过暂时整合生理、认知和行为网络以促使个体对刺激情境作出环境适应性反应。孟昭兰（2005）认为，情绪是多成分组成、多维量结构、多水平整合，并为有机体生活适应和人际交往而同认知交互作用的心理活动过程和心理动机力量。国内比较流行的观点是，情绪是以个体的愿望和需要为中介的一种心理活动，是人对客观事物的态度体验及相应的行为反应。

当代情绪研究者普遍认为，情绪至少包括三个成分：主观体验、生理唤醒和表情行为（Izard, 1991）。主观体验是个体对不同情绪状态的自我感受，可以确定情绪的性质和强度。例如，愤怒体验或者快乐体验。生理唤醒指生理激活水平，主要包含脑、自主神经系统及内分泌系统的活动。相比平静状态，我们的身体（例如，心脏、肌肉等）在情绪状态下会被激活起来。表情行为是情绪发生时身体各部分的动作量化形式。通过表情行为（例如，眉毛的运动、声调、姿势、手势等），我们向他人传达面部和躯体信号，从而交流我们的内心感受。

因此，情绪是一个生理心理结构，是情绪诱发事件发生之后，主观体验—生理唤醒—表情行为的短暂整合过程，使我们能成功地适应各种生活情境。例如，蹦极时，我们会感到害怕、心跳加快、双眼紧闭，这些成分之间相互作用形成了独特的恐惧情绪反应模式。当面临亲人去世或考试失败时，学生在体验上会感到悲伤、沮丧或厌恶，生理上会出现心跳减缓、身体不想动，同时面部呈现出独特的悲伤表情：眉头升高，嘴角下撇，甚至会哭泣。悲伤情绪是这些成分的有机整合模式。"情绪"是心理学家们用来命名这种协同过程的词语。

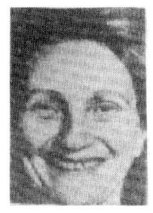 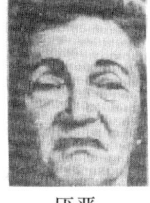 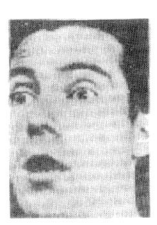 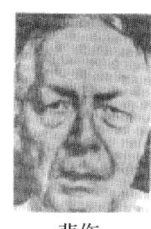 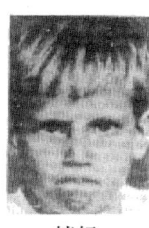 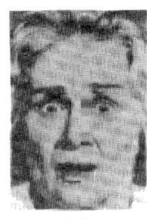

　愉快　　　　厌恶　　　　惊奇　　　　悲伤　　　　愤怒　　　　恐惧

图 1-1　六种基本情绪都具有独特而普遍的面部表情

（二）情绪的结构

情绪是以一种什么形式存在的呢？门捷列夫的化学元素周期表是人类智力的一个伟大成就。一些情绪心理学家（Ekman，1982；Izard，1971）认为，就像化学元素那样，某些特定情绪（也叫做基本情绪）是情绪的"基本单元"，基本情绪彼此不同，相互离散，个数有限，构成一张"基本"情绪表，这些基本情绪可组合生成我们日常生活中体验到的各种情绪，这就是情绪的离散观。艾克曼和戴维森（Ekman & Davidson，1994）认为基本情绪应符合以下标准：1. 是天生的，而不是通过学习和社会化获得的；2. 相同情境会使所有人都产生同一情绪，例如，亲人去世会使每个人都悲伤，与其年龄、文化等无关；3. 有独特可区分的行为表达，如通过普遍的面部表情；4. 唤起独特的可预测的生理模式反应。根据这些标准，情绪心理学家通常认为基本情绪包括五种：快乐（或愉快），悲伤，愤怒，恐惧和厌恶。有时研究者把惊奇也看做是基本情绪。

情绪的维度观认为，情绪是一个连续体上的一点，而非一些离散的单元，日常生活所经历的所有情绪都可以在愉悦度—唤醒两个维度所形成的空间里找到各自的位置。这样我们叫做快乐、悲伤和愤怒的状态就能被简化为心理的愉快度和生理的唤醒两维度，是愉悦度和唤醒的混合体。例如，愤怒为高度不愉快和中度激活，恐惧是中度不愉快和高度激活。拉塞尔等人（Russell et al, 1984）认为愉快和不愉快处于愉悦度的两端，愉快增加时，不愉快就相应地减少。华生等人（Watson et al, 1985）则认为愉快和不愉快是两个独立的维度，愉快情绪的增加，不会影响到不愉快情绪的变化。

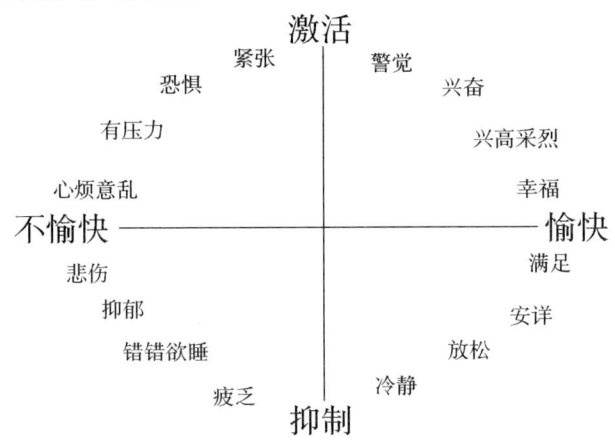

图1-2 Russell 提出的由愉悦度—唤醒两个维度组成的情绪环形模型

（三）情绪的功能

情绪的功能主要包括个体、双边和群组三个水平，情绪在个体层面的功能主要体现在促进个体适应上，双边功能体现在促进人际交流上，而群组功能则体现在促进社会合作上。

1. 情绪的个体功能

情绪可以促进个体对环境的适应。情绪进化理论认为，每种情绪都包含了不同的适应程序，以使个体在遇到挑战和威胁时，整个系统能够和谐有效地运作：抑制某些活动，激活某些活动，以适应环境的改变。例如恐惧时，个体会逃避；愤怒时，个体会攻击。

有研究者提出的情绪的心理进化论认为，情绪有八种目的：保护、破坏、繁殖、恢复、亲密、拒绝、探索和定向（见表1-1）（Plutchik, 1980）。例如，恐惧使身体准备退缩和逃跑，这是情绪的保护目的；面对敌人和障碍物，愤怒使身体准备攻击，这是情绪的破坏目的；期待激发了好奇感，使我们准备观察外界，这是情绪的探索目的；等等。对生活中的每一类重要事件，人类都进化了一种相应的、适应性的情绪反应，从而使我们准备对生活基本任务的需要进行适当的反应。

表 1-1 情绪行为的机能观点 （Plutchik，1980）

刺激	反应	机能	情绪
威胁	跑、逃离	保护	恐惧
障碍	咬、打	破坏	愤怒
潜在的配偶	求爱、交配	繁殖	快乐
丧失有价值的人	哭着寻求帮助	恢复	悲伤
团队成员	欢迎、分享	亲密	接纳
讨厌的物体	呕吐	拒绝	厌恶
新边界	检查、圈定	探索	期待
突然的新异物体	停止、警戒	定向	惊讶

按照机能的观点，没有"坏"情绪，所有的情绪都是有益的，例如，恐惧促进了保护，厌恶促进了对讨厌物体的拒绝。每一种情绪都提供了对特定情境的准备性，例如，有力的心跳和急速的呼吸使身体能对诱发愤怒和恐惧的情境作充分反应；期待伴随的平静的心跳，使身体能最适应地注意、加工信息和解决问题。这种观点使我们把情绪看做是行为的积极的、机能的、目的的和适应的组织者。

2. 情绪的双边功能

情绪表达是一种有效的非语言信息交流，母婴互动可以很好地体现这一点。许布纳和伊扎德（Huebner & Izard，1988）给母亲出示婴儿悲伤、愤怒、生理痛苦和兴趣的照片，要求母亲将照片上的孩子想象成自己的孩子，并且回答问题："当我的孩子表现出这种表情时，我会……"。结果发现，当婴儿表达出生理痛苦时，母亲最可能选择的反应是慌张/抱起来，爱抚/拥抱，以及感到悲伤和对婴儿内疚。面对婴儿的愤怒时，母亲通常会选择分散注意力/改变场景和环顾四周。对婴儿悲伤的表情，母亲通常会选择谈话/玩/交往、分散注意力/改变场景。当婴儿表现出兴趣时，母亲会选择谈话/玩/交往、保持距离/观望或感到快乐/微笑，但是不会感到愤怒或加强管理/控制。这表明，母亲能够正确地识别和解释婴儿的每种表情，并给予相应的照顾。

社会情境中，情绪表达既有信号的机能（我感到怎样），又有指向的机能（我想要你怎么做），一个人的情绪能够影响他人的反应，促进他人的选择性行为反应。例如，在抢玩具这样的冲突情境中，表达愤怒或悲伤的儿童，与没有这种表情的儿童相比，更可能留住玩具（Camras，1977；Reynolds，1982）。如果玩具被拿走，有愤怒表情的儿童，表达了接下来可能采取攻击行为的信号；而悲伤的儿童可能流眼泪，诱发他人的同情心和移情反应。这些信号都会使他们成功地获得失去的玩具（或开始时就能阻止玩具被拿走）。

3. 情绪的群体功能

许多种情绪具有调控群体间互动的功能。例如，高兴促进社会关系的建立；同情、喜欢、友爱等能构建和保持社会关系，增强群体内的凝聚力；悲伤有助于维持面临分离的社会关系；愤怒会使我们采取必要的行动来阻止伤害性的关系；羞怯感可以加强个体与社会习俗的一致性；当个体对他人造成伤害时，内疚感可激发社会公平重建。

二、情绪调节的内涵

日常生活中，我们经常会控制并调节情绪：强忍眼泪、抑制生气、掩饰害怕、假装或夸大快乐，等等。关于情绪调节的定义，存在许多争论。布里奇斯等人（Bridges et al, 2001）认为情绪调节是个体激发、保持、控制或改变积极或消极情绪的过程。汤普森（Thompson, 1994）认为情绪调节是个体为达成目标进行的监控、评估和修正情绪反应的内在与外在过程。目前，格罗斯（Gross）的情绪调节定义得到了越来越广泛的接受。格罗斯（1998）认为，情绪调节是指"个体对具有什么样的情绪、情绪什么时候发生、如何进行情绪体验与表达施加影响的过程，"在这一过程中，个体通过一定的策略和机制，引起情绪的生理反应、主观体验和表情行为等成分产生变化，如情绪紧张或焦虑时，通过深呼吸来控制血压和脉搏，使感受平静下来。

一般来说，情绪调节可包含两个方面。

（一）调节情绪的类型

情绪可分为积极情绪（又叫正情绪）和消极情绪（又叫负情绪）两种。积极情绪是个体的需要得到满足时产生的愉悦感受，例如，高兴、满意、兴趣等。消极情绪是指个体产生的厌恶或消极的情绪，如愤怒、恐惧、厌恶、悲伤、焦虑、抑郁等。我们经常需要将消极情绪调节为积极情绪，例如，悲伤时，我们会转换环境，或想一些快乐的事情，让心情好起来。

（二）调节情绪的动力性

情绪的动力性指情绪的强度、范围、稳定性、潜伏期、恢复和坚持等特点。情绪调节包含减小、提高或维持当前情绪唤醒水平，例如，当学生在学校里取得了好成绩时，不能表现得过分高兴，以免影响其他同学的情绪；即使是小孩有时也知道如何提高悲伤反应的强度以得到更好的抚慰，"会哭的孩子有奶吃"。同时，情绪调节包括削弱或去除正在产生的情绪，激活、保持和恢复需要的情绪，掩盖或伪装情绪，等等。有研究者认为，情绪调节的机制是自动化的，不需要个体的努力和有意识地进行操作；但同时，调节情绪的策略和方法是可以通过学习提高的。只有能够自如地改变情绪动力性的人，才是善于调节情绪的人。

三、情绪调节的动机

人们为什么要调节自己的情绪呢？原因是多方面的。

（一）享乐动机

有些情绪会使人痛苦，因此，人们会尽量避免这种不愉快、痛苦的感受，寻求快乐的感受，这是情绪调节的享乐动机（hedonic motivation）。例如，春游途中，即使昨天考试不及格，学生也会试着压抑自己的难过、伤心和失望，聚焦于外界的美景和同学间的欢声笑语，这样，心情会很愉快。但是感觉好或不好并不是情绪调节一成不变的动机，例如，人们认为对他人的死亡觉得开心和放松就是不应该的。

（二）亲社会动机

有时，人们调节情绪是为了满足亲社会动机（prosocial motives），表现出特定的情绪来照顾他人的感受，获得所期望的人际效应。例如，收到一份不喜欢的生日礼物时，为了不伤害或冒犯送礼物的人，我们会掩饰失望。父母很少在儿童面前表现出伤心和害怕，也是为了避免儿童产生相应的情绪。

（三）自我保护动机

第三种情绪调节动机是自我保护的动机（self-protection motives），个人通过抑制或假装某种情绪来保护自己的安全，或获得他人的帮助。例如，家庭中，一个女人会压抑自己的愤怒来避免遭到丈夫的伤害，或者假装悲伤来获得他人的帮助和支持。在和同伴交往时，学生会表达悲伤和惊讶等情绪，但很少表达嫉妒，这是因为表达嫉妒会激怒同伴，得不到同伴的支持，而表达悲伤则会引起同伴的同情和关注。

（四）印象管理动机

害怕由于表达出不合时宜的情绪，得到他人的消极评价，也是情绪调节的常见原因。在特定场合以合时宜的方式表达和感受特定情绪的知识，叫做情绪准则（emotion norms）。遵照情绪准则而调节自身情绪的能力，是情绪智力的核心组成。情绪准则包含表达规则（display rules）和感受规则（feeling rules）两方面。表达规则明确规定了在具体情境下合时宜的情绪表达方式，感受规则规定了个体在某种社会和文化风俗中应该有怎样的情绪体验。情绪准则受到文化、情境和性别的影响。在个人主义文化里，情绪准则鼓励个体独立、真实、自信地表达情绪，当个人目标实现时表现出喜悦和自豪，个人目标受到威胁时表现出愤怒被认为是适当的；在集体主义文化里，情绪准则鼓励个体的情绪表达能促进和谐，同情、害羞、内疚等情绪能促进社会依存，被认为是合适的，而愤怒会影响与他人的关系，被认为是不恰当的。在不同的情境中，个体应该表现出不同的情绪，例如，新娘、新郎希望他们在婚礼上很幸福，送葬者应该感到难过，毕业生感到自豪。情绪准则具有性别差异。一般来说，能增强关系亲密度的情绪和无力量的情感表达（如：悲伤，恐惧，羞耻，内疚）更加符合女性，因为它们与传统的女性养育角色相符合；一些强有力的情绪表达，如愤怒，蔑视，或者骄傲，比较符合男性，因为他们符合传统的男性角色。但是，随着社会的发展，情绪准则的性别差异正在日益减少。

四、情绪调节的类型

（一）内部调节与外部调节

根据情绪调节过程的来源，情绪调节可分为内部调节与外部调节。内部调节来源于个体内部，如生理、体验、行为表现以及情境认知等方面的调节。借助药物来改变体内生化水平从而调节抑郁心境，通过做出微笑的表情来使沮丧的心情好转起来，用"塞翁失马，焉知非福"来鼓励自己勇敢面对挫折，这些都是属于情绪的内部调节。外部调节来源于个体之外，如人际、社会、文化等方面的调节。外部调节可分为支持性调节与破坏性调节两种。教师在学生考试成绩较差时，给予支持、鼓励和信息反馈，学生将会充满信心，努力学习；相反，教师如果以批评、怀疑或控制的方式对待学生，将会导致学生的自卑和对学习的厌烦、抵触。

（二）减弱调节、维持调节和增强调节

根据努力的程度，情绪调节可分为减弱调节、维持调节和增强调节。减弱调节主要指对强度过高的情绪，尤其是消极情绪进行调整、修正和减弱。维持调节主要指将积极情绪维持在一定程度或范围。增强调节是使某些情绪得到增强，临床上会对抑郁或情绪淡漠症的病人进行增强调节，使其情绪调整到积极的状态。

（三）先行关注调节和反应关注调节

根据情绪调节是发生在情绪反应产生之前还是之后，情绪调节可分为先行关注调节和反应关注调节（Gross，2000）。先行关注调节产生于情绪反应之前，指对引起情绪的原因进行调节。例如，在球赛之前，有的同学是想享受比赛，有的同学却一定要赢，引起的情绪反应就会很不一样。反应关注调节指对激发出的情绪反应施加影响，主要表现为降低情绪反应的行为表达，例如，在被同学误解时不会大吵大闹，没有选上班干部时不会立刻放声痛哭。

第二节 情绪调节的理论

一、格罗斯的情绪调节过程模型

美国斯坦福大学心理学教授格罗斯因在情绪调节研究领域的突出贡献，获得了2001年"美国心理科学青年科学家杰出贡献奖"。他提出了情绪调节过程模型，认为情绪调节是在情绪发生过程中展开的，在情绪发生的不同阶段，个体会产生相应的不同情绪调节策略，这些包括：情境选择（situation selection）、情境

修正（situation modification）、注意分配（attention deployment）、认知改变（cognitive change）和反应调整（response modulation）。情境选择是指个体选择趋近或避开某个人（或事）来调节情绪，从而减少消极情绪，增加积极情绪。例如，患有学校恐怖症的小学生会拒绝上学来减少焦虑的发生。在一次重要考试前，学生可能会选择与朋友一块去打篮球放松一下，而不是去和其他紧张不安的同学一起学习到最后一分钟。情境修正指对情绪事件进行初步控制，努力改变使个体不适的情境。例如，在一次重要考试前，遇到别人询问考试是否已经准备好这样的问题，学生会选择谈论别的话题，避免自己陷入考试焦虑的情绪之中。注意分配指关注情绪事件的其他方面，把注意从情境移开，或者把注意集中到情境的情绪特征上。例如，在谈话中将注意从令人沮丧的话题上分散开，而集中注意令人高兴的话题。认知改变指改变对情境的评价，选择对情绪事件有意义的解释，从而达到调节情绪的目的。例如儿童在面临一个喜欢却不能玩的玩具时，对自己说"我不想玩"。通过对情境的重新评估，有助于儿童减轻压力。反应调整是指当情绪被激发后，对情绪体验、行为表达和生理反应进行表达的调整，主要表现为降低情绪反应行为，控制个体情绪表达。例如，在考试失败后，掩盖自己的尴尬情绪。

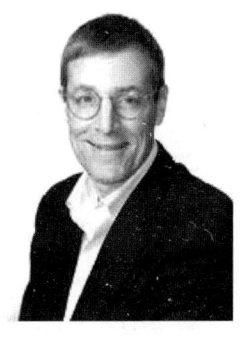

图1-3 格罗斯

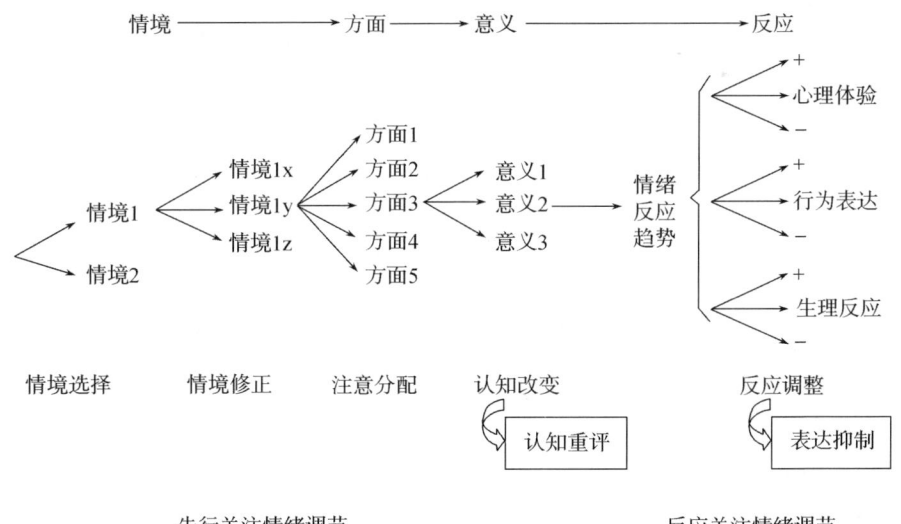

图1-4 情绪调节过程模型（转引自王振宏，郭德俊，心理科学进展，2003）

格罗斯根据情绪调节发生在情绪反应产生前还是产生后，将情绪调节分为先行关注调节和反应关注调节两大类,情境选择、情境修正、注意分配和认知改变属于先行关注调节,反应调整属于反应关注调节。

个体进行情绪调节的策略很多,其中最常用的是发生在先行关注调节阶段的认知重评(cognitive reappraisal)和发生在反应关注调节阶段的表达抑制(expression suppression)。认知重评是指个体通过重新评价情绪事件,从而改变自己的情绪体验。例如,认为对方对自己的伤害是无意的,从而降低愤怒水平。在一个被告知不能玩房间里的玩具的情境中,儿童对自己说"我不想玩"。一般来说,年龄大的儿童比年幼儿童更可能使用该策略。表达抑制是指个体对即将发生或已经发生的情绪表达进行抑制。例如,收到一个不是自己想要的礼物时,藏起失望的情绪;赢得游戏时,藏起兴奋的情绪;或者当马上要考试时深呼吸以保持冷静。研究表明,认知重评与表达抑制两种情绪调节策略对后继的情绪情感反应、认知任务的完成和社会行为会产生不同的影响。认知重评更多地与积极的结果相联系,表达抑制更多地与消极的结果相联系。

二、戴维森的自动—主动情绪调节的脑机制

美国威斯康辛大学心理学教授戴维森(Davidson)曾在2000年获得了美国心理学会颁发的"杰出科学贡献奖",2006年被美国《时代》杂志评为年度世界最有影响力的100人之一。他的研究主要集中在情绪及情感风格的脑机制。戴维森从神经系统科学的观点出发,认为广义的情绪调节包括内隐的、自动的情绪产生过程和主动的情绪调节过程,这两个过程分别激活大脑不同的部位。当个体受到情绪刺激时,先是自动的情绪产生过程,该过程更多与边缘神经系统、海马回、杏仁核等神经系统的变化有

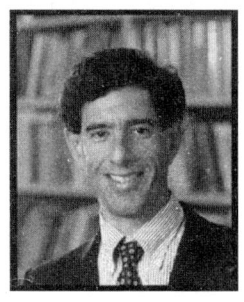

图1-5 戴维森

关;然后涉及主动的情绪调节过程,该过程主要与认知调节以及个体对相关情绪肌的抑制与调节有关。情绪调节过程的部分目的是使个体适宜的情绪产生于自动的过程,一旦自动的情绪产生过程符合个体的内外环境需要,主动的情绪调节就没有必要再参与进来。戴维森教授发现,在大脑皮层及皮层下结构中,杏仁核(amygdala)、海马(hippocampus)、前扣带回(anterior cingulated cortex)、眶后前额叶皮质(orbital prefrontal cortex)、腹正中前额叶皮质(ventromedial prefrontal cortex)和背外侧前额叶皮质(dorsolateral prefrontal cortex)是参与情绪调节的关键脑结构。杏仁核的功能主要是登记刺激的情绪意义,海马是产生和提取与刺激相连的记忆,前扣带回是有效地注意刺激,眶后前额叶皮质是为了长期的效益抑制不合适的行动,腹正中前额叶皮质是体验情绪和评价情境,背外侧前额叶皮质是形成计划和概念,选择行动(Davidson,2002)。

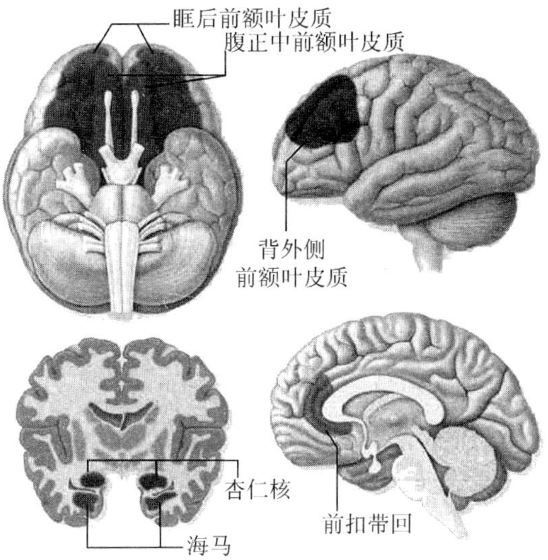

图 1-6　参与情绪调节的关键脑结构（Davidson，2002）

三、弗雷德里克森的积极情绪拓展与塑造理论

心理复原力（psychological resilience）也叫心理弹性，指个体在面对丧失、困难或厄运时有效的应对与适应。心理复原力使个体能有效地对抗消极情绪，保持情绪上的平衡。汶川地震后两天，刚刚安顿下来的帐篷边，就已有人摆起了麻将桌。人们在遇到变故或逆境时，最常见的反应不是被击垮，而是迅速恢复，通常不超过几个月就能重新回到正常轨道上。

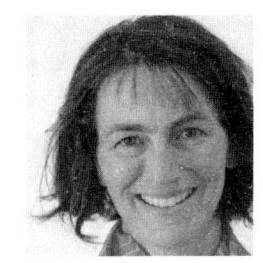

图 1-7　弗雷德里克森

美国北卡罗莱纳大学弗雷德里克森（Fredrickson）教授提出的积极情绪拓展与塑造理论（broaden-and-build theory），将积极情绪作为心理复原力的一个重要成分，强调其在消极情绪调节中的积极作用。该理论认为，积极情绪体验拓展了个体瞬间思维—行动的资源库，反过来，这些可利用的资源又可帮助个体建立或塑造从身体、智力到社会和心理的资源。通过该机制，个体在面对消极情绪情境时，积极情绪能够帮助其较快地恢复到正常情绪状态，包括诸如血压，心率等生理指标以及主观情绪体验等。实证研究也发现，个体在体验积极情绪时，其思维模式更灵活、有效且具有创造性，而且更可能使个体采取多种可能行为。消极情绪则使个体思维狭窄，只见树木不见森林。因此，如果个体在遭遇消极情绪情境时，通过积极情绪调节策略提高积极情绪体验，积极情绪就可以缓冲消极情绪所带来的压力，充当消极情绪延迟效应的"解药"（antidote），使个体尽快从消极情绪体验中恢复到正常水平，弗雷德里克森

(Fredrickson)及其同事称该效应为"解除效应"(undoing hypothesis)。

第三节　情绪调节与学生心理发展

中小学时期是个体从不成熟到成熟的过渡时期，情绪是个体发展的动力核心。情绪能够激发学生的心理活动，影响学生的认知活动、社会交往以及健康人格的形成。对特定情境而言，学生情绪体验不一定总是合适的；对特定文化而言，学生情绪强度有时可能太高。情绪调节是情绪的积极功能得以有效发挥的保障。情绪调节研究是情感科学和发展心理学里一个重要的研究主题，丹尼斯（Dennis，2004）把情绪调节看做"一个研究儿童发展的重要透镜"。

一、情绪调节与学生认知活动

情绪在学生的知觉、注意、记忆及思维等认知活动中都起着关键的作用。一般来说，积极情绪使学生容易对外界某一事物感兴趣并接近该事物，可以协调、组织认知活动；消极情绪会破坏、瓦解和阻断认知活动。不同的情绪唤醒水平，也就是情绪强度，也会影响一个人的认知过程。有时，某学生花了大量的时间精心准备了某场考试，结果却不尽如人意。原因可能是过度焦虑，影响了他在考场上的发挥。不管是儿童还是成人，过高或过低的焦虑都会影响认知效果，只有适当的焦虑才能推动认知发展（Sarason，1980）。耶克斯—多德森定律（Yerks - Dodson Law）揭示了动机水平与认知操作效果之间的关系。该定律认为，当我们在进行认知操作活动时，动机强度不宜过高和过低，而应保持适中的水平，并且这一适中点还应根据认知操作活动难度作相应调整，认知操作活动的难度大时，适中点低些；难度小时，适中点高些。因为情绪具有动机功能，所以可以通过积极地调节情绪来达到对智力操作过程的调节目的。

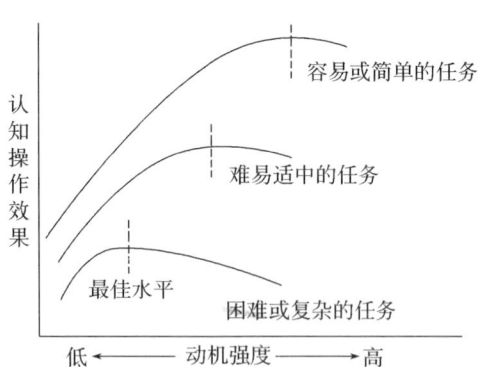

图1-8　耶克斯—多德森定律（Yerks - Dodson Law）

知识窗

从《安妮少女日记》看情绪对青少年思维发展的促进作用

《安妮少女日记》是二战期间一个犹太少女写下的日记,日记从1942年6月12日写到1944年8月1日。1942年7月,13岁的安妮和家人为逃避纳粹恐怖统治及搜捕,躲藏在荷兰阿姆斯特丹一间仓库里,从此开始两年多的密室生活。"我经常心情沮丧,可是从来不绝望。我将我们躲藏在这里的生活看成一场有趣的探险,充满危险与浪漫的事情,并且将每个艰辛匮乏当成使日记更丰富的材料。""真奇怪,我还没有放弃我的全部希望……每当我仰视苍天,我就会想,一切都会重新好转,这种苦难的生活也一定有尽头,和平和安宁将重新回到世界秩序中来。"1944年4月5日安妮在日记里写道:"我要活下去,在我死后也继续活着。"1944年8月4日,安妮一家由于有人密告而被纳粹逮捕。1945年3月,15岁的安妮与姐姐因伤寒死于集中营。安妮死后,她的日记被翻译成五十五种文字,销售二千四百万册,成为仅次于圣经的一本最畅销的读物。

安妮在日记中不断表达其强烈的情绪体验,随后即是更高一级的思考(Haviland & Kramer, 1991)。一开始,她在日记中更多地表达享受——快乐与愤怒——狂暴情绪,而这两种情绪类别与绝对化思考相关,问题彻底解决就开心快乐,遇到不顺心的事就生气;之后,她更多地在日记中记录恐惧情绪,这种情绪类别与相对化思考有关;后来越来越多的悲伤表达(不包括抑郁、焦虑等),暗示着安妮已经达到了辩证性思维的程度。

资料来源:HAVILAND J M, KRAMER D A, Affect-cognition relationships in adolescent diaries: the case of Anne Frank [J]. Human Development, 1991, 34: 143 – 159.

心境一致性效应(mood congruent effect)指出,当人们处于一种情绪状态时,会倾向于选择和加工与该情绪相一致的信息,表现出情绪的某种启动效应。研究者在实验中通过催眠诱发被试产生愉快、悲伤和愤怒三种情绪,然后请他们阅读36篇短文,并想象自己置身于这些短文描述的情境中。在这些短文中,三分之一讲述的是令人愉快的事情,如在路边见到20美元;三分之一讲述的是令人伤心的事情,如宠物死了;三分之一讲述的是令人气愤的事情,如由于别人插队,自己误了公交车。结果,被试自由回忆的成绩显示出明显的一致性效应:学习期间愉快的被试记住了更多愉悦的事情,悲伤的被试记住了更多伤心的事情,愤怒的被试记住了更多令人气愤的事情。

情绪与认知活动紧密交织在一起,情绪对认知会产生组织或干扰作用,进而会影响学生的学业成功,要想发挥情绪对认知的积极功能,情绪调节是重要的工具和关键,例如,将当前情绪调整到适宜的水平和类型,从而促进认知和学习活动的顺利进行。

二、情绪调节与学生社会适应

情绪发生在一定的社会交往中,大多数情绪理论家以一种动态和机能主义的方式来看情绪,认为情绪是对环境的适应性的应对和有效的行为反应,情绪的一个重要机能是在一定目标的指引下,调节社会关系或社会行为。

情绪调节可以使学生控制自己的行为,有效地组织社会行为,灵活地对环境作出反应。例如,当学生很生气时,可能会打同伴;有效的愤怒管理技巧可以避免这种人际冲突,使学生更好地与他人相处。情绪调节困难是学生社会适应困难的重要原因,缺乏情绪调节技巧的个体往往容易伤害自己的人际关系。

情绪调节本身也是一个社会化的过程,它不仅仅是个体内部的加工,更是在社会关系和社会互动的情境中产生和习得的。直接引发情绪的刺激物特征会影响情绪调节,家庭、学校环境、人际关系等也会影响学生的情绪调节。父母与儿童的依恋方式会影响儿童情绪调节的发展,不是所有的儿童与父母都有安全的依恋,一些儿童在家庭里体验到很多不安全感,甚至创伤,他们的情绪调节的发展会受到限制。学校里,如果教师能在学生体验到强烈的消极情绪时,给予很好的建议,并能在平时做出良好的榜样,也会使学生学会如何处理此类情境。

在社会环境中,情绪调节是学生应对体验到的情绪所采取的一系列控制或策略,包括:1. 应对环境中引发特定情绪的激发物,例如,如何应对竞争情境中他人的取笑;2. 管理体验到的特定情绪的强度,例如,在某些情境中,一些激烈的情绪表达可能会被接受,但在其他情境中,这些相同的情绪表达或行为则不被忍受,在观看比赛时,一个孩子大声地喝彩是被接受的,但是,如果在咖啡厅里他还是如此的活力十足,则是不能忍受的;3. 掌握在合理的和文化可接受的时间范围内情绪恢复所必需的技能,等等。

三、情绪调节与学生心理健康

我国古代医书《内经》指出,"喜伤心、怒伤肝、思伤脾、悲伤肺、恐伤肾、惊伤心胆",反映了古人对情绪调节与健康之间关系的认识。有时,情绪是一种洪水猛兽,许多心因性疾病与人的情绪失调有关,如溃疡、偏头痛、高血压、哮喘、月经失调等。有些人患癌症也与长期心情压抑有关。一项长达30年的关于情绪与健康关系的追踪研究发现,年轻时性情压抑、焦虑和愤怒的人,患结核病、心脏病和癌症的比例是性情沉稳的人的4倍。心理学家推孟(Terman)曾追踪调查一批高智商儿童,直到他们年老,结果发现:儿童期经历过父母离婚的男性平均寿命76岁,女性82岁;儿童期未经历父母离婚的男性平均寿命80岁,女性86岁。这说明情绪压力对个体的寿命也有影响。积极而正常的情绪体验是保持心理平衡与身体健康的条件。曾有人说过,"一个小丑进城胜过一打医生",就非常形象地说明了积极情绪对人心身健康的正面影响。当代情绪理论认为,无论积极情绪还是消极情绪,均可通过主动调节,维持个体情绪平衡,从而提高心理健康水平。

情绪调节能力是学生心理健康的一个重要预测变量,不良情绪调节或情绪失调是产生心理问题的主要原因。暂时的情绪失调引发学生突发的焦虑和痛苦,行为过多或行为退缩;慢性情绪失调会使学生表现出一些心理病态。许多有重度心理障碍的学生经常有情绪调节困难,需要教师及家长的帮助。

知识窗

如果没有情绪,儿童将会怎样发展?

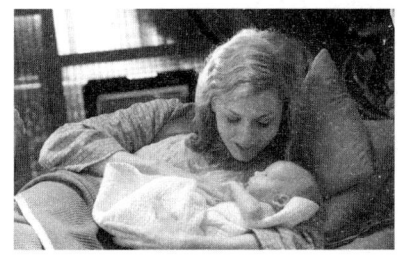

婴儿时期的史波克

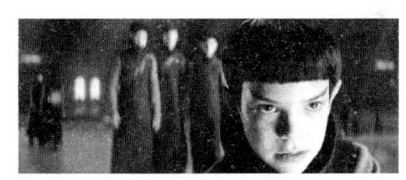

儿童时期的史波克

在科幻电影《星际迷航》里,人类的科技发展已经到达了可以星际旅行的地步。2230年出生于瓦肯星的男孩史波克,因为母亲阿曼达是人类,经常遭到同僚的嘲笑和欺负。父亲萨瑞克是瓦肯星的一名外交官,史波克从小就不断地在严肃的瓦肯逻辑教育和他的人类情感之间挣扎。瓦肯人是一个拒绝情绪的种族,他们总是在压抑和克服情绪。瓦肯人也是个很聪明的种族,具有高度智慧和不可思议的逻辑思维能力。瓦肯人认为,他们能达到如此高的认知发展,是因为摒弃了情绪。这当然只是科幻的描述,而不是科学的结论。实际上,情绪系统对儿童智力及社会性发展有关键性支持作用。

首先,我们来看积极情绪在儿童发展中的作用。如果瓦肯人的婴儿不会笑,那会怎么样呢?可怜的小家伙和其看护者的社会交互的数量和质量将会一落千丈,因为社会性微笑可以促进看护者的照料,拉近双方的距离,有助于形成良好的依恋关系,使婴儿的社会性得到良性发展。兴趣是在环境新异性和变化中产生的一种情绪。没有了兴趣,瓦肯儿童将会失去探寻环境的内部动机资源,他们不会捡东西、摇晃东西、投掷东西,从而导致各种经验的缺失。

其次,消极情绪也是儿童发展的动力来源。没有愤怒能力,瓦肯儿童目标受挫时,对限制和不适不会表现出反抗,也就没有动机去做必要的思考及解决问题，来找出克服障碍的方法。各种消极情绪体验（如害怕、愤怒、厌恶、悲伤）对青少年自我概念的建构和抽象思维的发展会起到动机性的促进作用。

再次，各种亲社会行为的发展离不开悲伤、羞愧、内疚、同情和移情等情绪的促进作用。没有羞愧情绪，瓦肯儿童不明白抢走别的孩子喜欢的玩具是错误的。移情和悲伤使儿童可以理解哪些行为会伤害了其他孩子。羞愧告诉儿童哪些行为是不合适的，或是不被他人接受的（Barrett，1995）。内疚使儿童意识到某些行为违反了道德准则，促使儿童做出有助于维持和他人关系的补偿行为（Baumeister，Stillwell & Heatherton，1995）。

【建议参考资料】

1. 孟昭兰. 情绪心理学［M］. 北京：北京大学出版社，2005.
2. 格罗斯. 情绪调节手册［M］. 桑标，马伟娜，邓欣媚，译. 上海：上海人民出版社，2011.
3. DAVIDSON R J, JACKSON D C, KALIN N H. Emotion, plasticity, context, and regulation: perspectives from affective neuroscience［J］. Psychological Bulletin, 2000 (126): 890 – 909.
4. GROSS J J. Emotion regulation: affective, cognitive, and social consequences［J］. Psychophysiology, 2002: 281 – 291.
5. FREDRICKSON B L. The role of positive emotions in positive psychology: the broaden-and-build theory of positive emotions［J］. American Psychologist, 2001 (56): 218 – 226.

【问题与思考】

1. 情绪在人们生活中的功能有哪些？
2. 情绪调节包括哪几个类型？
3. 情绪调节的理论有什么异同点？
4. 结合生活中的事例，举例说明情绪调节从哪几个方面影响学生的身心发展？

第二章　情绪调节的脑机制

【本章提要】

　　人脑既是"思维脑"——担负着认知的功能，又是"情绪脑"——情绪的中枢，所有情绪都有脑的参与。本章介绍了与情绪调节相关的脑机制，首先提出了"情绪脑"的概念，介绍了它的研究原则、主要研究方法及发展变化；其次，综述了与情绪调节有关的主要大脑结构，如杏仁核、前额皮层、海马、前扣带回等，不同的脑结构对情绪的调节作用是不同的；最后是介绍情绪调节与神经递质和激素的关系，如多巴胺、5-羟色胺、皮质醇等。

【学习重点】

1. 了解"情绪脑"的研究原则和研究方法。
2. 掌握与情绪调节相关的脑结构及功能。
3. 理解与情绪调节相关的神经递质和激素。

【重要术语】

　　开颅术　功能磁共振成像　边缘系统　情感风格　杏仁核　前额皮层　海马　前扣带回　神经递质　多巴胺　皮质醇

　　恐惧是人类自我保护的一个重要机制，人都会害怕一些东西，连超人都会怕氪晶体呢。有什么都不怕的人吗？还真有。美国爱荷华大学的研究者历时十多年追踪观察了一位"无所畏惧"的女性，她就是SM。研究者让SM进到鬼屋里，或是蜘蛛在她身上爬来爬去……她却丝毫不感到害怕。实验过程中她居然还拿起了一条蛇，抚摸它的鳞片和舌头。生活中，她对常人惧怕的事情也毫不在意。一天晚上，SM独自在公园里散步，一个陌生男人突然冲她叫喊，让她过去。一般人在这时都会吓得直接逃跑，她却面不改色心不跳，径直走了过去。陌生男人拿刀子抵住了她的喉咙，要抢劫她。这时，一个附近教堂的唱诗班恰好经过，于是她淡定地对抢匪说："如果你想杀我，得先看看天使同意不同意。"她的态度让抢匪无所适从，只好把她放了……第二天，她跟什么都没发生过一样，又去那个公园散步了。SM可以在对话中正确地使用"恐惧"这个词，但她无法从别人的脸上识别出"恐惧"的表情。研究者认为，大脑双侧杏仁核损毁是SM异常行为的罪魁祸首。44 岁的 SM 患有一种罕见的 Urbach-Wiethe 病，导致她的杏仁核在儿童时期开始被破坏。她仍记得小时候有过怕黑的感觉，但当她进入青春前期后，大脑的这一组织被完全破坏了，于是她"天不怕地不怕"，与怕绝缘。

SM 的例子说明，人脑除了担负着认知的功能（"思维脑"），同时还是情绪中枢（"情绪脑"）。情绪脑负责我们的情绪感受和情绪调节，比如我们看了一场电影，因为主人公的悲欢离合而唏嘘不已时，就是情绪脑在发挥作用了。了解情绪和情绪调节的脑机制，一方面，使我们不再觉得情绪神秘；另一方面，使我们能更好地理解情绪调节与学生心理健康、社会行为的关系，有助于老师、父母更好地帮助学生发挥情绪的积极功能。

所有情绪都有脑的参与，你可以尝试体验没有大脑参与的愤怒、恐惧或快乐，你会发现很难做到。不同的脑结构以及脑中分泌的不同化学递质和激素，有不同的情绪调节功能。

第一节 "情绪脑"的研究原则及发展

一、理解"情绪脑"的原则

为了理解脑是如何产生及调节情绪的，我们必须遵循三个基本原则：

（一）特定脑结构产生特定情绪状态

刺激一个特殊脑区会产生特定情绪和主观感受。例如，下丘脑兴奋会导致饥饿感。如果特定脑区遭受损伤（无论是意外或手术），个体感受这一特定情绪的能力将会被损坏。"盖奇案例"可以很好地说明这一点。1848 年 9 月的一个下午，有一名叫菲尼亚斯·盖奇的美国人身上发生了一场悲剧，一根大铁杆穿过了盖奇的大脑的前部，导致其前额皮层受损。盖奇从一个合作而友善的人，变得专横、优柔寡断、傲慢、顽固、情感冷漠。在某些情况下，并非一个特定脑结构的兴奋导致一种情绪感受，而是神经回路的兴奋——许多相互联结的脑结构——产生这种情绪状态。在边缘系统中，许多脑结构相互联系，这种回路的兴奋将产生某种特定的情绪。有些情况下，神经递质通路的兴奋会产生特定的情绪状态。

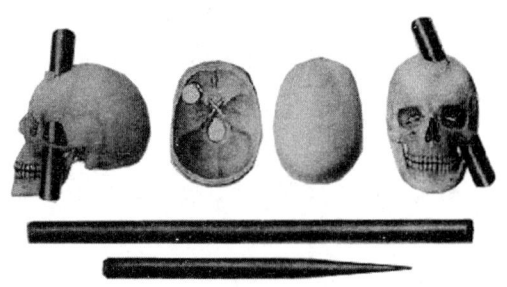

图 2-1 博物馆中收藏的菲尼亚斯·盖奇的颅骨

(二) 生化介质刺激脑结构

如果特定脑结构产生特定情绪，那么，这些脑结构是如何被激活的？脑结构中存在受体，使其拥有被激活的可能。刺激这些受体的生化介质是神经递质和激素。神经递质是神经系统的交流信使（使一个神经元与另一个神经元相联系），而激素是内分泌系统的交流信使（使腺体和身体器官相联系，如心脏或肺）。因此，要理解情绪的起起落落，就需要知道神经递质和激素如何刺激与抑制特定脑区。

(三) 日常生活事件激活生化介质

脑创伤及脑外科手术可以帮助我们区分特定脑结构的功能，但是，是那些日常生活事件激活了情绪脑，这些日常事件可能发生在家中、学校、工作场所或运动场。例如，得到一个意料之外的高分这样的积极事件，会刺激学生多巴胺的释放，使得学生产生积极情绪。

情绪的脑机制研究的重心是认识与某一情绪相联的脑结构，如何兴奋这些脑结构，以及日常事件如何激活这种过程。以高兴这种情绪为例，可能是一个意想不到的愉悦事件发生了（例如，久别的好友意外重逢），激活中脑腹侧被盖区，使其释放多巴胺，多巴胺刺激边缘叶，使内侧前脑束（MFB）等边缘结构产生兴奋，人会有一种温暖兴奋的良好感觉。

二、"情绪脑"的主要研究方法

研究者主要通过两种方法来深入观察脑，了解当个体处于某种情绪状态时脑的情况。第一种方法是古老的外科手术，第二种方法是高科技的功能磁共振成像（fMRI）。

(一) 开颅术

开颅术是脑外科广泛使用的方法（例如切除脑瘤）。试想你长期遭受头疼的折磨，疼痛只能通过开颅这种外科手术解除，手术过程中，部分大脑皮层——脑的最外层——会暴露在外。当准备好做手术时，你得知手术需要在你清醒的情况下进行，这是因为医生要协调刺激和你的知觉及反应。首先，医生用极细小的探针接触你的大脑皮层，探针发出极轻微的电流，由于大脑没有疼痛感受器，所以脑刺激是无痛的。当他触碰某一个区域的时候，你突然不由自主地移动你的手指；然后当他刺激另一个区域时，你做出了一个"成龙式"的躲闪，你不知道发生了什么，你身体的移动是无意识的。突然，当医生刺激你的脑干时，你的头痛停止。这个故事看似是科幻小说，但它是基于研究者的真实案例，可以很好地反映不同大脑皮层区域掌管不同的心理活动及行为。

(二) 功能磁共振成像

当前研究情绪的大脑内部活动的最佳方法是 fMRI。fMRI 通过一系列快照能提供大脑结构的电子图,当一个人躺在 fMRI 的机器中并体验某种情绪时,仪器能检测出大脑活动产生的血氧化活动的变化。通过 fMRI 可以确定哪些脑区同某类情绪相联系,例如,要求被试回忆一段他感到害怕的经历,或是想象将会发生一件积极事件如获得奖学金,当被试产生害怕或高兴时,他的大脑活动会改变,fMRI 能捕捉大脑的变化来确定恐惧时哪些脑区被激活,高兴时哪些脑区在放电,等等,从而构建产生和调节不同情绪的脑活动模型。

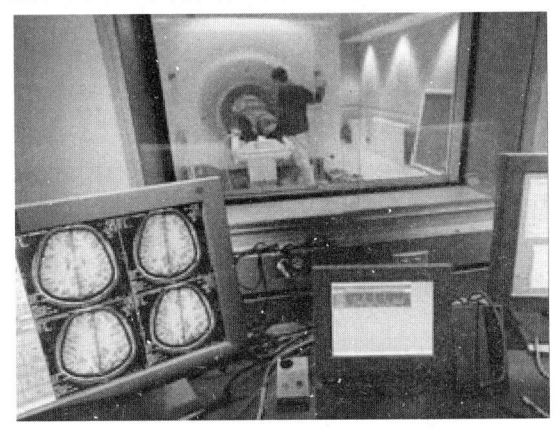

图 2-2 功能磁共振成像(fMRI)实验室

三、"情绪脑"的发展变化

长期以来,人们相信脑的发育主要是在童年期之前进行,例如,对 3—11 岁儿童的研究发现,脑随年龄增长会发生明显变化;在童年中期,脑容量达到了成人的 95% 左右(Caviness et al, 1996;Reiss et al, 1996);儿童前额活动不对称激活的基线是不稳定的(Davidson & Rickman, 1999),等等。那么,青少年时期脑会继续发育吗?青少年的脑与成人类似吗?随着 fMRI 的进步,我们能更清楚地了解儿童青少年时期脑的结构和功能变化。研究显示,脑的发育会一直延续到成年早期,尤其是像前额皮层、大脑前皮层到运动前皮层的区域和运动辅助区这样的区域,而这些区域与情绪调节的关系密切(Davidson, 2001;Huttenlocher, 1990)。

虽然健康正常人群的脑结构有很大的差异(Giedd et al, 1996),但是,青少年时期脑结构上的变化有相对一致的模式。在童年后期和青少年时期,大脑神经结构上的变化主要表现是白质转化为灰质的比率。胞体、树突、突触中有较多的灰质,而轴突中有大量的被髓鞘覆盖的白质,髓鞘使轴突绝缘,从而更有效地传导神经电冲动。一般而言,白质在童年期持续增强,髓鞘的功能也随之增强;而童年早期或中期之前,灰质增加,然后减少(Huttenlocher, 1990),前额皮层的灰质是最后发展到成人水平的(Gogtay et al, 2004;O'Donnell et al, 2005)。灰质的减少由染色体的接合引起，这种变化可以看做是一种学习或经验的增加（Casey et al，2000；Durston et al，2001）。

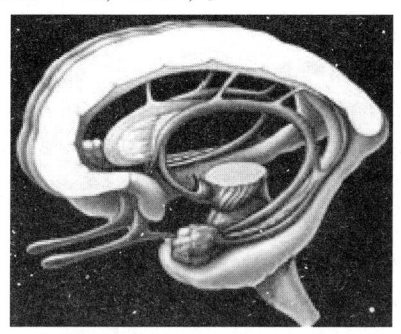

图 2-3 大脑边缘系统

脑中掌管情绪的基地主要是边缘系统（limbic system）。"边缘"一词源于拉丁语"limbus"。1878 年，法国解剖学家布罗卡提出"大边缘叶"的概念，用以指扣带回、海马及其附近与嗅觉功能有关的大脑皮层。边缘系统所包括的大脑部位相当广泛，大致分为三个部分：1. 颞叶内侧边缘系统结构，包括海马、杏仁核、扣带回和嗅周皮质；2. 丘脑内侧核团，有内侧背核和前部核团；3. 额叶腹内侧部分，包括眶额皮质、前额叶内侧。边缘系统的主要部分环绕大脑两半球内侧形成一个闭合的环，故此得名。

边缘系统的发展是由下往上的。婴儿刚出生时，杏仁核与下丘脑等已具备完整的功能，因此婴儿出生后就有情绪反应。但到婴儿 6—8 个月时，大脑皮质的情绪控制中枢才开始发挥功能。婴儿半岁后，眶额皮质才逐渐影响婴儿的情绪，并开始抑制杏仁核等的功能发挥，这时婴儿真正能感受情绪。约 2 岁开始，前额皮层（包括眶额皮质）进入漫长的突触修正和重塑阶段，一直持续到青春期。这些突触的生长受环境和经验的影响，显示出大脑可塑性的一面。这些突触也奠定了情绪发展的生理基础，并为成人期人格形成奠定了基石。

第二节　情绪调节与重要脑结构

戴维森和帕特南（Davidson & Putnam，2004）指出，人类情绪的一个显著特点是对于同样的情绪刺激，不同个体产生的情绪反应性质与强度不同，他们提出了情感风格（affective style）这个概念，来解释个体在情绪、情绪调节方面的个体差异。例如，不同的学生在输了一场重要的体育比赛时，会有不同的反应。有的学生会体验到强烈的愤怒，指责裁判和教练吹黑哨，或是指责对方队员作弊。有的学生虽然感到非常失望，但能够充分地控制情绪，去祝贺获胜的一方，并安慰同伴，他们已经尽力了。

情感风格反映了个体情绪反应的强度、持续时间、恢复性、调节等方面的广泛差异，在学生身上我们能很明显地看到这些差异。例如，一些学生的情绪强度要远比其他学生强烈；一些学生的情绪来得快，去得也快；一些学生能比其他学生更快地从情绪状态恢复到中性状态……对于那些很长一段时间也不能从愤怒中平静下来的学生，老师和父母可能会认为他们不成熟、固执或不可理喻。

情绪调节伴随情绪发生的全过程，情绪发生的过程就是情绪调节的过程，情绪调节能力差异是情绪系统差异的重要体现，戴维森认为情绪调节是情感风格的一个关键成分。大量关于情绪调节脑机制的研究，都是在情感风格框架下进行的。

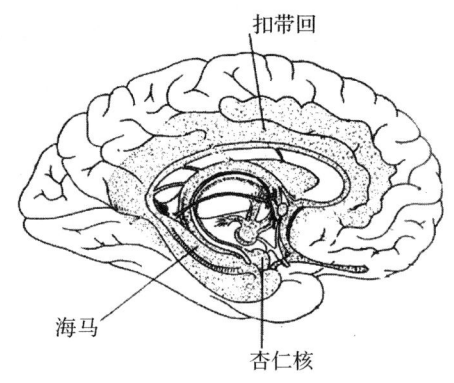

图 2-4　情绪调节相关的重要脑结构

近二十年来，研究者对情绪调节的脑机制研究有了迅猛的进展。越来越多的研究指出，前额皮层、杏仁核、海马和前扣带回这些脑结构与情绪调节的关系尤其密切（Davidson, Jackson & Kalin, 2000; Harris & Holmes, 2006）。

一、杏仁核与情绪调节

杏仁核，一个较小的杏仁状的结构，位于颞叶的前部、大脑皮层和皮层下部分之间的边界上。当我们受到他人的言语威胁，意识到他人在逼近自己，或他人以严肃的表情盯着我们时，杏仁核就会被激活。当儿童看见一条大狗吠叫着接近他时，儿童表现出恐惧反应也与杏仁核活动有关。杏仁核是情绪调节神经环路中的一个重要结构，尤其与恐惧、焦虑等消极情绪的产生和调节有关（Davis, 2006）。

杏仁核具有自我保护的作用，它使个体能迅速识别环境中的危险线索，回避威胁。杏仁核也与学习事件与惩罚还是奖赏相连有关。当老师用生气或怒火中烧的表情看着一个学生时，学生杏仁核的激活使其意识到必须停止自己的行为。如果杏仁核受损，个体既无法产生合适的恐惧反应，也无法记住以前与恐惧相连的事件。杏仁核过分激活，个体可能会经历极度的消极情绪；杏仁核无法足够激活，个体对能改善消极情绪的社会线索的敏感性下降。

杏仁核的激活水平存在显著的个体差异。不管是意识水平还是无意识水平，相比正常个体，焦虑个体在感知到恐惧刺激或威胁时，会表现出更多的杏仁核激活。创伤性应激障碍（PTSD）个体会表现出强烈的唤醒和破坏性思维，会做噩梦，这些都与杏仁核的过度激活有关。行为抑制的学生在面临威胁时，杏仁核的活动会加剧，导致持久的恐惧和焦虑情绪。这些学生社会适应困难，过度警觉，时有犹豫，遇到新事物反应强烈（Guyer, Nelson, Perez-Edgar, Hardin, Roberson-Nay & Monk et al）。这种情况很稳定，可预测，这表明杏仁核的活动与气质水平的情绪反应性与情绪调节能力有关。

杏仁核的大小与消极情绪反应及调节有关。抑郁学生对遇到的消极情境、消极事件、消极的人际关系非常敏感。研究发现，相比正常儿童，重度抑郁的儿童杏仁核更小（Davis, 2006）。杏仁核的大小是可以改变的，证据来自自闭症儿童的社交恐惧经历。当社交恐惧强烈并持续一段时间时，杏仁核过度激活，体积增大。然而，长期的过度激活会杀死杏仁核的细胞，造成结构萎缩。患自闭症的青少年杏仁核一般较小，他们很难识别他人表情，很少直视他人的眼睛。大脑结构的这种变化与长期过度激活相适应，结构萎缩会导致其非言语的社会行为损伤（Nacewicz, Dalton & Johnstone et al, 2006）。

二、前额皮层与情绪调节

情绪调节，尤其是学生对消极情绪的调节，与前额皮层以及相连的一些脑区有关。前额皮层能够抑制杏仁核的激活。如果杏仁核没有被抑制，高激活水平会使个体在感知到威胁时产生过高的消极情绪（Davidson & Jackson, 2000）。对威胁敏感的儿童因杏仁核的高激活，遇到危险会焦虑，吓得不敢动，躲避或是打斗。久而久之，他们会非常敏感，一旦焦虑就会持续较长时间，长时间无法平静；他们会盲目地、不假思索地作出恐惧相关的反应，一些学生很容易表现出攻击性，不仅给自己带来麻烦，也给老师和同学带来麻烦。前额皮层对杏仁核的抑制作用，可以降低消极情绪的水平，预防不适宜的行为。

前额皮层包含了脑的执行系统，掌管执行功能。执行功能是控制与目标定向行为相关的思维和情绪的一系列加工过程，包含启动行为、抑制竞争行为、选择目标以及计划和组织（Gioia, Isquith & Guy, 2000）。前额皮层和执行功能会受到创伤事件的消极影响。年幼儿童遭受持续创伤，情绪调节

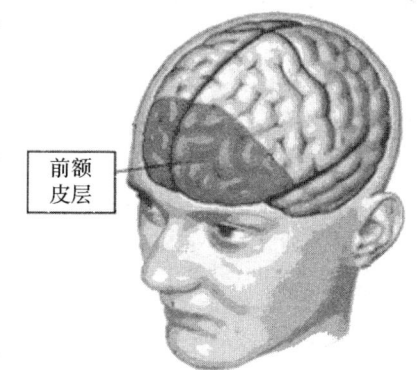

图2-5 前额皮层在大脑中的位置

和冲动控制的发展会受到损害，研究发现，创伤儿童在识别、命名以及适当表达情感上会出现问题（Cole, O'Brien & Gadd et al, 2005）。

左右前额皮层基线激活具有不对称性，有些个体左前额皮层激活水平比右侧高，有些个体右前额皮层激活水平比左侧高。这种不对称性与个体的趋近—回避反应及情绪反应差异有关，是情感风格皮层部位的神经基础。一般来说，趋近系统会引发积极情绪及趋近行为，例如去赢得一场比赛或在考试中得高分。回避系统会引发恐惧或厌恶这样的消极情绪，并通过组织合适的行为反应帮助个体逃离威胁情境，例如学生在回家路上，一个陌生人要送他一只排球。恐惧作为一种消极情绪，并不属于回避系统，而是趋近系统，它会使个体迎面接受挑战。前额皮层激活的不对称性，可以解释趋近和回避行为。左前额皮层与趋近系统相连，左前额皮层激活程度更大的个体，有较少的行为抑制，更容易从消极情绪或紧张状态中恢复过来。右前额皮层与回避系统和消极情绪相连，右前额皮层激活程度更大的个体，观看了引发消极情绪的影片之后会报告更多的消极情绪体验。这种额叶激活的非对称性也与免疫功能有关（Davidson & Jackson, 2000），对这些研究的元分析表明，学校测验这类非创伤性事件，只是心理上的挑战或威胁，也一样会影响到我们的免疫反应（Segerstrom & Miller, 2004）。

三、海马与情绪调节

海马与事实性学习和长时记忆存储有关（Davis, 2007），协助个体建立概念之间的联系。在情绪调节中，海马负责情境依存性的情绪学习，使得个体能区分不同情境，产生不同种类及强度的情绪。例如，对于上学路上的欺凌行为，学生可能会感到害怕，但如果老师就在附近，学生害怕的强度就会减弱。学生可能会对陌生人的批评非常生气，但如果朋友作出负面评价，可能就不会生气。

如果海马受损，个体不能将情境与过去学到的感觉输入联系起来，危险情境中焦虑水平不会增加，这对个体的生存是不利的。环境压力、消极或创伤性生活会损害海马细胞，例如，抑郁会首先过度激活海马，然后使其萎缩（McEwen, 2003），这会降低依赖于情境的情绪反应水平（Davidson & Putnam, 2000）。研究发现，当儿童长久地暴露在创伤之中，他们的情绪调节能力会受到损害。同时，这些儿童会倾向于将模棱两可的面部表情解释为愤怒（Kruczek & Salsman, 2006; Smith, 2002）。

四、前扣带回与情绪调节

前扣带回可以划分为两个次级区域，即认知次级区（cognitive subdivision）和情感次级区（affect subdivision）。在情绪调节中，前扣带回的功能是有效地注意刺激，同时，也与情感模式的动机和意愿差异有关。研究发现，焦虑症患者和恐怖症患者当监视到当前状态与期望的动机、情感结果发生冲突时，会产生更强的前扣带皮层的情感次级区激活；与焦虑症患者和恐怖症患者相反，抑郁症患者对当前状态与期望的动机、情感结果发生冲突的情境不敏感。

知识窗

《美国科学院院报》（Proceedings of the National Academy of Sciences of the United States of America）是科学界最富盛名的三大学术杂志之一，与《自然》、《科学》齐名。现选取该刊两篇讨论情绪调节的脑机制的文章，以便我们更好地了解该领域的国际前沿和进展。

1. 《前额叶和杏仁核容量与亲子交往中青少年的情绪行为有关》

经常与父母发生冲突的青少年，大脑构造可能与普通孩子不同，这是澳大利亚墨尔本大学心理学教授艾伦（Allen）及其研究团队在2008年3月出版的《美国科学院院报》上发表文章的主要发现。艾伦教授及团队选取137名11—13岁处于青春期的学生，采用MRI（磁共振成像）描绘他们的大脑结构及脑容量，并记录他们与父母在家庭作业、上床时间、使用手机和上网等问题上发生争执时，如何与父母沟通，采取何种方式解决矛盾的行为表现。结果发现，经常与父母发生冲突的孩子，大脑中杏仁核发育比其他孩子更早，这可能导致他们更容易产生焦躁、反常情绪。

2. 《功能磁共振成像显示中国8级地震幸存者脑功能改变》

华西医院放射科博士吕粟等于2009年9月发表于《美国科学院院报》的论文指出，四川汶川8级大地震44名幸存者脑中控制情绪的几个脑区，如前扣带回、岛叶、尾状核、杏仁核、海马等，功能活动普遍比常人活跃。

四川大地震后13—25天之间，惊魂未定时，来自汶川、绵竹、什邡等重灾区的44名幸存者走入华西医院，经历了特殊的一幕：平躺，闭目，随着按钮按下，窄床轻轻滑动，身体被带入巨型面包似的磁共振扫描仪中。在里面静卧一个多小时，深藏内心的一些秘密已悄然泄露在隔壁房间的电脑显示屏上。年轻者二十出头，年长者年过六旬，他们在惊天浩劫中，毫发无损，但都曾目睹地动山摇、灰飞烟灭，都有亲人死伤，心绪不宁。结果发现，与32名成都普通健康人士相比，地震幸存者控制情绪的区域，功能活动普遍更活跃，系统的协调性减弱。在抑郁自评量表（SDS）和焦虑自评量表（SAS）的得分上，重灾区幸存者的得分整体高于成都人。将扫描仪探得的数据与自评量表得分相对照，两组数据呈正比。换言之，受试者前扣带回、海马等区域功能活动越强，抑郁焦虑的倾向越明显。研究表明，地震带来的创伤，不仅发生在意识层面，也发生在生理层面。

第三节 情绪调节与神经递质及激素

如果将身体比做一个世界,神经递质和激素就是这个世界的"邮递员",扮演着化学信使的角色。神经递质(neurotransmitter)是神经末梢释放的特殊化学物质,在神经元之间传递兴奋、交流信息。与情绪调节关系密切的神经递质有多巴胺、5-羟色胺、内啡肽等。激素是内分泌腺或内分泌细胞产生的具有调节作用的高效生物活性物质,英文拼写为 hormone,汉语常常根据其发音,译为"荷尔蒙"。激素一词源于希腊神话中信使神的名字赫尔墨斯(Hermes),寓意它是体内传递信息的信使。与情绪调节关系密切的激素有肾上腺皮质激素、性激素等。

一、多巴胺与情绪调节

每时每刻,一定水平的多巴胺存在于我们的头脑中,影响我们的感受。多巴胺是传递快乐信息的主要神经递质,瑞典科学家阿尔维德·卡尔森(Arvid Carlsson)确定多巴胺为脑内信息传递者,使他赢得了 2000 年诺贝尔生理学或医学奖。多巴胺的释放会使人感觉良好,这种积极情绪又可促进个体心理功能的提高,例如创造性地解决问题。有人称多巴胺为兴奋剂,美国心理学家马斯洛在其著作《高峰体验》(Zenith Experience)中提到:"人类在经历如此动人而且难以言喻的事情后,会追随此成功体验的方向继续前进。人类紧绷的情绪会将知觉提升至更高的层级,这些情绪可以从根本上改变我们的思想;所以我称这种感觉为'多巴胺—兴奋法则'。"多巴胺好像一把万能钥匙,给个体带来各种愉快感受。多巴胺能激发人们对美食的追求,激发人们对异性的情感,使情侣感觉爱的幸福。吸烟、吸毒、赌博可以触到大脑中释放多巴胺的那根"筋",使人欲罢不能。

个体在预期奖赏将出现时,会释放多巴胺,产生愉快的感受。例如,当你闻到烤红薯的香味时,预期将会有好吃的食物时,就会释放多巴胺。进食时,如果味道比我们预期的更好,那么多巴胺会继续释放,积极情绪也会继续产生。多巴胺的释放不仅仅表明奖赏即将到来,也告诉我们环境中哪些事件是有奖赏性质的,从而激发个体采取行动,趋近该事件。在出乎意料的奖赏下,例如,"哇,我真没想到这花闻起来这么香啊!"和"哇,这花的味道闻起来比想的要好!"时,个体多巴胺的释放量会达到最大。瑞士科学家给猴子大脑装上电极,随时记录猴子大脑内释放多巴胺的神经细胞放电的情况。实验时,猴子面前的电脑屏幕上可以显示五种不同的图案。当某种特定图案出现时,猴子就有机会得到奖励——果汁。研究发现,如果一种图案让猴子根本猜不出下一步图案是什么,以及是否能得到果汁奖励时,猴子会目不转睛地盯着电脑屏幕,分泌多巴胺的神经细胞放电活动最频繁。相反,如果某一特定图案表示下面肯定有奖或肯定无奖时，猴子的神经细胞就不会产生太强的兴奋。这说明期待和对渴望结果的猜测最能激发多巴胺的释放。这项研究也提示我们，赌徒之所以不断回头，主要源于对下注之后、结果未卜的刺激追求。

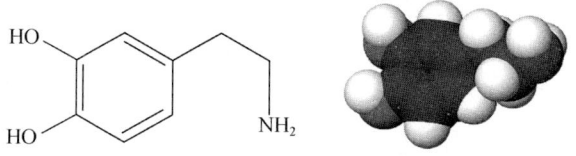

图2-6　多巴胺的化学构成

知识窗

格莱美大赢家阿黛尔的情歌为何催人泪下？

英国创作型歌手阿黛尔（Adele）在第54届格莱美音乐奖上囊括了六项大奖，成为本届格莱美的最大赢家。阿黛尔的金曲《Someone Like You》催人泪下，在歌迷心中引起了很强的共鸣。

阿黛尔的歌里究竟有什么魔力，能如此撩动人的情感？每个人听到同一首歌曲的反应会因个人经历和文化环境的影响而各异，但科学家们发现，引起人们强烈情感共鸣的音乐存在着一些相同的因素。通过煽情的歌词与动人的歌喉，这些歌曲能向大脑发送信号，使大脑产生极大的愉悦感。

20年前，英国心理学家约翰·斯洛博达（John Sloboda）通过研究发现歌曲中包含"装饰音（appoggiatura）"可以打动人。装饰音是音乐中一种装饰性的音符，它能与主旋律产生一定的冲突，产生不协调音。英属哥伦比亚大学心理学家马丁·戈恩（Martin Guhn）指出，"装饰音与主旋律产生的冲突会给听者带来紧张感，而当装饰音结束，回到正常的旋律时，听者的紧张感会得到释放，从而产生愉悦感。"紧张情绪得到释放后，听者往往会心里发颤。当几个装饰音连续在旋律中出现时，会使人产生一连串紧张与放松的循环，造成更强烈的情感反应，这就是为什么有人听完悲伤的歌曲会泪流满面的原因。阿黛尔的《Someone Like You》中就点缀了一些类似装饰音的装饰性音符，让人产生急剧的紧张和放松，带来了坐过山车般的情感起伏。

戈恩博士和同事马塞尔·曾特纳（Marcel Zentner）发现，那些能使人心里发颤的音乐片段有四个共同点：第一，这些音乐开始时都很柔和，然后会突然转向激烈；第二，这些音乐的旋律中会突然插入一个"新的声音"，要么出现一种新的乐器，要么出现一个新的和声；第三，音乐的曲调会出现急剧的变化；第四，这些音乐在和声或旋律上都包含了出人意料的变化。当音乐的旋律突然脱离人们预期的轨道时，我们的交感神经会高度紧张，引发人产生如心跳加快、流汗等生理反应。

《Someone Like You》这首催泪歌曲恰好符合这些共同点,是一个可以写进教科书的经典例子。歌曲开始很柔缓,并伴有重复。同时,阿黛尔的歌声也很平缓,将自己的音域控制在一定的范围内,歌词表达了一定程度的渴望与留恋:"I heard that you're settled down, that you found a girl and you're married now."(听说你已安定下来,和另一个女孩走进婚姻。)这都构成了一股感伤忧郁的情绪。进入副歌部分,阿黛尔的歌声上升了一个八度,并提高了音量。歌曲的和声也发生了变化,歌词也变得更有戏剧性:"Sometimes it lasts in love, but sometimes it hurts instead。"(爱情有时长久有时伤人。)《Someone Like You》在旋律、演唱上都有令人惊奇的变化,能打动人们的情感,而伤感的歌词则会让人感到悲伤。

《Someone Like You》在听众心中能产生如此强烈的悲伤,是它如此受欢迎的原因吗?答案是肯定的。麦吉尔大学(McGill University)的罗伯特·萨托雷(Robert Zatorre)及其研究小组的研究发现,引发人强烈情绪反应的音乐能刺激大脑中的快感中枢释放多巴胺,让我们感到愉悦,并鼓励我们重复相同的行为,这与食物、性和毒品产生的效果类似。即使听众听到的是一首极度悲伤的歌曲,大脑实际上都会释放多巴胺让人产生快感。这也暗示,如果一首歌能唤起的情感越强烈——不论是压抑的或振奋的,我们对这首歌的喜爱程度就越深。

《Someone Like You》不仅仅是一首经典的催泪歌曲,更树立了一个商业成功的典范:用婉转的旋律、沙哑的声线和煽情的歌词赚得人们的眼泪,人们便会在多巴胺的刺激下一遍遍地收听歌曲,这样唱片商赚足腰包自然不成问题了。

资料来源:原文发表于《华尔街日报》(*The Wall Street Journal*),2012年2月11日,作者为Michaeleen Doucleff,译者为chengmine。改编自http://www.guokr.com/article/968951。

二、5-羟色胺与情绪调节

5-羟色胺(5-hydroxy tryptamine,5-HT)最早是从血清中发现的,又名血清素(serotonin),它是大脑中一种抑制性神经递质,在情绪控制上扮演着关键性的角色。个体的5-羟色胺水平较低时,容易产生抑郁、冲动、酗酒、自杀、攻击及暴力行为;水平较高又会过于兴奋,产生沉迷和迷幻感;适量水平才会感觉放松和愉悦。

运动、光照和香蕉等富含碳水化合物的食物等均可提高5-羟色胺浓度。有趣的是,女性大脑合成5-羟色胺的速率仅是男性的一半,这点可能有助于解释为何妇女更容易患抑郁症。随着年龄的增长,5-羟色胺作用通路的工作效率会出现下降,因为活化5-羟色胺的受体减少了。据一项研究显示,60岁与30岁的人相比,大脑中5-羟色胺特异受体的数目已减少了60%。由于5-羟色胺的效力下降，随年龄增长个体患抑郁症的可能性增加。

尽管过去有研究将 5-羟色胺浓度降低与暴力倾向联系在一起，但英国剑桥大学克罗克特博士等人（Crockett et al, 2011）进行了一项新研究，来揭示 5-羟色胺影响愤怒情绪的脑机制。研究者征募了 30 名健康人作为志愿者，志愿者的 5-羟色胺水平靠饮食来调节。在实验日，志愿者食用的氨基酸混合物中清除了色氨酸，这会导致 5-羟色胺水平低下，因为色氨酸是 5-羟色胺的储存体。在对照日中，他们的食物中含有正常量的色氨酸。接下来，研究者要求志愿者观看愤怒、悲伤及中性表情，同时利用磁共振成像技术对其大脑进行扫描，目的是比较在观看不同表情时，志愿者大脑内不同区域是如何活动、不同区域间是如何进行交流的。结果显示，相比正常水平，当 5-羟色胺水平降低时，杏仁核与额叶间的交流减弱，使得前额皮层难以控制在杏仁核中产生的愤怒情绪。相比其他个体，有攻击倾向的个体在 5-羟色胺水平较低时，杏仁核与前额皮层间的交流更为微弱。这一研究成果发表在《生物精神病学》杂志上，研究者希望他们的发现能够对躁狂型精神病的治疗有促进。

三、皮质醇与情绪调节

皮质醇（cvortisol）是一种主要的糖皮质激素，属于肾上腺皮质激素，它的分泌主要受下丘脑—垂体前叶—肾上腺皮质轴调节。皮质醇代谢有昼夜节律性，午夜时水平最低，清晨时水平最高。机体在应激状态下，皮质醇水平会激增到平时的 10 倍左右。

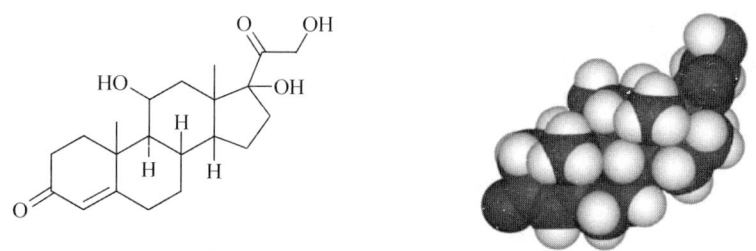

图 2-7 皮质醇的化学结构

皮质醇在应付压力中扮演重要角色，故又被称为"压力荷尔蒙"，其作用是向循环系统和神经系统传递警告信息："小心，危险！"它还有助于身体在压力下恢复体内平衡。如果没有皮质醇，身体将无法对压力作出有效反应。若没有皮质醇，当狮子从灌木丛中向我们袭来时，我们就只能吓得屁滚尿流、目瞪口呆动弹不得。然而借由积极的皮质醇代谢，身体能够启动起来逃走或者搏斗；因为皮质醇分泌能释放氨基酸（来自肌肉）、葡萄糖（来自肝脏）以及脂肪酸（来自脂肪组织），这些被输送到血液里充当能量使用。生活中压力无处不在，那些长期承受压力、生活节奏紧张的人，或每晚睡眠少于 8 小时的人，皮质醇水平会长期偏高。这时皮质醇的负面效应开始显现为新陈代谢的变动：血糖升高、食欲增加、体重上升、性欲减退以及极度疲劳等。研究发现，静坐冥想、听音乐、睡午觉、喝红茶、交个风趣朋友、嚼口香糖等都可降低皮质醇水平，从而减压。

知识窗

抗抑郁药物如何缓解抑郁？

我们每个人毕生都在进行一场与抑郁相对抗的斗争。我们会不可避免地遇到各种厌恶和压力事件，可能会遭到他人的拒绝和批评，经济困难，事业失败，工作太多，被放鸽子，亲人故去，等等。这些消极事件会影响我们身体内的各种生化反应，当它们耗竭了我们的生化资源时，我们会更易于抑郁。大部分时间里我们都能很好地应对这些事件，但也会产生将在压力和失望的枪林弹雨中倒下的感觉。

抑郁是一种复杂的心理障碍。从生化的角度看，抑郁有两方面的原因：5-羟色胺不足导致个体难以应对生活中的压力，多巴胺不足使个体更少地预期和体验到快乐。药物研究者基于这两方面，发明了各种药物来帮助我们应对抑郁。

长期的失望和不可控的压力带来的抑郁，也会造成边缘系统紧张，逐渐掠夺我们大脑内的 5-羟色胺，在 5-羟色胺通路中 5-羟色胺流量水平低，5-羟色胺的不足会使得我们更加容易抑郁（Keamer, 1993; Weiss & Simson, 1985）。常用的抗抑郁药物（如百忧解，佐洛夫，帕罗西汀）均是 5-羟色胺再摄取抑制剂（SNRIs）。即使是在非常抑郁的时候，大脑的 5-羟色胺仍然会保持在 5-羟色胺通路中，但不容易被使用。遇到压力事件，5-羟色胺会被释放到突触的神经键里，但是它也会很快地返回（经历再摄取）到发送的神经元中。要反转抑郁，抗抑郁药物需要增加大脑的 5-羟色胺传递和流量，通过阻止再摄取，对可以获得的 5-羟色胺进行更大化的利用。

抑郁与体验快乐和积极情绪的能力的降低有关。多巴胺水平低，个体易于冷淡、无聊、注意力差，对生活缺少主动性。相反，多巴胺水平高，个体会产生良好的体验、积极情感，并且更有可能体验到积极心境（Ashby, Isen & Turken, 1999）。一些抗抑郁药物通过增加多巴胺受体的反应性从而恢复个体体验快乐和积极情绪的能力（Willner et al, 1991）。某些滥用药物（可卡因，安菲他明）也可以通过增加大脑内部的多巴胺活动发生作用。例如，可卡因通过抑制多巴胺的再摄取发生作用（Di Chiara, Acquas & Carhoni, 1992）。

【建议参考资料】

1. 马庆霞，郭德俊. 情绪大脑机制研究的进展［J］. 心理科学进展，2003，11（3）：

328-333.

2. 王振宏,郭德俊. 情感风格及其神经基础 [J]. 心理科学, 2005, 28 (3): 751-753.

3. DAVIDSON R J, JACKSON D C, KALIN N H. Emotion, plasticity, context, and regulation: perspectives from affective neuroscience [J]. Psychological Bulletin, 2000 (126): 890-909.

【问题与思考】

1. 研究"情绪脑"的主要方法有哪些?
2. 有哪些大脑结构是与情绪调节紧密相关的?
3. 有哪些神经递质和激素是与情绪调节紧密相关的?

第三章　学生情绪调节的发展

【本章提要】

　　本章介绍了小学生和中学生的情绪调节的发展，总结了影响学生情绪发展的因素。小学生的情绪内容不断丰富，情绪深刻性不断增强，情绪稳定性不断提高。相应地，他们的情绪调节策略多样化，控制情绪的自我效能感增强，采用内部策略来控制情绪的能力增强，逐渐能将情绪体验与外部表达区分开来，获得情绪表达规则，并从父母干预向自我调节转换明显。而中学生的情绪的丰富性，强烈性进一步增加，并表现出情绪的不稳定性。他们的情绪调节发展贯穿于整个中学时期，对情绪进行精细调节的能力得到了发展，但总的来说他们的情绪调节发展滞后于情绪的发展，是情绪失调的多发期。影响学生情绪发展的因素由内外两部分构成，本章介绍了人格、气质努力控制和执行功能这些内部因素对学生情绪调节发展的影响，外部因素（学校、家庭和同伴）的影响我们将在后面的章节中分章详细介绍。

【学习重点】

1. 了解影响中小学生情绪调节发展的个体因素。
2. 掌握中小学生情绪和情绪调节的特点。
3. 理解情绪表达规则、气质努力控制、执行功能等概念。
4. 领会中小学生情绪和情绪调节发展的差异。

【重要术语】

　　情绪表达规则　内化障碍　外化障碍　人格　努力控制　执行功能

　　琳琳从小就是个害羞的孩子，爸爸妈妈工作很忙，小区的孩子也很少，因此大多数时候她都只能和自己的玩具玩儿，遇到陌生人就往妈妈背后躲，在哪里磕了碰了或者被小朋友欺负了，她也只会哭着去找老师或者回家找妈妈，妈妈不在的时候就只能自己哭着哭着睡着了。后来她终于也背起小书包上学了，老师鼓励她要多说话，多表现自己，同学们也经常约她一起参加各种游戏。她逐渐变得开朗了，虽然有时候也会遭到同学的拒绝，但她发现哭鼻子并不招人喜欢，而且别人也不是故意拒绝她的，所以她不会因此伤心而是主动加入到其他的游戏中。她的成绩一直很好，即使偶尔失利也不会闷闷不乐，而是和爸爸妈妈一起分析失败的原因，然后暗下决心下次要考得更好。妈妈对琳琳的变化既开心又惊奇，老师告诉妈妈说，随着孩子年龄的增长，她在控制和调节自己情绪方面的能力会逐渐提高的，这是好现象。妈妈看到琳琳每天能健康快乐地生活和学习，心里感到很欣慰。

在接受正规学校教育之前，情绪发展是儿童发展的核心任务。两岁之前，儿童在与父母（或看护者）的互动中发展出多种情绪，父母（或看护者）会教给儿童各种表情信号和一些应对策略。三到六岁时，随着儿童逐渐独立，情绪理解能力加强，能够在遇到特定事件时表达出适宜的情绪。然而，调节情绪对于年幼儿童来说仍是一个挑战，他们需要成人的指导和示范，父母可能会对孩子说"没有必要大喊大叫"、"男子汉不要为小事情而哭泣"、"受伤了？来拥抱一下"、"冷静点"。同时，情绪调节存在较大的个体差异，情绪调节能力发展落后的年幼儿童，面对逆境时更容易受伤害。

小学和中学时期是个体从不成熟向成熟发展的过渡时期，情绪调节的发展成为社会性发展的核心。一方面，中小学生的生理机能不断成熟，为其情绪调节能力的发展奠定了基础，另一方面，认知能力的发展，尤其是执行功能的发展，促进了中小学生情绪调节的发展。在中小学阶段，学生掌握了更多的内、外部情绪调节策略，如注意转移、自我安慰、寻求帮助、隐藏消极情绪、发泄、回避等，情绪控制能力增强，能够使用语言交流情绪，并学会了情绪表达规则，能够控制隐藏不适宜的情绪和不符合文化的情绪行为。当然学生在情绪调节上同样存在着很大的个体差异，并且还有很多学生在情绪调节方面存在困难。

第一节　小学生的情绪调节

小学是儿童开始接受正规教育的阶段，是从快速发展的幼儿期向波动的青春期过渡的时期。7岁看老，儿童一生90%—95%的性格、生活方式都在此时形成，这一时期也是情绪及情绪调节发展的重要阶段。

一、小学生情绪的特点

（一）情绪内容不断丰富

从幼儿园进入小学后，学习成为了小学生的重要活动，同伴牵动着他们的喜怒哀乐。在班级这个集体中，小学生害怕糟糕的成绩，重视老师和同学对他们的评价，希望听到老师的表扬，害怕遭到同学的排斥，这些都会引起他们多样而又复杂的情绪体验。同时，小学生会接触到更广阔的社会现实，这也会影响他们的情绪反应。例如，他们会为上学及放学路上可能遭遇的个人伤害（如被抢劫）烦恼，也会为自然灾难（如地震等）感到担忧，等等。

（二）情绪深刻性不断增强

随着小学生认知能力的发展以及社交范围及频率的增加，他们的情绪体验及情绪理解越来越涉及事物本质，深刻性也得到加强。哈里斯等（Harris et al, 1987）给不同年龄儿童呈现快乐、难过、骄傲、内疚、解脱、失望等情绪词，要求他们说出能引发该情绪的情境，再由大学生根据情境指出能引发何种情绪。结果发现，5岁的儿童只能恰当地描述高兴、难过、生气等比较简单的情绪，这些情绪基本能从面部特征得到辨认；7岁左右的儿童能恰当描述更复杂情绪的引发情境，如骄傲、嫉妒、感激、担忧、激动等，这些情绪没有特定的面部表情或行为表现；到了10—14岁，儿童能理解解脱、失望这样更抽象的情绪词。

（三）情绪稳定性不断提高

情绪稳定性指情绪唤醒持续时间的长短和程度。随着年龄的增长，小学生的积极情绪不断增加，持续时间相对延长；消极情绪不断减少，持续时间相对缩短。在完成各种学习活动的任务和要求时，小学生控制和调节情绪的能力也逐渐提高。因此，小学生情绪的冲动性和易变性日益减少，情绪的稳定性则日渐增强。

知识窗

英国斥资千万改善小学生情绪

早在2005年，英国教育部就拨款1 000万英镑，用来改善小学生的品行，重点是教孩子学会控制自己的愤怒情绪。此前有调查显示，英国小学生的品行出现滑坡，表现为自我意识膨胀，稍遇不顺就怒火冲天，失去理智，甚至行为失控，出现打人、砸东西等暴力行为。英国肯特郡就有数十名小学生因为品行不佳而被开除，其中一名5岁的小学生在操场拿刀威胁同学，另一名10岁的男孩在教室挥舞刀子威胁他人。据警方统计，发生在英国小学校园里的犯罪事件呈上升趋势。警方曾在伦敦一个区展开调查，85%的小学生都承认自己曾经带刀上学。

英国教育部认为，造成小学生品行不佳的原因，是因为"家庭破碎"，或"现代社会人与人之间的疏离感越来越深"。教育部告诉各小学的校长，学校不应该再把教育小学生控制自己脾气的责任推给家长，所以教育部才推出这项改善小学生品行的计划。

该计划的宗旨是"为目前那些不知道通情达理为何物的小学生提供情绪教育与社交礼仪方面的指导"。计划的一项内容是鼓励小学生们讨论自己的情绪，并一起玩"猜猜我的感觉是什么"的小游戏。该计划最初在英国几百所小学实施，不久扩展到全英国的2万所小学。

资料来源：《妇女生活（现代家长）》2012年第05期

二、小学生情绪调节的特点

小学时期,情绪调节的相关脑区(前额叶皮层、前扣带回、杏仁核等)不断成熟,情绪调节的大脑环路与掌管执行功能的大脑区域逐步建立联系,生理机制的成熟奠定了小学生情绪调节稳定发展的物质基础;认知能力的进步和学校教育的促进,使小学生可以更加灵活地运用多种策略进行情绪调节,并在不同策略间进行转换;活动环境的变化,使得父母等抚养者对于小学生情绪调节的干预迅速减少,他们的自我调节能力得到发展。该阶段情绪调节对个体的社会适应性发展有重要作用,呈现出以下特点。

(一)情绪调节策略多样化,控制情绪的自我效能感增强

小学生自我控制情绪的策略趋于多样化,能根据环境调整自己的情绪。他们可以向父母、老师和同伴寻求帮助以缓解情绪,可以说一些自我安慰的话或者通过运动来减轻情绪压力,可以避开那些引发消极情绪的情境,可以通过摔书本等方式来宣泄情绪,可以把注意力转移到唱歌、游戏等其他的活动中来调节情绪,还可以重新评价引发情绪的事件等。小学生情绪调节策略的多样化,使得他们能够有效地处理日常生活中的突发事件带来的压力。小学生情绪调节策略的多样化是认知能力发展的结果,他们的表征思维发生很大的进步,信息加工能力得到很大增强,这些都促进了正确的情绪理解和有效的应对方式的产生。

随着情绪自我调节能力的提高,小学生会获得自己能有效控制情绪的自我效能感(Saarni,1997),这使他们自我感觉良好,形成积极的世界观,使他们能拥有更多的力量来应对情绪挑战。

(二)采用内部策略来控制情绪的能力增强

情绪调节策略可以分为外部策略和内部策略两种,向别人寻求帮助、将注意力转移到其他事情上、将情绪发泄到外在的东西上等都是外部策略,对情绪事件进行认知重评等是内部策略。学前儿童多采用寻求母亲帮助、注意转移、发泄等外部策略来调节情绪,而小学生更多地使用认知重评等内部策略来监控和调节情绪,这种转变是由元认知发展所带来的。到10岁左右,大部分小学生都已经掌握了恰当的控制情绪的技巧(Kliewer, Fearnow & Miller, 1996),能够合理地运用内部策略和外部策略。在能控制结果时(例如,即将参加一次很难的考试,或面对一个经常欺负人的同学),小学生认为解决问题和寻求社会支持是最佳策略。当结果不是他们所能控制时(例如,考试成绩很糟糕,或者在医生办公室等待打针),他们会选择逃离,或重新解释情境使自己能接受现实("如果有另一场考试,我可能会考得更差。")。

(三)将情绪体验与外部表达区分开来,获得情绪表达规则(emotional display rules)

在学前期,儿童的情绪体验与外部表达是没有区分开的,什么样的情绪都写

在脸上，体现在行为举止中，甚至会通过一些手段来夸大真实的感受（例如，为了引起父母的注意，到父母能看得见自己的地方才大声哭泣）。而到了小学阶段，儿童意识到情绪表达和内部体验之间可以存在差异，他们在整合复杂的环境线索、管理自身的情绪表达时更加具有适应性。大部分学生能开始将情绪体验与外部表达区分开来，掩盖自己的真实体验，抑制自己的表达行为，或者用其他方式代替（例如，为了维护自我，他们会在考试失败感到沮丧时保持微笑）。

知识窗

从两个考查儿童的失望反应的研究
看不同年龄儿童情绪控制及表达规则的发展

研究1

科尔（Pamela Cole, 1986）询问一组3—4岁的女孩对一堆礼物的偏好，然后她把女孩喜欢程度最低的礼物包起来，赠给她们。实验有两种条件。条件1：当礼物被女孩打开时，赠与者在现场；条件2：女孩打开礼物时没有旁人。这两种条件下儿童的反应有显著的差异。当只有她们自己时，女孩表现出失望，但是当赠与者在场时，她们隐藏起失望而表现出微笑。甚至3岁的孩子似乎就能够调控她们的情绪表达。实验之后，基于伦理的考虑，孩子们被允许选择其他礼物来更换她们不太满意的礼物；同时，为了解这些孩子是否理解在社会情境中控制面部表情的表达规则，科尔对他们进行了访谈。她想了解这么小的孩子是否能够有意而清晰地设定一种与真实情绪不符的表达，还是他们在遵循一种经常被强化的礼貌原则，即收到礼物后必须微笑并表示感谢。孩子们的回答表明，4岁的孩子并没有意识到她们正在使用面部表达来传达或隐藏她们的感情。

研究2

萨尔尼（Carolyn Saarni, 1984）比较了6—10岁的小学生（含男生和女生）对于失望的反应，实验包含两种条件。条件1：学生完成任务之后，主试给他们一个很有吸引力的礼物包，其中包括饮料、糖果和钱。条件2：学生完成任务之后，要求他们从书包中选择一个包好的礼物，只是这次的礼物是不太受欢迎的，例如，一个无趣的玩具娃娃。两种条件下，录像记录学生打开礼物时的面部表情，学生打开礼物时赠与者（实验者）都在场。萨尔尼发现，儿童对于礼物的反应有明显的发展趋势。在第一种（适合礼物）条件下，年龄较大的儿童更可能表现出社会赞许性的积极情感表达，更少表达消极的情感。在第二种（失望礼物）条件下，仍具有相似的年龄差异，但是年幼儿童并没有表现出积极反应。这里有两个重要的发现。首先，存在性别差异，所有年龄的女孩在两种条件下都比男孩更可能表现出积极的反应。其次，较大年龄的男孩（8—10岁）对于失望礼物更可能表现出迷惑的表情，注视点在礼物和实验者之间来回转换，等等。最后，对儿童进行访谈时，年长儿童更多地意识到对于表达原则的使用，他们虽然表示出对礼物的失望，但是并不想"小题大做"。

这是因为随着年龄发展，小学生的社会化程度不断加深。他们已经意识到情绪表达不仅仅是为了满足自己的意愿，还要适应社会的需要。例如当他们收到一份自己不喜欢的礼物时，也要表现出高兴，这样才能表现对送礼物者的尊重，也是符合社会期望的要求。他们已经能够娴熟地控制情绪表达，掌握了不同文化中各自的情绪表达规则，能做到根据环境和对象的不同，在恰当的时间和地点合理地表达自己的情绪。表达规则的使用随年级的增长而增长，高年级学生比低年级学生更可能采用情绪表达规则来调整自己的情绪表达。使用表达规则的原因也会随年级的增长而产生变化。在小学低年级，学生遵守情绪表达规则，是为了逃避惩罚、避免嘲笑和得到他人的认可，渐渐地，他们意识到每条规则都是一定的社会成员根据其文化约定俗成的，是特定文化下社会公认的行为标准（Saarni，1989）。例如，对于"小军向朋友吹嘘自己的溜冰本领，但后来跌倒了"这样的情境，10岁学生比6—8岁学生更能考虑到情绪表达规则，而选择不去嘲笑小军。高年级学生是根据社会准则来调整自己的规则（"这样表达情绪是不礼貌的"），而低年级学生只是为了避免责备和嘲笑才适应规则。

（四）从父母干预向自我调节转换明显

小学生的生活环境发生了重要变化，他们开始生活在比幼儿园更大的班集体中，大部分情绪调节也都发生在班集体。因此，随着孩子的成长，父母对其情绪和行为的监管逐渐减少，父母仍会持续监控儿童的反应，但是很少采取直接干预的方式，小学生更多地通过自身的努力来调节自己的情绪。例如，一个家长谈到他二年级的儿子："当他放学进家门时，我知道他一定发生了一些事。他尽量表现得像往常一样，似乎像他父亲一样努力控制自己的情绪。过了一会儿，他突然脱口而出，说他最好的朋友生病住院了。我看到他的眼里充满泪水，然后他冲进自己的房间听起了音乐。"父母也会给孩子情绪调节策略方面的建议，通过这种方式能够帮助儿童在不同情境中采用建设性策略来调节自身的情绪。

知识窗

How I Feel——小学生情绪及调节的自我报告测量

请根据以下描述评价你过去三个月的感受，在每句话前的括号中填入相应的数字。1表示"完全不像我"，2表示"有一点像我"，3表示"比较像我"，4表示"很像我"，5表示"非常像我"。

（　）1. 我总是感到很高兴。

（　）2. 当我伤心时，这种感觉会很强烈。

(   ) 3. 我能够控制我愤怒的次数。
(   ) 4. 我几乎总是很兴奋。
(   ) 5. 当我害怕时,这种感觉很强烈。
(   ) 6. 当我高兴时,我能够控制高兴的程度。
(   ) 7. 我总是很伤心。
(   ) 8. 当我愤怒时,这种感觉很强烈。
(   ) 9. 我能够控制我兴奋的次数。
(   ) 10. 我总是很害怕。
(   ) 11. 当我快乐时,这种感觉很强烈。
(   ) 12. 当我伤心时,我能够控制伤心的程度。
(   ) 13. 我总是很愤怒。
(   ) 14. 当我兴奋时,这种感觉很强烈。
(   ) 15. 我能控制我感到恐惧的次数。
(   ) 16. 我总是很快乐。
(   ) 17. 当我伤心时,这种感觉很强烈。
(   ) 18. 当我愤怒时,我能够控制或改变愤怒的程度。(前同)
(   ) 19. 我总是很兴奋。
(   ) 20. 当我害怕时,这种感觉很强烈。
(   ) 21. 我能够控制我感到高兴的次数。
(   ) 22. 我总是很伤心。
(   ) 23. 当我愤怒时,这种感觉很强烈。
(   ) 24. 当我兴奋时,我能够控制或改变兴奋的程度。
(   ) 25. 我总是很害怕。
(   ) 26. 当我高兴时,这种感觉很强烈。
(   ) 27. 我能够控制我感到悲伤的次数。
(   ) 28. 我总是很愤怒。
(   ) 29. 当我兴奋时,这种感觉很强烈。
(   ) 30. 当我害怕时,我能够控制或改变害怕的程度。

其中,将1、4、11、14、16、19、26、29题得分相加后除以8,测的是学生的积极情绪,将2、5、7、8、10、13、17、20、22、23、25、28题得分相加后除以12,测的是学生的消极情绪,将3、6、9、12、15、18、21、24、27、30题得分相加除以10,测的是学生的情绪控制。该问卷的信效度检验达到了心理测量学的要求。老师和研究者可以根据不同目的使用该问卷,比较不同学生在积极情绪、消极情绪及情绪控制上的差异。

问卷来源:WALDEN T A, HARRIS V S, CATRON T F. How I feel: a self-report measure of emotional arousal and regulation for children [J]. Psychological Assessment, 2003, 15 (3): 399–412.

第二节　中学生的情绪调节

中学时期，是人生发展的一个关键时期，个体的生理和心理都在发生巨变。中学生的心境受到内分泌改变和大脑发育的影响，一些学生情窦初开，一些学生性情大变；他们在熟悉的、受监控的、有限的家庭世界中花费的时间变少，而将更多时间花费在不可预知的、更少控制的、更危险的同伴世界；认知的发展使他们能更好地理解情绪和自我监控；学习的压力变得越来越大。这些改变使得中学时期既是多姿多彩的花季，也是多风多雾的雨季。中学时期经常会出现各种情绪冲突、独自伤心、孤独、羞愧、自我怀疑等，这些强烈的情绪体验对其情绪调节能力的发展提出了挑战。事实上，情绪调节是青少年发展过程中最重要的内容之一。

一、中学生情绪的特点

中学生的生理、心理发展日渐成熟。生理上最明显的特点长高了，脸上的青春痘此起彼伏，第二性征出现了；心理方面，独立意识和自我意识不断增强。正是由于这两方面的显著变化，中学生表现出与小学生及成人不同的独特的情绪状态，这种独特的情绪既令家长操心，也令老师担心，同时他们自己也时时刻刻体验"让我欢喜让我忧"的特殊感觉。

与小学生相比，中学生的情绪具有以下特点：

（一）情绪的丰富性进一步增加

进入中学阶段，中学生的情绪和情感分化的水平明显提高，情绪体验会明显丰富和细致起来。一方面，中学生的自我意识强烈，自我体验增加，自尊需求迫切，发展了多样性的自我意识情绪（如自尊心、自卑感等）。他们珍惜荣誉、重视自尊，当他们意识到自尊心遭受威胁时，会产生强烈的不安和焦虑；当自尊心受到伤害时，会产生愤怒和攻击。他们对于别人的嘲笑、蔑视反应会非常强烈，对于教师的忽视、压制、不公平对待会非常敏感。另一方面，中学生的社交范围日益扩大，与同学、朋友、师长之间的交往更细腻、更复杂，对"友谊"有了更深层次的理解，有的中学生还开始体验一种更深刻的感情活动——恋爱。各种社会性情感也日益丰富，如对国家建设与民族前途的情绪体验、对个人前途与社会变革关系的情绪体验、对人与人之间关系的情绪体验、对学习重要性的情绪体验、对升学与就业的情绪体验等。相比小学生，中学生也体验到更多的消极情绪，例如，烦恼、压抑、孤独等，很容易产生叛逆的心理。黄敏儿、郭德俊

（2001）的研究发现，总体来说，积极情绪中，中学生经常体验到较多的快乐和兴趣，消极情绪中，对内疚、羞愧的感受较多，恐惧、厌恶的感受最少。从年龄差异来看，初中生对惊奇和厌恶的感受要多于高中生，而高中生对羞愧、悲伤和内疚的感受要高于初中生。

（二）情绪的强烈性进一步增强

中学时期也被称做"暴风骤雨"时期，学生的情绪体验特别强烈，富于激情，而他们意志能力的发展又不够完善，理智驾驭不了情感，因此，他们的情绪经常具有不可遏制性。他们常常因为一点小事就欣喜若狂、手舞足蹈，或者垂头丧气、无精打采；可能因为一场球赛而激动得几天睡不着觉；有时彼此之间只因一句话不合就怒不可遏、挥拳相向，甚至会做出一些过激的事情。研究也表明，11—13 岁女孩和 13—15 岁男孩的情绪，最容易受到外界影响，且反应强烈。

（三）情绪呈现出明显的不稳定性

中学阶段是一个情绪化的阶段。安娜·弗洛伊德曾经宣称："青少年期维持稳定的平衡状态是不正常的。"处于青少年期的中学生，情绪也经常处于起伏不稳定状态，强烈但不持久，情绪来得骤然，去得迅速，容易从一个极端走向另外一个极端。今天情绪高涨、精神振奋，明天可能情绪低落、萎靡不振；今天对某人崇拜得五体投地，明天可能恨之入骨。在苦闷时受到鼓舞则为之振奋；在热情澎湃时受到挫折则容易灰心丧气。情绪的不稳定与此时期他们的生理和心理特点有关，与他们的认知能力有待提高有关，也与家庭和社会上的某些因素有关。性的成熟给他们带来情绪上的一些扰乱，女同学的月经、痛经、闭经，男生的梦遗、手淫等使他们情绪紧张、不安。好胜心强与经验不足经常是造成中学生情绪波动的原因。随着中学生自我意识的发展、世界观的基本形成，学生的情感倾向变得较为固定。例如，有的同学的情感经常由对具有社会意义的事情所激发，有的同学则是由生活琐事所激发。

知识窗
从一个中学生一周的情绪变化看中学生情绪的不稳定性

经验抽样法（experience sampling method，ESM）是通过在现实情境下对被试多次重复测量进行数据收集的研究方法，可以提高研究的生态效度和现实意义。经验抽样法经常被用来研究日常生活中的情绪体验。研究中，被试携带一个呼机（或其他电子设备），在一天中随机收到多次信号，收到信号后，被试需要对他们所处的环境（活动、和谁在一起、地点）、主观感受或其他相关事件进行简短汇报（Hektner et al，2007）。实验时间通常为一周。

拉森等人（Larson & Sheeber）利用这种方法调查了青少年的日常情绪体验。下图为一个叫做薇薇安（Vivian）的八年级学生提供的报告。图中左侧为一周的不同时间点,右侧为每次她接到信号时报告自己所处的环境;表中的点表示她报告的情绪状态及程度,左栏为消极情绪,右栏为积极情绪,根据她在3个条目(高兴的——不高兴的;友好的——生气的;愉快的——易怒的)上的7点评定确定。右图中连线的走向可以看出,薇薇安是一个情绪化的青少年,或者至少在被调查的这一周,她情绪不稳定。例如,在调查的第一天(周三)下午5:06,

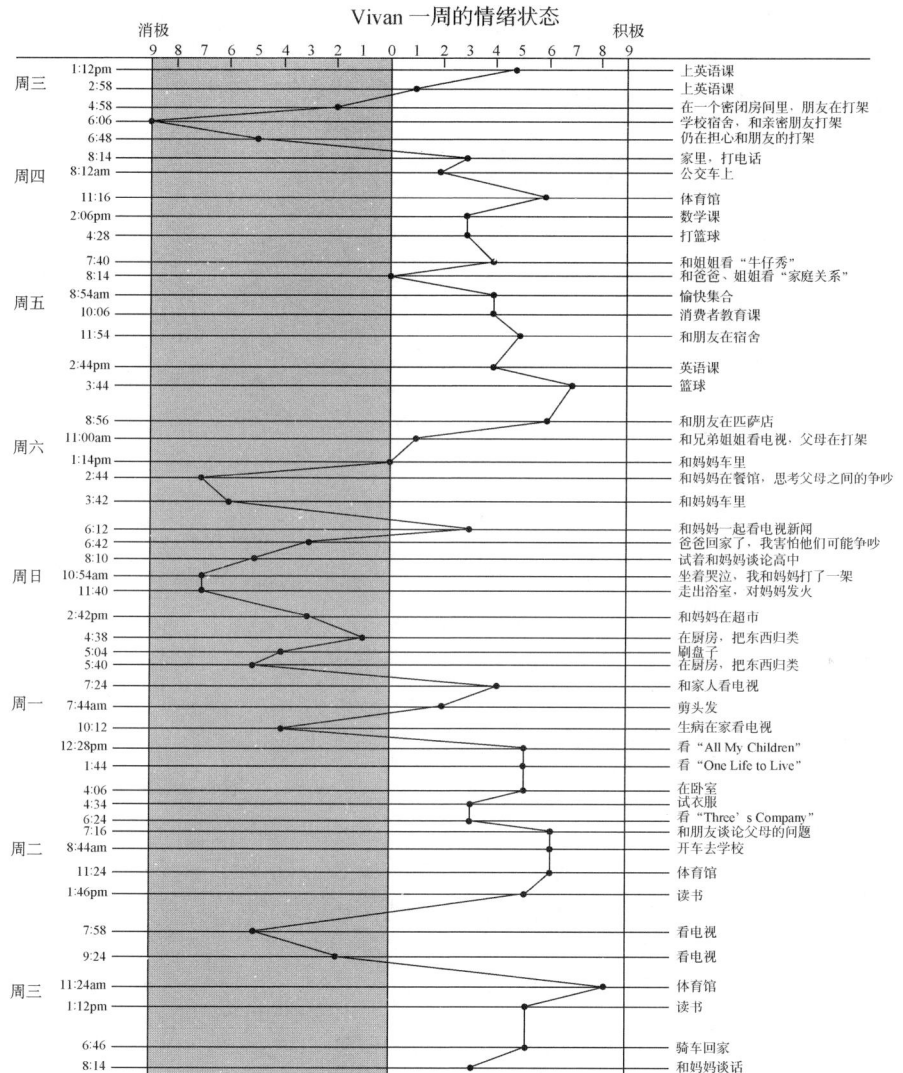

资料来源:LARSON R W, SHEEBER L B. The daily emotional experience of adolescents: are adolescents more emotional, why, and how is that related to depression? [M] //ALLEN N B. Adolescent emotional development and the emergence of depressive disorders. London: Cambridge University Press, 2008: 11 - 32.

她报告觉得自己感受糟糕（感觉"非常"不高兴、生气、易怒），她对此给出的解释是她的好朋友们打架了，这让她很抓狂；然而，同一晚的8：14她又回到了积极情绪这一端；直到周六，她才回到消极状态中，并一直持续到本周的结束。薇薇安将这种消极情绪归因于父母之间的冲突带来的。随着下一周的开始，我们可以看到她的情绪在积极和消极间有着强烈的变化。

（四）情绪反应存在个别差异与性别差异

中学生的情绪反应存在个别差异。有的爱哭，有的爱笑，有的易怒，有的易悲，有的终日乐不可支，有的整天愁云遮面。同时，还存在性别差异。如在消极情绪的表现方式上，男生倾向于发怒，女生倾向于悲哀和惧怕；在情感稳定性上，女生常为小事而伤心难过，但转过脸来即破涕为笑，男生的情感则相对稳定些；在日常心理体验上，男生容易被兴奋、乐观所笼罩，女生则易被孤僻、悲伤所感染；在对同龄人的情感态度上，男生重视"哥们"之间的信任感情，女生则常常流露出对同伴的猜疑与嫉妒。

二、中学生情绪调节的特点

中学阶段正逢青春期，是从儿童向成人的过渡阶段。情绪调节的发展是中学生心理发展最重要的内容之一。中学生情绪调节的发展是机遇与危机并存，机遇来自于身心的成熟和社交支持系统的完善，而危机则是由生理与心理的不平衡和发展变化速度过快所造成的。

与小学生相比，中学生的情绪调节具有以下特点。

（一）情绪调节能力的发展滞后于情绪的发展

情绪调节与情绪的发展并不是平行的，中学生的情绪种类、范围及强度都在迅速增加，他们可以体验到比小学时期更多、更丰富、更深刻和更有意义的情感，但情绪调节的发展却相对滞后，有限的情绪调节能力不能满足对多样化情绪体验进行调节的需要，就好像新手司机上路开车，一路上险象环生，让人提心吊胆。另外，调节发展的滞后也是中学生消极情绪增加及冲突和攻击行为增加的原因之一。

（二）情绪调节发展贯穿于整个中学时期

目前，对中学生情绪调节发展的研究相对匮乏，大量研究都关注年龄较小的儿童，尤其是学前儿童的情绪调节的发展。这可能是因为一部分研究者认为，情绪调节在中学时期已相对较成熟，发展也很缓慢的缘故。拉扎鲁斯（R. S. Lazarus）曾指出："情绪调节是一种智慧，是一种随年龄增长的智慧"，中学生的情绪调节仍在持续发展，初中生和高中生的情绪调节存在一定的发展差异。

沃建中和曹凌雁（2003）调查了北京、河南、重庆、浙江和新疆 5 个地区 13 所中学（从初一到高三）的中学生 11 855 人，结果发现，中学生的情绪调节能力的发展随着年级的升高呈现上升的趋势，到高二趋于平稳。黄敏儿、郭德俊（2001）调查了中学生的情绪调节方式，结果发现，初中生对消极情绪的忽视和抑制较少，忽视和抑制程度低于高中生，而高中生对积极情绪的重视要显著高于初中生，表明中学生随着年龄的增长越来越善于运用成熟的情绪调节策略。从性别差异来看，女生对积极情绪（如快乐）和消极情绪（如悲伤）都很重视，调节方式也以宣泄为主，而男生从初中到高中，对积极情绪的忽视和抑制增多，比女生感受到更多的愤怒和蔑视。邓欣媚、王瑞安和桑标（2011）调查了 569 名初中预备班及八年级的学生，并于 10 个月之后进行第二次测查。结果发现，情绪增强调节的使用呈递减趋势，在测试阶段较多使用情绪减弱调节的青少年，在日后的发展过程中情绪能力提高的幅度较大且体验到更多正性情绪，说明该策略在中学生发展过程中具有更高的适应价值。

（三）依赖于较高级认知功能（主要是执行功能）的精细情绪调节能力得到了发展

小学生已经具备了一定的情绪调节能力，但是他们的情绪不如中学生丰富，对情绪调节的要求有限。而中学生身处青春期，情绪体验变得细腻而复杂，自卑、内疚等自我意识情绪随自我意识的增强而增加，对这些情绪的调节需要采用一些更精细的策略，这在很大程度上依赖于认知能力的发展。

执行功能（executive functions，EF）是在问题解决的心理过程中必须用到的一种功能结构，它包括对认知过程的灵活整合、反应抑制、目标设置以及对行为的在线监控等（Zelazo & Müller，2002）。执行功能受损会导致严重的情绪失调，如自我控制不良、情绪不稳、情感淡漠、易激惹、冲动、刻板、注意不容易转移等，甚至引起焦虑、抑郁等心理疾病。例如，患抑郁症的中学生缺乏在任务间灵活转换的能力。中学阶段，大脑皮质的发育及成熟，为执行功能这样的高级认知功能的发展提供了生理基础，他们能越来越多地监控外部世界和内心活动，排除或抑制无关信息的干扰，灵活地使用各种策略对不良情绪进行调节，精细情绪调节能力也得到发展。

（四）情绪失调的多发时期

由于身心发展与外在环境的剧烈变化，使得处于青春期的中学生在情绪调节上面临很多问题，具体表现为：情绪两极性明显，容易波动；思维仍具有片面性、自我中心；从家庭中获得的情感支持下降，需要独立面对多种压力情境；学业压力过大；对异性交往的渴望；等等。中学生情绪调节能力发展有限，因而容易造成很多情绪失调，产生情感困扰和情绪障碍。

情绪障碍分内化障碍和外化行为障碍，这两方面在青春期都体现得比较明显。内化障碍表现为抑郁症，玛丽（Marie）发现从13岁开始抑郁症的发病率呈现明显上升的趋势，珍妮弗（Jennifer，2009）的纵向研究发现青春期是抑郁症的多发阶段，女孩大约在14.7岁，男孩在15.4岁。科瓦奇（Kovacs）进行的纵向研究发现，在儿童期的抑郁症有40%—60%的比例在青春期复发。外化障碍的主要特征是行为调节异常，特别是对于愤怒情绪的调节异常，表现为较高的攻击性、与人相处不融洽等。玛丽的研究表明，那些存在抑郁障碍的个体缺乏适宜的问题解决策略，而是采取回避、消极、攻击性的策略。

第三节 影响学生情绪调节发展的个体因素

情绪调节对中小学生心理发展具有重要意义，因此，探究影响学生情绪调节的因素，深入了解促进其积极发展的措施便显得尤为重要。依据发展心理学和心理病理学，儿童心理发展（适应和适应不良）会同时受到多种内外因素独立的和相互作用的影响。学生情绪调节发展的影响因素主要包括个体因素（内部因素）和环境因素（外部因素）。儿童成长的情绪环境会增强或阻碍他们学习如何调节情绪、与他人更好地交往，环境因素包括家庭和学校教育等，我们在后面的章节里会进行讨论。在这里，我们主要考查个体因素对学生情绪调节发展的影响，包括人格、气质努力控制、执行功能，等等。

一、人格的影响

人格体现了一个人的特点和与众不同，指个体心理特征的整合、统一体，是一个相对稳定的结构组织。万千世界，不同的人格因素组合成了一个个性格迥异的个体。近年来，人格大五模式的提出，被戈德堡（Goldberg，1992）称之为人格心理学的一场革命。研究者们在人格因素上形成了比较一致的共识，发现大约有五种特质可以涵盖人格描述的所有方面。这五种特质分别是外倾性（extraversion）、神经质或情绪稳定性（neuroticism）、开放性（openness）、宜人性（agreeableness）和尽责性（conscientiousness）。

人格特质可以对特定情境下个体的情绪反应起预测作用。例如，高外倾个体的负性情绪不容易被激活，高神经质个体在生活中会体验到更多的焦虑和紧张，神经质能预测个体将来暴露在负性生活事件和压力下的程度。同时，人格特质不同的个体情绪调节类型和情绪调节水平也有差别。格罗斯等（2003）考查了"大五"人格和认知重评与表达抑制两种调节策略的关系，结果发现，认知重评和外倾性、开放性、宜人性和尽责性呈现显著的正相关，和神经质呈显著负相关；表达抑制和外倾性、开放性、宜人性和尽责性都呈显著的负相关，和神经质的相关不显著。约翰和格罗斯（John & Gross，2004）发现，高外倾者主要采用问题中心、主动思考以及寻求社会支持等策略，而高神经质者则倾向于使用逃避和压抑的应对策略。托宾（Tobin，2000）的研究发现，宜人性是儿童和成人有意控制情绪的有效预测变量；詹森—坎贝尔（Jensen-Campbell，2007）的研究表明，在尽责性上的得分越高，个体越有可能调节愤怒情绪的表达。黄敏儿和郭德俊（2003）的研究发现，高外倾的正情绪增强型调节多，正情绪也多；高神经质的负情绪增强型调节多，负情绪也多。胡艳华和黄敏儿（2006）的研究表明，与高外倾比较，高神经质更容易激活其负性情绪，更难于对其负性情绪实施减弱调节。

二、气质努力控制的影响

努力控制（effortful control）由美国心理学家罗特巴特（Rothbart）提出。罗特巴特（Rothbart，1998）对儿童气质的父母评定问卷进行因素分析，发现幼儿的气质结构主要有三个维度：外倾性，负情绪（negative affectivity）和努力控制。罗特巴特把努力控制定义为抑制优势反应的能力，它包含多种能力：主动转移注意力、抑制控制、计划、发现错误和持续的工作记忆能力。

努力控制被看做是气质的自我调节成分，是情绪调节的中心成分（Eisenberg，Smith，Sadovsky & Spinrad，2004），它提供了更加灵活的情绪调节能力。默里等人（Murray & Kochanska，2002）的研究表明，努力控制能力可以预测儿童调节愤怒和快乐的能力，这可能是因为他们能更好地管理自身的注意力、情绪和行为反应。抑制控制是努力控制的重要方面。由于抑制控制能力较弱，3岁儿童在有效地控制情绪及行为方面存在困难，但5岁的儿童可以更有效地完成该任务。有时，学生应该能够抑制由环境带来的、能激发强烈情绪的行动。例如，在一个气氛过于热烈的课堂讨论中，大家都声嘶力竭，剑拔弩张。老师可能会叫一个学生"坐下"，这个学生不仅必须立刻坐下，同时要抑制不合适的言语，来减少此时的热度。努力控制也包含将注意力从刺激物移开，或者通过关注其他事物，来调节注意。例如，一个学生在考试时，不能不停地担心失败，他应该能停止这种消极想法，重新聚焦在考试的问题上，来避免失败。一个学生在棒球比赛中不能击中棒球，他应该能将注意从"这会让我或团队失败"、"这会让我在同伴前丢脸"这样的注意中转移，这样使他能集中注意力，再试一次。

三、执行功能的影响

执行功能指对个体的意识和行为进行监督和控制的认知神经机制，由前额叶和其他的新皮层共同完成。执行功能主要包括工作记忆、抑制性控制以及认知转换三个要素。

学生情绪调节的发展受到大脑执行功能的影响。

首先，在脑区功能方面，执行功能和情绪调节所作用的脑区存在相关。执功能又被称为"额叶功能",而情绪调节也受到前额叶的控制。临床研究发现,一些额叶损伤的儿童,执行功能受损后,伴有明显的情绪调节问题,如攻击性行为、脾气暴躁、倔强等,这些情绪调节问题主要是由于执行功能系统中注意和抑制的缺失造成的。这种情绪障碍儿童如果得到学校的合理培养,可以有所缓解。有些多动症儿童不仅存在执行功能障碍,同时会出现情绪不稳定、攻击性行为增多和易怒等情绪控制不良的现象。最近观点认为,执行功能的神经网络系统涉及的不仅仅是额叶,还有前扣带回皮层和左侧杏仁核等,而这些脑区同样也是情绪调节的关键脑结构。

其次,在发展方面,执行功能的发展和情绪调节的发展是同步的,执行功能在3—4岁获得了质的发展,而在这一时期情绪自我调节能力发展迅速。从幼儿期到青少年期,儿童逐渐学会主动控制自己的行为,特别是灵活、主动地抑制某些反应的能力不断增强,情绪自我调节能力提高,能够有效利用情绪调节策略,更灵活地在不同策略之间进行转化。而从脑功能成像的结看,和幼儿期相比,青少年在完成抑制应时,额叶、顶叶、丘脑都有活动增强的现象,特别是额叶活动增强的情况更为明显。

【建议参考资料】

1. 邓欣媚,王瑞安,桑标. 情绪调节的发展及其与情绪体验、情绪能力、情绪调节态度的关系[J]. 心理科学,2011,34(6):1345–1352.
2. 黄敏儿,郭德俊. 外倾和神经质对情绪的影响[J]. 心理科学,2003,26(6):1047–1051.
3. 林崇德. 发展心理学[M]. 2版. 北京:人民教育出版社,2009.

【问题与思考】

1. 小学生的情绪调节发展有哪些特点?
2. 中学生的情绪调节发展有哪些特点?
3. 影响中小学生情绪调节发展的个体因素有哪些?
4. 试比较中小学生情绪发展的特点。针对他们情绪特点的不同之处,在教学过程中应该注意哪些问题?

第四章　学生情绪调节策略

【本章提要】

　　随着认知能力和社会化水平的提升，中小学生逐渐掌握了一定的压力应对方式和情绪调节策略。本章首先介绍了压力的概念，总结了学生的压力来源，以及他们的压力应对方式。在学生应对压力的过程中，也需要对情绪进行调节。学生在运用一定的策略调节情绪时，存在着显著的个体差异，主要表现在所使用的情绪调节策略是否健康上，因而本章接下来总结了不健康的情绪调节策略，包括压抑、回避等认知策略和表达抑制、表达相反情绪等表达策略。本章最后重点阐述了健康的情绪调节策略，具体从认知调节策略、表达调节策略、身体调节策略和行为调节策略四个方面展开。在家庭教育和学校教育中，家长和教师需要帮助学生抛弃不健康的情绪调节策略，培养健康的情绪调节策略。

【学习重点】

1. 了解压力的概念和学生的压力来源。
2. 掌握学生的压力应对方式。
3. 理解学生不健康的情绪调节策略。
4. 掌握学生健康的情绪调节策略。

【重要术语】

　　压力　压力应对　问题中心应对　情绪中心应对　回避应对　压抑　反刍思维　表达抑制　选择性注意　分心　认知重评　具体化情绪加工　正念

　　圆圆是初一女生。小学时她学习刻苦努力，成绩一直很好。进入初中后，学业上的压力加重了，她几乎把所有的时间和精力都用在了学习上，成绩却不尽如人意。考试像一块巨石压在她的心上，每到考试前，她就会吃不好也睡不好，担心仍然考不出好成绩，辜负父母的期望。考试时，圆圆十分紧张，常伴有口干、恶心、呕吐，有时甚至腹泻。考完后，圆圆害怕看到老师和家长期待的目光，经常产生沮丧、愤怒、悲伤、恐惧和焦虑等情绪。她没有把这些消极情绪有效地发泄出去，反而在每次心烦意乱时都压抑着自己，拼命隐藏自己的消极情绪，而这种压抑又让她更加焦虑，她的学习成绩也每况愈下。

中小学生正处于成长的关键阶段,保持积极的情绪和愉快的心境,对于他们的健康成长和良好社会适应都会产生积极的影响。但是,很多学生为自己面临的各种压力而苦恼,为自己的情绪变化不定、难以控制而痛苦。学生掌握一定的情绪调节的策略,有助于调节实际生活中遇到的不良情绪,保证身心协调发展。

学前儿童已经会采用哭泣,寻求支持,做其他事(Lance,2003)等积极策略来调节情绪。当儿童背起书包开始自己的小学生活后,他们逐渐学会通过转移自己的注意力,回避情境,想其他事,或者解决问题来调节情绪。学生在情绪调节策略的使用上存在着显著的个别差异。有些学生使用较少的策略,但是会一直使用;一些学生会使用多种调节策略,并且能根据不同的情境而作相应的改变,而能灵活地使用调节策略是一种适应性的表现。同时,我们也应看到,一些情绪调节策略更健康,一些则不太健康。本章我们主要介绍中小学生的压力应对方式,以及不健康和健康的情绪调节策略。

第一节 学生的压力及压力应对

一、压力的本质

(一)什么是压力

压力也叫应激(stress),是指有机体受到外界不良因素刺激后,在没有发生特异的病理性损害前所产生的一系列非特异性应答反应。加拿大生理心理学家汉斯·塞利(Hans Selye,1936)将老鼠暴露在极端的环境下(零度以下的温度、持续的强烈光照、特大的噪声、跑步机上不停地运动等),老鼠会通过生理反应(呼吸、消化、体温调节、循环系统等)来适应这些极端环境的刺激。塞利发现无论外界的环境是什么,老鼠的反应都是相同的。塞利将这一现象称为对刺激的非特异性反应,即无论压力源的类型如何变化,身体都以相同的方式作出反应。

当刺激事件打破了有机体的平衡和负荷能力,或者超过了个体的能力所及,就会体现为压力。例如,当学生要参加一场事先没有充分准备的考试,或者要完成一些没有把握完成的事情时,就很可能因此而承受压力,一个人经历的这样的事件越多,其所要承受的压力就越大。

知识窗

压力的身体反应

当你感到有压力时,你可能会有呼吸急促,严重的话会导致呕吐现象的发生。当你的大脑逐渐开始缺氧时,你会开始不断地打哈欠,这些都是你在经受压力时的表现。美国哈里斯调查中心最近发布信息称:人体60%—90%的疾病与压力有关。长期生活在压力之下,你的身体就会以不同形式提出抗议。事实上,几种由压力引起的身体不适症状,在日常生活中,我们可以自己采取措施预防和缓解。

1. 感冒

如果你连续几周感到筋疲力尽、咽喉疼痛，很可能是因为压力削弱了免疫系统功能，使病菌较容易侵入体内，引起呼吸道疾病。

2. 头痛

紧张是偏头痛的主要根源。通常10个女人当中，就有一个患不同程度的偏头痛，但患偏头痛的人中，只有一半会主动寻求治疗。人们对偏头痛的起因说法不一，一般说来，如果你反复感到眼眶周围疼痛、恶心时，很可能是偏头痛的前兆。

3. 失眠

失眠总是随着压力和负担的加重而加重。还有的女性，最容易在生理周期当中出现失眠。通常的状况是：一到排卵期就嗜睡，排卵期过后又怎么也睡不着。

4. 口唇疱疹

全世界约有5 000万人患口唇疱疹。你如果长期处在超负荷工作状态，患口唇疱疹的可能性会加大。

资料来源：《健康时报》

（二）压力的反应阶段

塞利根据压力的非特异性反应现象，提出了身体对压力的适应模式，被称为一般适应综合征（GAS），它分为警戒、抵抗、衰竭三个阶段。

1. 警戒阶段

这是个体感知到威胁或压力时身体反应的最初阶段。在警戒阶段中，身体内部储存的能量被激活了，为有效的身体活动作准备。肾上腺素作用于肌肉和脂肪组织，促使它们释放各种化学物质，具体的表现反应为呼吸加速、心率加快、瞳孔放大、消化速度减缓以及胆固醇升高。

2. 抵抗阶段

在这个阶段个体调用各种适应能量与压力作斗争。由于其他事件和环境加重了压力，身体的特定器官对压力作出了适应性反应。个体可能对工作、对自身能力、对他人的行为产生怀疑，可能会变得很焦虑、疲惫或者灰心，也可能会引发睡眠和饮食问题，严重的话会表现出过多的敌意及攻击行为。

3. 衰竭阶段

当长期持续暴露在压力源下，个体会用尽体内的适应能量直至衰竭。身体的压力系统在和压力源的持续斗争中疲惫不堪，对其他事件的应对能力下降。

做一个形象的比喻，当没有压力的时候，我们会像一只小船在湖面上平稳地行驶。当压力源引起压力反应且无法及时消除和应对时，我们的身体就会对风浪作好抵抗准备。若能有效抵抗压力，我们还会驶向平静的湖面；若抵抗未成功，我们就会沉入海底。

二、学生的压力源

压力源指引起压力反应的因素，包括生物性压力源、精神性压力源和社会环境性压力源三种。压力源往往不是单一的存在，而是综合在一起发挥作用。学生的压力源既有社会环境因素（例如，家庭、学校、社会），也有在与环境互动的过程中，个体自身的生理和心理因素。

（一）家庭

稳定的家庭生活环境及和睦的家庭气氛可以让学生保持内心平静，有利于他们茁壮成长。但有时家庭也会成为学生压力的重要源头。

1. 不良的家庭关系

无论是父母之间的关系恶化还是兄弟姐妹之间的争吵或者家庭隐私等，任何影响家庭稳定的因素都会对学生的身心造成影响。事实证明中小学生抵抗压力的生理机制还没有完全成熟，连我们成人也无法完全应付的家庭问题，对他们来说更是一种极大的压力。

很多家庭中，父母认为他们的争吵不会影响到学生的身心，其实不然。中小学生对家庭非常重视，他们对家庭中的细小变化非常敏感，尤其是对父母关系的变化。当父母喋喋不休争吵时，会给他们的内心造成极大的伤害。他们会认为自己将要失去一个家，变成没人要的孩子，这个时候他们最缺乏安全感。如果父母关系不再改善，关系破裂或者婚姻离异，他们会因为压力过大出现一些躯体化反应，例如呕吐、腹泻、头疼等。有时候在激烈争吵中，父母会口不择言地说孩子是负担，那更是对他们造成了极大伤害。中学阶段是学生的第二断奶期，父母的干预与中学生追求独立之间的矛盾会加重，中学生自己与父母的关系更容易出现裂痕。

2. 家长的过高目标

每一个家长都希望自己的孩子能够出人头地，有时家长为了让孩子有更好的未来，会给他们设计出超越常理的过高目标，并且要求他们实现这些目标。这时，家长会给孩子布置大量的课外作业，或者要求学生参加各类课外补习和活动，比如网络课堂、各种辅导班、无尽的题海、没完没了的活动等，挤占了学生的自由时间，使得学生被家长的过高目标重重捆锁住。许多家长牺牲了学生的其他人生目标，如幸福、自信和心理健康，却一味地为了培养出"神童"，将自己的孩子压在了课外活动的雪山之下。事实上，这些接踵而来的课外活动和辅导班虽然能够让家长得到内心的满足，但并不能将学生培养成真正的神童。像这样高度紧张和密集的课程安排会让学生睡眠不足、体力透支、超负荷工作、压力重重、身心疲惫、郁郁寡欢。

3. 经济压力

现今社会，贫富差距增大，对于大多数家庭来说，经济压力是一个不小的挑战。一些家长为了减少经济压力会忙于自己的事业，而忽略了与孩子在一起的时间，致使一些孩子从小缺少父母关爱而出现各种心理问题。例如，一些"留守儿童"可能因此出现各种心理问题。经济条件的紧张，也会造成一些家庭破裂，最大受害者还是孩子。同时，经济条件较差的家庭的孩子容易形成自尊心过强而又自卑、脆弱的心理，产生抑郁、愤怒等消极情绪，导致偏差行为的出现。例如，轰动全国的"马加爵杀人事件"，大学生马加爵的杀人动机与他来自农村贫困的家庭有关，导致他形成了强烈、压抑的情绪特点，"自我中心"的性格缺陷，在与同学因琐事积怨之后，实施了手段残忍的犯罪行为。

（二）学校

学校对于很多学生来说是有压力的。学校情境中的压力源包括学业压力、不良的同伴关系以及不良的师生关系。具体的表现如下。

1. 学业压力

学业压力是中小学生在学校中面临的最主要压力，是影响中小学生心理健康的主要因素之一。学业压力主要源自社会、家庭、外界和自我对学习成绩目标的追求，当现实成绩与期望目标差距大时，学业压力也增大。每个学生都会面临升学压力、学习内容的难度、对测验的焦虑、同伴的学习竞争等，当成绩差强人意时，学生的自尊和自信会产生很强的挫败和损伤。当学生还不能适当有效地应对压力，并调节自己的消极情绪时，就会有不同的生理及心理反应通过行为表达出来，例如逃学、耳鸣、有幻觉、失忆、失眠、胡思乱想、精神出现问题，等等。

2. 不良的同伴关系

（1）归属感

个体天生会对在社会中孤立存在产生恐惧感。如果一个学生被同辈群体排斥或者拒绝，就会感到恐惧、没有安全感。所以，学生的思想活动及行为会倾向于与同辈群体保持一致，即"少数服从多数"。也就是说，同辈群体具有群体行为优势倾向，会对学生的行为选择造成压力，使人更倾向于选择与多数人一致的行为，以满足自身的归属感的需要。

（2）群内互动

无论是面对面的同辈群体还是网络中虚拟同辈群体，群体互动都为学生提供了各种信息和观点交流的机会。以往的群体之间的交往大多以面对面的方式进行，并且交流的对象相对稳定，如今随着互联网的发展，同辈群体之间面对面的交往时间减少，网络交往正成为学生的重要互动方式，由于虚拟网络的匿名特点，他们可以畅所欲言，满足自身交流的需要，在群体互动中他们既可以倾听他人的心声，更多地了解别人，也可以从他人那里得到认可。同时，群体互动也会使学生发现自己的不足与问题，如果不能正确地看待这种变化，学生会容易产生自卑心理，带来心理压力。

（3）群体规范

同辈群体中一旦形成了规范，就会对群体内每个成员产生一定的压力，迫使学生改变自己的行为来适应这个群体规范。同辈群体规范是非制度化的，它对成员的影响也是非正式的，如果同辈群体规范与社会行为规范发生冲突，那么同辈群体内无形的强大制约力和压力就会促使学生遵从于群体行为规范。不良的群体规范也会引导学生产生各种偏差行为，影响学生的健康成长。

3. 不良的师生关系

在中小学生的各种压力源中，师生关系的不和谐，仅次于学习压力，排在第二位。近几年来，辱师事件时有发生，教师打学生事件时有报道，师生关系的问题不容忽视。教师对待学生的态度欠公平、公正，会导致学生在心里瞧不起老师，或对老师存在敌意，严重影响师生关系。教师的教育观念陈旧，将自己放在教学的主导地位，认为自己是教学权威，凡是教师说的做的就是对的，学生必须严格遵循，忽略了学生在学习中的主体地位和兴趣爱好，会直接影响学生的学习情绪和气氛，导致师生关系欠协调。教师缺乏管理能力和沟通技巧，态度粗暴，会使学生对教师产生不信任感与隔阂感，在遭遇困境时不易对教师敞开心扉。例如，一些教师对待知识掌握较差、成绩提高慢的学生，不是主动帮助他们分析错误原因及改进方法，而是没有耐心地骂学生"笨"、"死脑筋"，这样会挫伤学生的自尊心和自信心，并且会引起学生的反抗、回嘴，从而引发师生冲突。

（三）身心发展

中小学生的身心发展包括生理发展、心理发展（包括情绪发展及认知发展），这三个方面形成了一个内在的功能体系。

1. 生理发展压力

小学生的生理发展相对平稳，骨骼、肌肉逐年生长发育。小学生大脑皮层高级神经活动机能不甚完善，随意运动发展水平不够高，他们对自己活动能力的估计也不足，加之自我控制力差，在活动过程中常常不会进行很好的自我调节，以致活动量过大，时间过久，造成疲劳，也有时会由此而产生违反纪律要求的行为。

进入中学之后，生理发展加速，青春期也拉开了帷幕，这个阶段是个体生理发育的第二个高峰期。在这一时期，学生的身体和生理机能都发生了急剧的变化，主要表现在身体外形的改变、内脏机能的成熟及性的成熟三个方面。身高迅速增长，体重增加，第二性征出现，体内机能增强，性发育成熟，这些变化会使学生产生生理上的紧张感，给学生带来各种适应压力，他们可能通过打架、飚车、熬夜游戏等不恰当的方式来释放这种紧张感。中学生会对异性产生好奇和兴趣，萌发与性相联系的一些新的情绪情感体验，滋生了对性的渴求但又不能公开表达这种愿望和情绪，常常体会到一种强烈的冲击和压抑。

2. 心理发展压力

从小学到中学，学生情绪的丰富性、深刻性与稳定性都在不断提高，但是，中小学生的情绪还不成熟，情绪强烈但不持久，容易从一个极端走向另外一个极端；情绪调节和控制的水平有限，容易冲动，这些会造成学生的情绪压力与情绪危机。如果长期消极情绪堆积，学生的心理会受到影响，对身体健康也会造成威胁。

皮亚杰认为，小学生的认知发展处于具体运算阶段，正从自我中心的思维向去自我中心或客观性思维的方向发展，已经开始具备抽象概念；中学生的认知发展处于形式运算阶段，抽象逻辑思维日趋成熟。但我们也应看到，小学生认知活动较为笼统、表面，深刻性较差，对抽象程度较大的学习内容理解有困难；中学生在用自己的抽象逻辑思维来认识外界社会时，由于涉世经验不足，很容易产生"理想主义"与"经济现实"的冲突，也很容易与他人产生价值观冲突，造成自身的困惑与压力。

三、学生的压力应对

（一）压力应对

压力应对，简称应对，指努力去处理有压力的或超出个体资源的特殊环境刺激。应对包括个体在面对压力时，如何思考以及如何行动（Folkman，Lazarus & Dunkel-Schetter，1986）。应对有两个功能：调节体验到的情绪和处理压力源以降低其影响，因此，情绪调节是应对行为的基础（Semrud-Clikeman，2003）。

美国心理学家拉扎鲁斯（Lazarus）提出了认知评价在应对过程中的重要性，他认为事件是否会产生压力就看人们如何诠释它，只有人们感觉到他们无法应付环境的要求时才会产生压力。也就是说，是主观压力而不是客观压力产生问题的。拉扎鲁斯将评价分为初级评价、次级评价和再评价三类。初级评价是评估压力源的严重性。次级评价是初级评估之后，对自己控制状况或处理伤害、威胁、挑战的能力形成的自我印象。再评价指对应对行为结果的评估。

（二）学生的压力应对方式

学生的压力应对方式主要包含问题中心应对、情绪中心应对和回避应对三种，不同应对方式可以适应不同的压力情境。学生在面对压力时，采取自己熟悉的而不是新颖的行动时，会应对得更好。学生可以通过学习和生活积累，找到更适应自身的应对方式来有效地处理压力事件。

1. 问题中心应对

它是指个体试图通过将压力情境最小化或解决事件的影响来应对压力情境。问题中心应对直接关注问题本身，思考解决问题的办法并采取适当的行动，将事件的影响力减到最小，以此来克服压力产生的焦虑。

学生的问题中心应对主要包括以下几种：

（1）寻求信息或忠告：例如，学生可以搜集有关当前压力的解决方法，寻求家人、朋友、社会专家的建议，获得具体资源的协助。例如，"我需要找人说说这件糟糕的事，问问别人我该怎么办"。

（2）采取解决问题的行动：例如，学生对当前压力问题加以分析了解，提出有效的解决压力的计划，采取行动；或针对当前压力学习新的应对方法，协调方法以更快更有效地解决压力问题。

（3）发展替代性强化：例如，通过树立榜样，利用榜样的力量鼓励自己来应对压力。

问题中心应对的目的在于通过采取行动改变事件或情境的性质，消除压力事件的消极影响。这是一种适应性的应对方式，也是教师和家长应该训练和加强学生采用的压力应对方式。

2. 情绪中心应对

它是指个体尝试去减少与压力源有关的情绪体验的强度和持续时间。例如，关注情境的光明面就是情绪中心应对。

学生的情绪中心应对主要包括以下几种：

（1）认知重建：例如，学生要接受已成定局的事实，相信自己真正努力过了不计较后果，并告诉自己除了努力以外还有运气和机遇的因素。

（2）情绪调整：例如，学生通过转移注意力，想象以前的愉快活动来调整自己的消极情绪。

（3）发泄情绪：例如，学生通过唱歌、运动、倾诉等方式将内心的痛苦表达出来。

在某些情境中，例如，考试焦虑，诸如放松这一类的情绪中心应对会很有效。情绪中心应对会受到人格特质的影响，那些经常体验到强烈消极情绪的神经质个体，更偏爱采用情绪中心应对方式。一些研究也发现，情绪中心应对与个体抑郁症的复发有关。

3. 回避应对

个体也可能采用回避的方式来减少压力。回避应对主要包括回避情境，否认发生的事，失去希望，保持距离，逃避问题，以及参与不相关的活动等。

在面对一些极端情境时，回避应对是个体的一种保护性机制。而在日常压力应对中，回避应对是一种适应不良的压力应对方式。当学生回避带给他们强烈压力的情境时，他们会持续地出现焦虑和担心等消极情绪，并伴随各种生理症状。

在复杂的实际生活情境中，学生可能同时使用问题中心应对和情绪中心应对。例如，当学业负担重时，如果学生感到这个情境他们可以控制的时候，会倾向于使用问题中心应对去减少压力。之后，他们会使用情绪中心应对去处理压力带来的后续情绪。

知识窗

一名中学生应对压力的解决之道

刚刚上初中的达达，因为入学时英语成绩很好，所以大家一致推选她为班里的英语课代表。达达很懂事也很优秀，在班里能起到带头作用。然而一次期中考试后，达达突然地向老师递交了辞职书。这是什么原因呢？

达达说："我知道我的成绩还可以，但比起小学来，应该说是退步了，妈妈批评了我。我想同学们、老师们也会这样看我的，只是不说罢了。我是课代表，天天在帮别人，自己也累，许多人还不领情。班里有个男同学，他英语成绩不是很好，但很好学，我经常帮他，结果被许多人说来说去的，说什么我喜欢他，他喜欢我的，真的太累！"

达达的压力来源主要是家庭和学校。母亲对她的过高要求（母亲经常批评达达），学校中太大的学业压力（比起小学还是退步了）以及同伴群体中的高归属感（同学们也会这样看我的），这些都给达达带来了极大的压力。

为了帮助达达，教师可引导她采用问题中心应对为主，情绪中心应对为辅，来有效地应对压力。针对她的学习问题，达达可以向教师、家人及朋友寻求具体的资源帮助；或者针对当前的压力问题制作一个具体的解决方案，如制订详细的学习计划，与母亲讨论她的批评方式给自己带来的压力，向老师阐明自己可能无法胜任课代表工作，最后与朋友解释自己帮助男同学的目的，帮助那个男生的成绩得到提高让同伴信服。除此之外，还应该鼓励达达发泄自己内心的不满与愤怒情绪，让达达经常鼓励自己"这些流言蜚语都会过去的，我会努力做到更好"。

第二节 不健康的情绪调节策略

学生情绪调节策略可以分为健康和不健康两类。有些调节策略虽然暂时能降低消极情绪，但可能会消耗学生过多的能量，产生一些消极的后果；一些调节策略可能使情境变得更糟，学生的情绪问题会更突出。这些情绪调节策略都是属于不健康的调节策略。当学生一直使用不健康的调节策略时，情绪表达受到阻碍，过多的消极情绪堆积，导致身体机能受损，对问题的认知也会出现偏差，严重的情况会出现各种情绪失调的心理疾病。所以我们要了解这些不健康的情绪调节策略，减少使用它们的概率，让青少年的身心更加健康地成长。

不健康的情绪调节策略可以分为认知调节策略和表达（反应）调节策略两类。

一、不健康的认知调节策略

（一）压抑

压抑（repression）是精神分析理论中最重要的概念之一，是"精神分析的基石"。弗洛伊德（Freud）指出，压抑是个体在受到外力威胁时，尝试将某些欲望或冲动驱逐出意识之外的心理过程。压抑是一种无意识的保护自我的防御机制，压抑的初始目的是为了避免体验到焦虑、痛苦、不愉快等消极情绪，但是，经常使用压抑策略来处理强烈情绪的人，却会体验到更少的积极情绪和更多的消极情绪。

压抑对个体的心身健康既有积极的影响，也有消极的影响。积极影响体现在，首先，压抑可以促进精神创伤个体的适应，使其免于高焦虑。压抑可以转移他们对消极情绪经历的注意，能够促进这种极端事件后的恢复（如亲人死亡）。其次，与非压抑者相比，压抑者在需要个人控制的情境和健康行为方面表现更好，有一定的适应性。例如压抑者认为糖尿病、哮喘和牙齿护理等疾病是受自己控制的，他们对这些疾病的健康控制也更有效。

但是压抑给个体带来的主要还是消极影响，首先，长期压抑的个体会形成适应不良的认知风格，不仅会损害他们的情绪表达能力、问题解决能力和计划能力，而且会导致功能的损害。压抑者虽然在短期能够忍耐剧烈疼痛，但是从长远来看对慢性疼痛具有相当高的敏感性。其次，长期压抑的人有较高的死亡与患心肌梗塞（MI）、冠心病（CHD）和心脏疾病的风险。压抑也是致癌的高危险因素，患癌症的儿童、青少年和成人在很大比例上都是压抑者。再次，压抑也会影响个体的语词编码信息的记忆。使用压抑策略的儿童很难清晰地用词语回忆经历的情绪事件，会曲解他们体验到的事件，为隐藏情绪作出的努力需要高水平的自我监控来保持，反过来，这种压抑使得他们难以在记忆中编码词语信息。最后，压抑经常和悲观、焦虑、抑郁等心理障碍相联系。

（二）回避

回避是一种压力应对方式，同时，也是一种不健康的情绪调节策略。当学生把情境解释为具有威胁性，并体验到恐惧情绪时，可能会采用回避策略。有时，当学生意识到自己的反应与他人不同，或者这种反应是不成熟的，会产生羞愧和尴尬，并引发焦虑情绪，他们会试图隐藏焦虑的表露。回避行为与对父母批评的感知有关，学生对父母的批评越敏感，就越有可能采用回避策略，成年后体验到的困扰也越多，这种现象在女生中间更普遍（Rosenthal, Polusny & Follette, 2006）。

回避会带来较高的焦虑水平。当学生采用回避策略时，有时会适得其反，反而会不断思考引发情绪的情境，加重想回避的感觉。回避会使学生失去自信心，如果学生没有信心去应对某一情境，那么这个情境会使学生感到更具压力。回避同时阻止了学生去学习如何采用积极的情绪调节策略去处理焦虑问题（Wells, 2003），阻碍他们进入有益的情境中（Zeidner et al, 2006）。回避策略和抑郁症状及行为问题也有关，抑郁或有行为问题的青少年比同伴更多地使用回避应对策略，回避使学生倾向于用行动来表现自己的受挫心理或压抑的情绪，使其攻击性行为增加。

回避并不总是消极的应对策略。费丝（Faith，2002）发现，当肥胖的学生在体育活动中遭到关于他体重的批评时，回避策略会使体重批评和活动乐趣之间的负相关减小。

（三）消极的自我反思

消极的自我反思指个体经常作消极的自我审查与评价，害怕不被别人赞同或受到批评，担心失去重要他人的承认与接受，不能正确积极地评价自我，尤其是在感觉到自己行为的缺点时，会对自己进行消极的批评并产生罪恶感。

学生在成长过程中，正确地自我认识和积极地自我肯定很重要。消极的自我反思和抑郁症、焦虑症有关。消极的自我反思也会影响学生的人际关系，导致学生在人际关系中丧失自我。当学生经常并自发地进行批判性的自我反思，难以控制时，就会成为一种习惯，这种不健康的习惯一旦养成会导致学生低的自信水平、自我认同感和自我价值感，影响学生人格的发展，最后可能发展成为自我批评人格。

（四）反刍思维

反刍思维（rumination）是一种消极的思维方式，具体表现为遇到痛苦时反复思考情绪本身、产生情绪的原因和各种可能的不良后果，而不进行积极的问题解决。经常使用反刍思维的学生对消极事件习惯性地用这种反应方式，即使事过境迁，也依旧反刍。

反刍思维是一种不健康的情绪调节策略，它会引发、加重和延长焦虑和抑郁情绪。愤怒沉思不但不能降低愤怒，反而会增加愤怒和攻击性。在面临愤怒情境时，个体持续处于对愤怒的反刍思维中，反复思考产生愤怒的原因时，会变得更加愤怒，并产生报复性的想法和动机，带来攻击行为。这就可以解释为什么那些受欺负的学生会变得具有攻击性；为什么学生在经历了困难重重的一天后，会表现出对一件小事产生过度反应。反刍思维也会影响学生的认知。过度使用反刍思维的学生会难以集中注意力，在完成作业时，会产生一些不必要的想法，这些额外的想法会使他们完成学习任务的速度变慢，同时，学生的阅读理解力也会减弱。

有研究者认为经常使用反刍思维的学生与他们的童年经验有关。如果个体在童年期没有学会积极的情绪管理策略,并且过多受到父母的保护或遭受虐待,那么成年后往往会对环境缺乏控制感,从而产生反刍思维。若父母在生活中常常表现出被动无助的行为,也会使孩子学会更多的反刍思维(Nolen-Hoeksema,1995)。

反刍思维存在性别差异,女生在抑郁悲伤时易产生反刍思维,男生在愤怒时有强烈的反刍倾向,这主要是由性别角色社会化带来的。

二、不健康的表达调节策略

(一)表达抑制

表达抑制指抑制即将发生或正在发生的情绪的表达。尽管表达抑制能减少个体的情绪表达行为,但会在体验和认知方面出现消极结果,还会引起强烈的生理反应。过多地使用表达抑制策略可能会导致消极情绪体验的上升,如表达抑制会加强日常消极生活事件对消极情绪体验的影响(罗峥等,2012)。表达抑制还会消耗一定的认知资源,损害记忆,并会造成强烈的心血管系统和交感神经系统的活动(Gross & John,2003)。

表达抑制并不总是消极的,它有助于个体有效应对极端负性事件。例如,面对亲人的亡故,采用抑制方式进行情绪调节的个体,会较少出现生理或心理方面的症状,也能较好地整理心情,重新投入社会生活之中。

(二)表达相反的情绪

表达相反情绪指在面临一个情绪事件时,个体表达的情绪与所应表达的情绪相反,原因是个体想逃避或不愿直接表现应有的情绪。例如,当学生毕业、与同学告别时,心里会非常伤心和难过,但反而会表达快乐,面带微笑。表达相反情绪的效果和表达抑制类似。个体在表达快乐时会受到更强的生理唤醒,而对自己情绪体验的评价并没有改变,也就是说,个体内心还是感到悲伤,这样更容易导致生理过分激活,对身体产生不利的影响。

第三节 健康的情绪调节策略

通过日常生活经验的积累,以及家长和教师的训练,学生会掌握一些健康的情绪调节策略,包括认知调节策略、表达调节策略、身体调节策略和行为调节策略四种。这些策略可以帮助他们很好地调节情绪、应对压力,从而顺利地适应生活环境,减少心理疾病和问题行为的发生。教师在情绪健康教育时应重点教会学生使用这些策略来调节情绪。

一、健康的认知调节策略

（一）选择性注意

选择性注意也叫注意分配，即有选择地注意引发情绪的情境、事件或刺激的不同方面，以此来调节个体情绪。这时，由于个体对情绪的知觉输入改变了，情绪的体验也得到了改变。例如，当学生在体育比赛中没有拿到名次时，选择将注意力放在"我是和年级第一的那个人一块比赛的，很荣幸啊！"这种积极情绪的刺激上，可以减少学生的沮丧和失落的情绪。通过注意力训练，个体可以增加对积极刺激的注意，减少对威胁刺激的注意，从而促进情绪调节。

（二）分心

分心包括注意分散或行为分心两种。注意分散指把注意转移到与当前情境不同的另一件事上。在痛苦时将注意转移到积极或快乐事件上，可以使心情变好。行为分心指参加令人愉快的活动或者有趣的工作，主动地解决问题。因为这些活动会占用工作记忆，那么，可以用来分配给消极想法或者对情绪担心的资源就会减少。

例如，学生面临重大考试前，发现什么都记不住，而且心理压力很大，这个时候，可以放下课本，去操场跑跑步或者参加一些有意义的活动，使自己不再关注学习，或者做一些能让自己开心的事情，将自己的注意分散到积极情绪上，这样能够减少心理压力，放松心情，从而调整好自己的状态，更好地应对考试。

（三）认知重评

认知重评指改变个人对情绪事件及其意义的认识，从更为积极的角度来理解消极情绪事件，或将情绪事件的发生或结果合理化。例如，把坏事往好的方面想，就是一种认知重评策略。

认知重评可以减弱消极情绪体验，减少消极情绪表达，并且不会提高生理唤醒水平，因此是一种健康的调节方式。相比于压抑和回避策略，认知重评在降低威胁的消极影响、减轻有害的体验上更有效，付出的代价也小。经常使用认知重评策略的人并不会占用很多的认知资源，他们在人际交往能力和幸福感方面都处于较高水平，危险行为的发生较少（如由酗酒引起的斗殴）。

（四）自我肯定

自我肯定指强调自己的重要价值。自我肯定可以消除或减弱个体在追求目标过程中因动机产生的紧张，因为自我肯定本身是一种更高级的目标的实现。自我肯定通过产生积极情绪，可以制止失败后产生的消极情绪，促进与目标相关的认知活动。

例如，学生在进行有压力的演讲或者发言时，鼓励学生看到自己在整个过程中的努力、成长与进步，尝试以"我"为主语，用"我准备好了！"、"我能够站上台！"、"我有信心！"这样的句子肯定自己，可以增强学生抵抗消极情绪的能力。

（五）具体化的情绪加工

具体化的情绪加工与反刍思维是相对的。反刍思维是个体对情绪事件的原因、结果和意义不断地分析和回顾，并且以抽象性、评价性的方法对这种情绪进行关注和加工，反刍思维容易导致个体产生更多焦虑和抑郁，不利于身心健康。具体化的情绪加工则是生动地想象情绪事件发生的过程和个体的情绪体验，这种方式更有利于个体从消极情绪中恢复，减少焦虑和抑郁，并能提高学生注意力，促进问题的解决，增强身心健康。

例如，学生在准备一个演讲任务时，想象自己在众人面前演讲时的紧张、害怕和焦虑的表现，或者通过具体地描述情绪过程来写下自己演讲时可能体会的消极情绪体验，最终会降低他在演讲时的消极情绪。

（六）正念

"正念"一词最早源于佛教，巴利文（最早记录佛陀教义的文字）称之为 sati，1921 年首次被译为英文 mindfulness。目前对正念（mindfulness）最广泛的定义是以一种有意识的、不带有批评的方式对此时此刻进行注意。作为一种心理运作模式，正念包含两个方面的内涵：一是觉知，将注意保持在当下的体验上；二是对当下体验开放的接纳。使用这种策略时，个体将注意力放在此时此地，去觉知自己的身体和思想；不会解释、分析或试图控制自己的情绪反应，心无杂念；将注意力重新定位于没有威胁的事物上，可干扰消极情绪的产生。正念训练包括传统的正念冥想（mindfulness meditation，MM）、内观（insight meditation，vipassana）和禅定（zen meditation）等。

经常性的正念训练，可以提高学生的情绪调节能力，维持情绪稳定性，减少抑郁和焦虑症状的复发，同时还能增强主观幸福感，提高生活质量。目前，研究者在学校情境中开发了两种正念训练方法：窄课程和宽课程。前者强调控制注意，提高学业成绩；后者关注提高社会和情绪技巧，增加亲社会行为，发展同理心，提高学业性学习（Garrison Institute Report，2005）。有研究者通过研究发现，对初中生进行正念训练，可提高学生的注意力，减少焦虑，提高阅读理解的成绩。(Semole，2005）

二、健康的表达调节策略

宣泄是指排解或释放痛苦和紧张情绪的过程，是一种有效的情绪调节方法。心理学家认为将心中积压已久的情绪释放出来可以达到放松的目的，我们也常鼓励一个人在伤心的时候不妨好好地哭一哭，让情绪有所宣泄。弗洛伊德充分肯定了情绪宣泄对维护心理健康的价值，他用宣泄来描述心理治疗中，病人突然回想到过去已遗忘的记忆，并伴随着情绪表达的过程，在此过程中积压在心中的能量被释放，受阻的本能（libido）开始畅通，因而感受到情绪上的释放，精神上的症状能够减轻。

中小学生的不良情绪如果不及时加以排解和疏导，久而久之，其内心体验就会变得更为强烈，导致各种身体和心理的疾病。因此，我们应该鼓励学生将内心的压力和消极情绪体验宣泄出来。但是，情绪宣泄并不总是合适，需要采用恰当的方式。例如，面对人际冲突，学生可能会通过争吵、摔东西来宣泄自己火爆的情绪。事实上，这时，说比做会更有效！当愤怒难忍时，学生可通过陈述感觉："当你……时，我感到很生气"；表达希望："我希望我们能……"；提供选择："如果这样……或者……，问题能更好地解决"来释放情绪，解决问题。

现实生活中宣泄的方法很多，从小小的一声叹气，到大声痛哭、疾呼、怒吼以及聊天等都可以起到宣泄作用。下面两种方法是常用的积极宣泄方法。

（一）倾诉

作为家长和老师，应告诉学生在遇到不愉快的事时，不要自己生闷气，把不良情绪压抑在内心，而应当学会诉说自己的感受。当学生向家长和教师倾诉时，倾听者不要妄加评论，也不要急于帮他解决问题。通常，学生只需要知道对方是关心他的，是愿意花时间来听他诉说的。倾听者可以让他说说发生了什么事，必要时，提一些问题引导他诉说："发生了什么事情？""你当时说了些什么？""你当时有什么感受？"

倾听者应注意在向学生提问时不要采用质问语气。学生会敏感地察觉对方是否在认真听他诉说，倾听者需要全神贯注，包括与孩子进行眼神交流，并及时给予孩子一些回应，同时要避免打断孩子的讲话，要表现出注意、轻松、有兴趣了解的表情，并不时地用"是的"、"嗯"、"我了解"、偶尔点点头来表示你对他说话内容的注意，鼓励孩子继续说下去。倾听者的这些表现最能流露"我关心、我正在听"的信息。有效地倾听，就是要尽量了解孩子隐藏于交谈背后的感受，然后倾听者才能帮助孩子从较合理的角度来察觉自己的感受。

知识窗
学生有效的倾诉方式
- 找合适的对象倾诉，可以找自己要好的同学、父母或老师去倾诉。
- 到空旷的野外，向着大自然呼喊，倾吐内心的烦恼。
- 把自己的心事写进日记里，并大声读出来。
- 想哭就哭吧。心中有不平事，心中有无法排遣的情绪时，就痛痛快快地哭吧。

(二) 哭泣

现实生活中，除了过度激动外，哭总是由不愉快引起的。有些家长认为哭泣是懦弱或心理发展不良的表现，常常会想方设法加以制止，甚至会对孩子说"别哭啦，再哭，我打你"之类的话。其实，哭是人类的一种本能，是人的不愉快情绪的自然流露，压抑孩子的哭泣，无助于孩子的情感交流，还有损于孩子的身心健康。

短时间内的痛哭是释放不良情绪的最好方法，是心理保健的有效措施，因为人在情感激动时流出的眼泪会产生高浓度的蛋白质，可以减轻乃至消除人的压抑情绪。强忍泪水会造成情绪压抑，而长期情绪压抑者容易得溃疡病和各种慢性炎症，影响身体健康。所以，我们应告诉学生不要强忍泪水，鼓励他们随情绪波动而哭泣。教师和父母应当明白，当孩子尽情哭泣时，心理才能得到满足、舒适，才能减轻他们的内心压力。当孩子痛哭过后，我们再心平气和地听学生诉说自己的委屈和悲伤，重新调整他们对情绪事件的认知，给他们提供一个心理上的安慰和宣泄消极情绪的安全环境。

三、健康的身体调节策略

(一) 呼吸

人活着就要呼吸，停止呼吸我们就会死亡。你知道正确的呼吸方法可以减压吗？生活在这个匆匆忙忙的社会中，也许我们都没有充足的时间好好地喘口气。在以下内容中，你会了解到如何正确合理地呼吸以及这些呼吸所带来的好处。

呼吸不仅仅是外在唤醒和放松的接收端，它也可以主动引发压力或恢复平静。如果你的肺部活动加快了，那么，它也会使身体的其他部位加速运动；如果你的肺部活动减慢了，你会感到身体慢慢地平静了下来。因此，呼吸不仅仅是放松反应的积极组成部分，也是恢复平静的强有力的手段。

1. 横膈膜呼吸法

平时，我们一般人都是采用胸式呼吸（即浅短的呼吸），这是一种胸部运动。横膈膜呼吸（又叫腹式呼吸）主要强调通过横膈膜肌肉的运动来进行长而深的呼吸，这种呼吸技术能供应身体充足的氧气，将体内的废气、浊气、二氧化碳呼出体外，促进脏腹的血液循环，增强其机能，以最少的力得到大量的新鲜空气，因此是极其有效的呼吸方法，对整个身体都会产生镇静效果。

知识窗

横膈膜呼吸法

首先，把腹部的空气尽量地呼出去，并有意使腹肌向内瘪。

接着进行长而深的吸气动作，此时要尽量保持你的肋骨和锁骨静止不动，腹壁向外推出。

然后，尽可能长而慢地呼气。

这种类型的呼吸的关键是要借助横膈膜的收缩和下压来吸入更多的空气。放松发生在缓慢的吐气过程中。

2. 六秒钟平静反应法

这种放松方法是横膈膜呼吸的一种变式。在一天里进行数次的练习，刚开始练习时要达到每小时一次。特别是在压力情境下需要缓解紧张的时候，这个技术非常有效，如当你走进教室参加重大考试时。使用这种方法时眼睛可以睁开也可以闭上，可以和朋友一起做，也可以单独做。

知识窗

六秒钟平静反应法

· 首先深深地吐出一口气，然后深深地吸气。
· 屏住呼吸坚持2秒钟或3秒钟。
· 缓慢地、渐渐地、完全地将气呼出。
· 在呼气的时候，使下巴和双肩渐渐放松下来。
· 充分体验从颈部、肩部开始流向胳膊直到手指的那种放松感觉。

3. 倒数呼吸法

倒数呼吸法是融合了冥想元素的一种呼吸方法。这种呼吸方式用于以3分钟为周期的放松或者是日常的深度放松中。

知识窗

倒数呼吸法

· 闭上眼睛，坐或者仰卧着。
· 深吸一口气，隆起你的双肩并屏住呼吸几秒钟。
· 缓慢彻底地把口中的气呼出，与此同时，让你的肩和胳膊缓慢地放松。
· 回到正常的呼吸状态。
· 做第一次呼气时，心中默念"10"，做第二次呼吸时，心中默念"9"，做第三次呼气时，默念"8"，以此类推，一直倒数到"1"。
· 当念完"1"后，可以再反复默念"1"，或者重新回到"10"，或者进行想象练习。
· 持续做3—20分钟。
· 缓慢睁开双眼，重新开始正常的活动。

4. 集中注意力呼吸法

这种方法可以很好地应对紧张的情境，它非常简单，不要求你试图改变什么，仅仅是让你的思维集中注意你的呼吸瞬间，体验胸部的起伏，感受吸进的空气和呼出的空气；集中注意自己的呼吸是深是浅，是快是慢，是舒服的还是不舒服的。

知识窗

集中注意力呼吸法

- 首先体验空气从你右边鼻孔吸入又呼出。
- 然后以相同的方式体验左边鼻孔的呼吸。
- 经过多次训练后，渐渐地这种高度集中精神就会使你达到心无杂念的状态，也会使自己分散和脱缰的思维平静下来。接受你所觉察到的东西是非常重要的，就这样让它简简单单地伴随着你，不要试图去改变它。

5. 放慢呼吸法

在当众演讲、发言、肢体表演或运动竞赛之前，放慢呼吸法对许多人都非常有效。有意识地、平静地缓慢吸气，并把这种缓慢呼吸过程看做是镇静剂，它能让你的整个身体平静下来。如果呼气的时间比正常状态下更长一些，那么会有更优的效果。

知识窗

放慢呼吸法

- 调整好自己的姿势为最舒适状态，张开双手并且两腿不交叉。
- 把身体完全置于沙发、椅子、床上，根本无需肌肉力量支撑你的身体。
- 缓缓地闭上双眼。
- 将注意力集中在你的鼻子上，"看"空气从鼻孔两边进入，沿着这条路径到达肺部，"观察"空气在体内盘旋，最后"注意"它的上升和呼出。
- 当空气被排出时，要告诉自己不良情绪也随着空气一同排出，体内存在的疼痛、紧张、疾病也将被带走。
- 持续1—5分钟。

（二）放松

1. 按摩

按摩是使人减少疾病、保持头脑清醒、调节情绪的绝妙方法，从小孩到成年人都可以采用按摩的方法调节情绪。如果一个婴儿每天被按摩3次，持续5天后，孩子的体重会迅速增加，睡眠更加香甜，而且他们每次醒来的时候，都会表现得更加机灵。

科学研究证实按摩能增强人的免疫系统，促进循环，有助于为身体的所有部位提供氧气和其他的营养物，排出代谢物，减少压力荷尔蒙给人的身体造成的威胁与伤害，并且还能提高人脑中的血清素的含量。

（1）瑞典式按摩

这是一种最常用的按摩形式，结合了按压下建立的多种手法。刚开始是轻的、流动的手法，之后是一系列的较短、有力的捏和揉，然后是更深、更有力的揉、砍和深入的震动手法。通常需要使用按摩油以减少摩擦，沿脊椎上下，按摩颈部、肩、胯、腿窝、小腿。

（2）指压按摩

源于中国流传千年的穴位疗法，它运用手指压揉穴位，疏通经络，来缓解疲劳，减轻疼痛。西方医学研究证实，刺激穴位可促进身体内的内啡肽分泌，这是一种人体自然产生的镇静剂，能很好地安神、舒缓紧张。指压按摩需要对穴位施加压力几秒钟，然后用拇指进行一系列的转圈活动。

2. 水疗法

无论是选择热水泡澡、淋浴，还是更为现代的形式如热水管或漂浮箱，水疗法都是非常有效的放松方法。

（三）冥想

自从人类发明语言以来，冥想就一直是一种减压的手段。冥想是一种改变意识的形式，通过体会内心深处的想法和感受，使自己远离生活中的干扰和紧张。如今，越来越多的人在追求高成就或高社会回报的同时，也期望追求心灵和精神上的平静，因此，他们开始学习冥想的方法。

1. 基本步骤

第一步：坐着、躺着或站着都可以，只要找个自己舒服的姿势即可。

第二步：调息，即呼吸控制练习。

第三步：身体静止，精神放松，摆脱对身体功能的注意。

第四步：将外在意识长时间固定在一个意念对象（集中点）上，不间断地默念自己沉思的对象，超越任何有关自我的回忆，达到一个更高的境界。

冥想适合在安静场所单独或集体进行，长期练习，可以提高自身体质，改善心理物理平衡。

2. 类型

（1）集中冥想

集中点可以是任何东西，冥想者将所有的能量都集中在建立的集中点上，当分心时，要把注意力重新返回到集中点上。

①物体冥想

集中点是一个物体，如台灯，或者是房间里的天花板与墙的连接点。

②词、短语、祷语冥想

集中点是一个词、短语或者祷语。这些词本身没有意义，只是作为一个集中点，有些人使用能够出现放松状态、具有视觉效果的词，如"海滩"、"阳光"就可以产生这样的结果。

③声音冥想

集中点是海浪声、被风刮过的树木声等自然界的声音，也可以是音乐；可以到户外冥想，或者听录音带及光盘录下的声音。也有些人常常集中于自己呼吸或走路时有节奏的声音、游泳时手划水的声音等。

④呼吸冥想

可以先看一张呼吸系统的图片，观察参与呼吸过程的身体结构部分，学会"看到"气体的进入和呼出过程。呼吸时，可以闭上眼睛，运用想象"看到"呼吸时气体流动的视觉信息。

（2）非集中冥想

非集中冥想也叫开放式集中冥想。冥想时不是围绕着一个集中点，不限制与集中点相干扰的思想、声音以及刺激，允许这些刺激进出意识。集中冥想在最初学习者中很难实现，因为集中点总会受到外部刺激的干扰，当你觉察到这些时就会分心，也会从情感上产生反应，对自己或者干扰的刺激生气。

例如，当你安静地做着有意冥想，开始深呼吸关注自己的思想和情感。首先你会出现一个想法是你还有一项明天要交的作业，然后你告诉自己："我要记住今晚必须完成作业。"你觉察到的下一件事是一个情绪的反应，开始批评自己学习不够认真："我真是不努力，怎么没有多学习一点。"然后又会说："我这次测验的成绩可能不好。"开放式冥想会接纳这些思想和情绪，对它们进行疏离观察，持续20—30分钟，最终达到更深的平静感和对自己这种真实状态的接纳。

动作冥想就是一种非集中冥想。动作冥想可在走路、游泳、运动等活动过程中进行。与声音冥想不同的是，动作冥想对周围环境的景色和声音都是开放的，重点是沉浸在这种环境之中。周围的景色、气味、声音都是练习者的体验。

知识窗

冥想对身体的益处

·降低代谢率和氧气消耗。冥想时，身体需要并消耗的能量较少，比睡眠状态消耗得更少。

·脑电波的活动有了变化。冥想时，阿尔法脑电波的强度和频率增加，这些脑电波与休息时的清新状态相联系。

- 心率降低。
- 血压降低。经常冥想者比非冥想者在冥想前、冥想中、冥想后的血压都低。
- 冥想时呼吸减少，呼吸率和深度降低。

四、健康的行为调节策略

（一）体育锻炼

锻炼是最简单和最有效的调节情绪的办法之一。它给能量释放提供了一个自然出口，锻炼后，机体恢复到平衡状态，个体就会觉得放松、振奋。因此，锻炼可以治疗个体的失眠症，可以发展和改善个体应对紧迫事件的能力。锻炼还有益于身体健康，它能帮助人体减少不需要的重量，促进体内的新陈代谢，加强呼吸系统的功能，促进血液循环，运动对免疫系统功能的发挥有积极作用，运动时的排汗可以将体内的有毒物质排出去，使免疫系统不致负担过重。

学生出现的肥胖和情绪问题多跟缺乏锻炼和活动有关，因此应鼓励他们多参加体育运动，如游泳、骑自行车、进行球类运动等。学生在进行体育锻炼时，要有计划、有规律地进行，要注意锻炼前的热身和锻炼后的平静过程。热身运动有助于提高人体和肌肉组织的温度，促使神经冲动传递更迅速，也防止在运动中的肌肉拉伤。而锻炼后的平静过程能够有助于血液在血管中循环并帮助血液回到心脏，如果忽略了此环节，血液很容易在血管中堵塞，容易给心脏施加压力。

（二）瑜伽

瑜伽是印度的传统活动。它将呼吸的技巧、身体上的伸展和平衡的训练有机地结合了起来，强调通过行动、情感和智力活动，使思想、身体和灵魂相统一。大量的事实证明，在一定的规则指导下练习瑜伽是具有一定好处的。通过瑜伽的练习，可以帮助我们放松身体、减少压力，更好地调整自己的情绪状态，以更积极的心态面对生活。

瑜伽本质是一系列的"姿势"，需要高度集中注意力。瑜伽中使用各种伸展，类似于静态伸展，即被动地伸展某一块肌肉，使其处于最大的伸展状态，保持较长时间，一般为6—60秒，最佳时间是30秒。通过系统地伸展肌肉和组织，有可能使肌肉拉长，放松结缔组织。

（三）太极拳

太极拳是我国发展起来的一种自我防卫技术。它的很多哲学观念来自于道教，强调生活中对立力量的平衡。所谓的对立力量即阴和阳，阴是消极力量，而阳是积极力量。当我们平衡了阴阳两极，就能够更好地生活。

太极拳还被称为活动冥想，即让人们保持镇静和集中精力，抵抗对抗的力量。它强调保持体内能量的平衡，利用而不是对抗阴阳两极的力量。当人们面对压力源时，太极拳交给人们的是怎样保持体内的平衡，心理与生理相结合。太极拳的动作强调平衡，不使劲、协调好自己的呼吸。

知识窗

太极拳练习注意事项

·不使劲，深呼吸——练习者注意呼吸节奏，确保呼吸来自于腹部而不是来自于胸部。

·紧张减轻——所有的练习都缓慢地进行，练习者要学习注意影响能量流动的紧张信号。

·直立的姿势——练习者学习在做动作时保持平衡，保持脊椎直立。

·低重心——保持稳定的低重心。

·平稳的速度——避免突然跳动的动作以保存能量。

·身心结合——练习者学习关注身体，体会动作，当分心时再回到对动作的关注。

五、其他情绪调节策略

（一）音乐调节法

许多研究表明，音乐可以调节个体的不同情绪状态。如忧郁时，选用莫扎特的《第40交响曲》（B小调）、格什文的《蓝色狂想曲》第二部；急躁时，选用韩德尔的《焰火音乐》等，可以舒缓消极情绪，放松心情。

音乐调节法是借助情绪色彩鲜明的音乐来振奋人们的精神，调节人们的心理，以保持良好的情绪和行为的一种方法。根据协调和共振原理，音乐以音调作用于人的听觉神经，进而影响到全身的各个器官。如果音响的振动频率、节奏、强度与体内相对应的振动频率相一致，可产生共振效应，从而激发体内所储存的潜能，使其由静态变为了动态。

音乐的音调不同，可以引起不同的情绪反应，如高兴、平静、悲伤、凄凉等。古希腊人认为A调高昂、B调哀怨、C调和谐、D调热烈、E调安定、F调淫荡、G调浮躁。音乐导致的情绪的不同变化，也与欣赏者的欣赏水平、音乐素养及个性有关。因此在音乐情绪调节的过程中，要根据个人不同的性格、经历、兴趣、状态以及主观接受能力的水平来选择乐曲，并注意音乐"阴与阳"、"强与弱"、"静与动"之间的平衡性，这样才能引起个体的共鸣，达到较好的调节效果。例如，性格忧郁的学生，宜听旋律流畅优美、节奏明快、曲调欢乐的乐曲；患有焦虑症的学生，宜听旋律清新高雅、节奏缓慢、曲调悠然、风格典雅的乐曲；易怒的学生，宜听旋律优美、恬静悦耳、节奏婉转的乐曲；有失眠现象的学生，应多听节奏少变、旋律缓慢、清幽典雅的乐曲。

知识窗

音乐调节的注意事项

1. 环境要求

室内的光线要明亮柔和不能太过昏暗，空气流通、清新，最好有一些花草植物，这样使环境很有生机，也会给人带来愉快、安定的氛围。

2. 准备工作

在开始聆听音乐前先洗一把脸，让自己更加清醒；或者搓热双手、用掌心按摩自己的脸几分钟，闭目养神、做几次呼吸放松运动，静坐片刻后将自己状态调整到最佳。

3. 音量控制

播放音乐时，要控制好音量的大小。过大或过小的音量会影响音乐的播放效果，进而影响自身的情绪。通常以40—60分贝最为合适。

4. 曲目选择

选择曲目必须要慎重，需要符合标准，不能盲目选择。音乐的三要素即响度、音频、音色都要有和谐感。

（二）饮食调节法

某些食物会把压力对我们身体的影响扩大化，咖啡因、糖和盐是这类事物的代表。许多学生青睐西式的快餐，如汉堡、炸薯条、炸鸡块、可乐或者冰淇淋和苹果派等，这些食物富含高脂肪和高糖分，营养物质（如维生素）含量较少，过多的食用会导致学生的身体机能运转不良。所以为了精力充沛地生活，学生应注意保持饮食均衡。

1. 调整饮食内容

当学生处于考试前、抑郁期，或者面对困境时，一定要注意饮食内容。因为此时的压力水平要比平时高很多，而食物是一种重要的镇定剂。可以多食用可减压的碳水化合物（水果、蔬菜、粗面包、谷物、豆类食品），少食用富含高脂肪和糖的加工食品，因为其中很多化学添加剂对人的身体非常有害，导致头晕、恶心、腹泻等身体的不适，容易使学生产生不良的情绪，有些添加剂甚至含有致癌物质。

2. 保持饮食平衡

虽然我们的消化系统可以消化各种食物，为身体提供营养，但当我们经常食用像啤酒、汉堡、薯条和冰淇淋之类的难以消化的食物时，就等于给身体施加了额外压力，会使身体紧张。所以当我们拥有一份特定食物平衡搭配的健康食谱时，可以高效率地消化吸收这些食物，带来更多的能量，应对日常生活中的各种压力。

知识窗

保持饮食平衡的方法

早餐：早一点吃早餐，并且早餐要富含水果和蔬菜。不要吃含糖量很高的谷类食品、奶酪、酥皮饼。可搭配胡萝卜或者芹菜、苹果、香蕉、麦片、米糕、无花果等。

午餐：花色品种要丰富，不过不要吃太多。因为午餐过多会使人昏昏欲睡，降低学习效率。多补充蛋白质、钙类食品。

晚餐：尽量少吃。可以补充一些低糖的水果，少摄入卡路里，保持身体健康。

不同国家流行的情绪调节方法

法国——运动消气

法国出现了一种新兴的行业：运动消气中心。中心均有专业教练指导，教人如何大喊大叫、扭毛巾、打枕头、捶沙发等，做一种运动量颇大的"减压消气操"。在这些运动中心，上下左右皆布满了海绵，任人摸爬滚打。

英国——看恐怖片

英国有专家建议，人们感到工作有压力，是源于他们对工作的责任感。此时他们需要的是鼓励，是打起精神。所以与其通过放松技巧来克服压力，倒不如激励自己去面对充满压力的情况，例如去看一场恐怖电影。

欧洲和日本——嗅香油

在欧洲和日本，风行一种芳香疗法。特别是一些女孩子，都为这些由芳草或其他植物提炼出的香油所倾倒。原来香油能通过嗅觉神经，刺激或平复人类大脑边缘系统的神经细胞，对舒缓神经紧张，缓解心理压力很有效果。

美国——吃零食

当食物与嘴部皮肤接触时，一方面能够通过皮肤神经将感觉信息传递到大脑中枢，从而产生一种慰藉，使人通过与外界物体的接触而消除内心的压力；另一方面，当嘴部接触食物并咀嚼和吞咽的时候，可以转移人对紧张和焦虑的注意，在大脑摄食中枢产生另外一个兴奋区，从而使紧张兴奋区得到抑制，最终使身心得到放松。

资料来源：www.psy525.cn——525心理网

【建议参考资料】

1. 布鲁纳. 多变世界中的压力应对 [M]. 石林，译. 3版. 北京：高等教育出版社. 2008.

2. 杰夫·戴维森. 应对压力 [M]. 罗汉, 杨志杰, 译. 上海: 上海三联书店, 2004.

3. GROSS J J, JOHN O P. Individual differences in two emotion regulation processes: implications for affect, relationships, and well-being [J]. Journal of Personality and Social Psychology, 2003 (85): 348-362.

【问题与思考】

1. 人的压力反应分为哪些阶段?
2. 学生的压力从何而来?
3. 学生有哪些压力应对方式?
4. 学生有哪些不健康的情绪调节策略?
5. 学生有哪些健康的情绪调节策略?
6. 当学生出现考试焦虑时,你准备如何指导他调节自己的情绪?

第五章　家庭教养和学生情绪调节

【本章提要】

　　本章首先分析了家庭情绪氛围对学生情绪调节的影响，包括不同的依恋类型、教养方式和家长关系对学生情绪发展、调节策略和社会适应的影响。其次，我们从家庭情绪表达、情绪交流和家长对学生的情绪反应三个方面来考查家庭情绪实践对学生情绪认知、社会适应等的影响。最后我们从家庭教育的角度出发，建议家庭应该为提高学生调节情绪能力进行辅导，可以从家庭情感教育和家庭情绪辅导两方面着手，如建立和谐的亲子关系、创造温馨宽松的家庭情绪氛围以及正确地对待学生的消极情绪和与学生进行情绪讨论等；在如何对待有情绪问题的学生上，不仅需要家长的无条件积极关注，也需要家长提高自身的心理健康水平。

【学习重点】

1. 了解家庭中情绪氛围对学生情绪调节的影响。
2. 理解家庭情绪实践对学生情绪调节的影响。
3. 掌握促进学生调节情绪能力发展的家庭辅导方法。
4. 领会家庭中家长和学生掌握情绪调节方法的重要性。

【重要术语】

　　依恋　教养方式　家长关系　家庭情绪表达　家庭情绪交流　家长对情绪的反应　家庭情感教育　家庭情绪氛围　家庭情绪辅导　情绪讨论　认知调节　无条件积极关注

　　小翔是一个13岁的男孩，就读于初一（2）班。他性格孤僻，内向不合群，不喜欢参加班集体活动，经常回避与老师、同学相处，喜欢说谎，自卑感很强；而且经常上课迟到、旷课、在课上睡觉、沉迷于网吧，成绩总是挂在班级末尾。老师和同学们对他的评价很差。小翔的父母脾气都很暴躁，经常为一点小事就大声争吵，甚至动手打架，矛盾冲突很多，家庭关系很紧张。他父亲从事金融行业，经常有事出差，没有耐心与小翔交流，喜欢采用粗暴的方式教育他。母亲是纸盒厂工人，很溺爱他，对儿子的不良行为没有及时进行教育。

这反映了家庭对学生心理和行为的重要影响。关系不好的父母会忽视孩子，与学生的情感交流不充分，也不能正确地指导学生健康成长。本章主要围绕家庭情绪氛围和情绪实践对学生情绪调节的影响，家长如何提高学生的情绪调节能力，以及在面对有情绪问题的学生时家长该怎么做这几个方面来展开介绍。

第一节　家庭情绪氛围对学生情绪调节的影响

家庭作为学生接触社会的第一场所，构成了影响学生情绪能力最基本、最重要的组成部分。家庭情绪氛围是学生成长的重要心理环境，对学生情绪、情感的发展有着重要的影响。家庭情绪氛围的影响可能是积极的——使学生形成良好、健康的心理状态和行为模式；也可能是消极的——使学生产生各种各样的心理行为问题，给他们的学习、工作和生活带来了很多不利的影响。下面我们主要讲述家庭情绪氛围的不同方面对于学生情绪调节所具有的重要作用。

一、依恋与学生的情绪调节

依恋理论最初是由英国精神分析师鲍尔比（Bowlby，1969）提出的，他认为"儿童同其主要照料者之间的最初关系构成了以后所有关系的起点"。二战期间，许多儿童成为无人照料的孤儿，鲍尔比发现这些进入孤儿院的孤儿虽然在身体上得到了看护，但仍然表现出严重的心理障碍。因此，他从由于母爱剥夺等因素导致的孤儿心理障碍开始，在生态学和精神分析的基础上，提出了依恋理论。依恋是个体在毕生发展过程中与重要他人建立的一种深层的、坚固的、持续的情感联结。

（一）依恋对情绪发展的影响

根据鲍尔比（1982）的理论，儿童会从养育者对自己的信号进行反应的行为中产生对他人和对自我以及自我和他人关系的心理表征。如果一个婴儿一直被持续敏感地对待，那么他/她会认为别人理解自己、重视自己，自己值得被这样对待。相反，如果一个婴儿得到的反应是粗鲁的、令人恼火的，他/她会认为世界是不可预测的、不敏感的，自己不应该被更好地对待。这种内部心理作用模式会被带入新的人际关系和新的经历中，影响他的情感认知。

一些短期研究已经发现具有安全依恋的儿童比不安全依恋的儿童在以后的生活中更自信，更合作，更友好，更热情，更有好奇心，自尊、同情、积极性情感较高；而不安全依恋的儿童多在学前期出现退缩、敌意攻击行为，压抑自己的情感，而且成人期的婚姻质量低。哈赞和塞维尔（Hazan & Shaver，1987）的研究发现安全型依恋的成人比焦虑—矛盾型依恋的个体有更高的自尊，且表现得更直率，较少孤独；不安全依恋的人有更多的情绪问题，如焦虑、抑郁、孤独、易发脾气等。

（二）依恋对调节策略的影响

不同依恋类型的学生面临消极情绪时所采用的情绪调节策略不同。研究发现（蒋长好，石长地，2009），在应对消极情绪时，安全依恋型的学生更倾向于采用积极的、适应性的情绪调节策略；而回避型、矛盾型的学生则倾向于采用消极的、适应不良的调节策略。

这是什么原因导致的呢？理论学家认为由于幼儿情绪调节能力有限，依恋对象会起到一个"外部组织者"的作用，帮助他们管理情绪调节。安全依恋型的学生在遇到情绪问题时，会较多地向依恋对象寻求帮助，也较容易得到依恋对象的同情和帮助。因此，他们较少地采用回避和拒绝的策略，并学会了采用适应性的应对方法来解决问题；而回避型、矛盾型的学生会选择逃避。由于缺乏养育者及时的帮助，他们容易产生消极情绪，更多采用回避策略，这类儿童经常处于持续的紧张和痛苦的压抑之中，不能很好地应对压力事件。

（三）依恋对社会适应的影响

鲍尔比（1982）认为，婴幼儿通过依恋于成人并参照成人的行为，获得安全或不安全的心理暗示，进而获得社会适应，不断探索新异环境。那些安全依恋的个体寻求并期望与新老同伴的支持性的、令人满意的交往，并且以一种积极的、开放的行为方式来建立这种支持性的关系。相反，不安全依恋的内部心理模式使个体预期自己会得到他人更少的支持，这会妨碍他们从他人的支持性关心中获益。当同伴对他们不信任或反应消极时，会强化他们对他人接受自己的不可信的预期，以及认为自己不应该得到这样的关心的想法。

知识窗

依恋的类型

依恋研究的重大进展来自安斯沃思（Ainsworth）的研究，她与同事（1978）设计了陌生情境测量，陌生情境测量将婴儿的依恋关系分为三类：

☆ 安全依恋（secure）：这类儿童与母亲在一起时能很好地玩玩具，对陌生人的反应比较积极，并不总是依偎在母亲的身边；当母亲离开时，探索行为会受到影响，明显地表现出苦恼；当母亲重新回来时，他们会立即寻求与母亲的接触，但很快又平静下来，继续做游戏。

☆ 不安全依恋—回避型（insecure-avoidant）：这类儿童母亲在场和不在场影响不大。母亲离开时，他们没有特别紧张或忧虑的表现，母亲回来时他们往往不予理会，有时也会欢迎母亲的到来，但接近一下又走开了。这种婴儿接受陌生人的安慰就像接受母亲的安慰一样，实际上，这类婴儿还没有形成对人的依恋。

☆ 不安全依恋—矛盾型（insecure-ambivalent）：此类儿童当母亲将要离开时显得很警惕，表现得非常苦恼、极度地反抗，但是当母亲回来时，他对母亲的态度又是矛盾的,既寻求与母亲的接触,同时又反抗与母亲的接触。当母亲亲近他,比如想要抱他的时候,他会生气地拒绝、推开。但是要他重新回去做游戏似乎又不太容易,会不时地朝母亲这里看。

另外在实际工作中还发现存在第四种类型——混乱型(disorganized):这类儿童缺乏对陌生情境的一致策略,行为组织性很差,过于任性;同时表现出寻求亲近与回避的矛盾行为,而且行为缺乏完整性。

资料来源:AINSWORTH M,BICHAR W E,Wall S. Pattern of Attachment [M]. New York:Basic Books,1978.

早期安全型和不安全型依恋的儿童以后会发展出不同的社会性。明尼苏达亲子项目(Minnesota Parent-Child Project)追踪研究的,结果表明安全依恋的学生社会化程度更高,更受同伴喜爱;10岁时有更强的社交能力,更牢固的友谊;一直到学生后期,安全型依恋的学生都有更强的同伴交往能力,有更多的朋友,与朋友待在一起的时间更长(Thompson,1998)。而鲍威尔(1951)在报告一些由于过早离开家长、没有在早期形成安全依恋关系的学生的状况时指出:他们不能很好地与人相处,常常感到不安,缺乏对人基本的信任感;出现外化或内化的情绪、行为问题,缺少自我认同感;怕做游戏、怕冒险、怕探索、怕发现超过他身体之外的世界,等等。

二、教养方式与学生的情绪调节

教养方式就是父母对子女进行抚养、教育的过程中所表现出的方法和形式,这种行为模式在日常生活中是相对固定的,具有跨情境的稳定性,在这个过程中,父母所表现出的态度和情感也属于教养方式的范畴。戈特曼及其同事(Gottman,1996)第一次研究了父母教养和孩子的情绪调节的关系,他们认为能够及时积极地对孩子情绪进行回应的父母会表现出特定类型的教养行为以及具有某种特定的情绪信念,这影响了孩子的情绪调节。行为大师华生曾说过:"给我一打健康、无缺陷的婴儿,让他们在我所设计的特殊环境里培养,我可以担保,无论他们的才能、爱好、倾向、能力,或他祖先的职业和种族是什么,我都能够把任何一个人训练成我所选择的任何一类专家——医生、律师、艺术家、商界精英,甚至是乞丐或窃贼。"尽管他的观点有点偏激,但却说明了后天教育对个体发展有重要的影响。

(一)教养方式对情绪发展的影响

最早研究父母教养方式对儿童情绪发展影响的是美国心理学家西蒙兹(Symonds,1939),他从接受—拒绝和支配—服从两个维度区分父母的教养行为,指出如果父母接受孩子,则孩子情绪稳定、兴趣广泛、富有同情心等;如果父母拒绝孩子，则孩子情绪不稳定、冷漠、倔强并具有逆反心理倾向；如果父母支配孩子，则孩子比较被动顺从，缺乏自信心，依赖性强；如果父母服从孩子，则孩子表现为独立性和攻击性强。

积极的教养方式（如接受、支持、认可）影响学生的情感发展，使他们认识到在痛苦的时候，家长是自己的避风港，也是他们探索外在世界的安全后方。面对儿童的消极情绪反应，如果父母给予儿童更多接纳和温暖，有利于儿童走向社会以后更少地体验到孤独感（Katz & Windecker-Nelso，2006）；同时也有利于儿童的自信心、能动性和独立性的养成，能更好地融入到社会。

反之，如果家长采取的教养方式是严厉惩罚、否认拒绝，那么会使儿童产生更多的消极情绪体验，如敌意、郁郁寡欢、敏感、多疑、严重焦虑，不能给自己正确评价等情绪体验（Garber et al，1997）。而对于那些从采取过分干涉和保护的教养方式的家庭中走出的儿童则易情绪不稳定。他们在后来的生活中缺乏自信，很少体验到成功的喜悦；经常产生自卑、易怒并且容易产生自我否定。

知识窗

父母教养方式的分类

父母教养方式的分类方法很多，麦科比（Maccoby）和马丁（Martin）根据父母对儿童的要求性和反应性（或支持）水平将父母教养方式划分为四种基本类型：权威型、专制型、放纵型、忽视型并认为权威型教养方式最有效。

☆ 权威型教养方式是指只提出要求但是不作出反应的一种互动方式。

☆ 专制型教养方式是指既能提出要求又能够作出反应的一种互动方式。

☆ 放纵型教养方式是一种溺爱的互动方式，在这种风格中家长并不作出要求但是反应性较强。

☆ 忽视型教养方式是指既不提出要求也不作出反应，而且被描述为是漠不关心的一种互动方式。

资料来源：MMCCOBY E E, Martin J A. Socialization in the context of the family: parent-child interaction [M] // MUSSEN P H. (Ed). Handbook of child psychology: socialization, personality, and social development volume 4. New York: John Wiley and Sons, 1983: 1 – 101.

（二）教养方式对情绪调节策略的影响

养育者（在大多数情况下就是父母）是学生情绪调节的重要资源。家长对婴幼儿情绪调节的干预主要包括：给予安抚，共同玩耍，在陌生环境中作为安全基地，帮助儿童应对激发情绪的情境，以及为儿童提供日常生活所需，从而帮助儿童将情绪需求保持在比较平稳的水平等（Thompson & Meyer，2007）。父母对情绪调节的干预，会帮助婴儿建立起一种社会期望，而这种社会期望本身就具有情绪调节的作用，从而影响了学生的情绪调节策略。

不同类型的父母教养方式对孩子的情绪调节策略关系具有不同的影响作用。有研究者发现，温暖型父母教养方式，其子女采用较多的社会支持和问题应对策略，而权威型父母教养方式与子女更多地使用问题定向解决策略和更少地使用情绪定向解决策略相关（McIntyre & Dusek, 2008）。贾海艳等（2004）的研究发现，父母的情感温暖和理解型教养方式会使子女更多地采用成熟型的应对方式来调节情绪，较少采用不成熟型应对方式来调节情绪。相反，父母给予子女过多的拒绝、否认会使子女更多地采用不成熟型应对方式来调节情绪。

（三）教养方式对社会适应的影响

家庭教养方式影响着个体的社会行为，否定的、消极的教养方式对青少年健全人格和人际交往能力的形成产生阻碍；反之，肯定的、积极的教养方式则能够提高青少年的社会适应能力。

鲍德温（Baldwin, 1955）发现，儿童在父母采取宽容民主教养方式的家庭中，易形成爱憎分明的社会行为，如亲社会行为和领导行为，儿童的求知欲高、好奇心强并极具创造性。

而消极教养方式（如粗暴管教、低水平督导、少的情感温暖）与学生的行为问题相关（Bates, Pettit & Dodge, 1995）。如果家长尤其是父亲采取的教养方式是严厉惩罚、否认拒绝，那么孩子在与他人的交往过程中容易表现出不合群、特立独行，不考虑他人只关注自己并很难适应社会环境；家长如果经常对学生使用暴力和攻击性言行，学生也会经常表现出强烈的攻击性倾向和反社会倾向；如果家长经常忽视学生的要求，当学生出错时才给予注意或表现出生气失望等情绪，这样的学生的任性、攻击、挑衅等行为和社会性退缩行为都很高。极端化教养方式会阻碍儿童正常人际交往和社会化，并容易对新环境和新事物表现出退缩、紧张，适应环境能力较差。

三、家长关系与学生的情绪调节

家长关系指是夫妻双方在婚姻关系各方面的协调性、家庭功能的有序性和有效性。大文豪托尔斯泰曾经说过："夫妻间的和睦关系是成功教育孩子的首要条件。"家长关系是维护家庭和谐与确保家庭生活质量的基石，家长的婚姻状态好不好，直接影响着学生是否学会以适应性的方式来解决矛盾冲突和情绪问题。和睦的家庭教育子女要相互关心、尊重、理解、信任；反之，家庭不幸福的父母苦闷烦躁、自顾不暇，孩子极易受到忽视甚至虐待，致使学生心理健康、人际交往等出现了问题或缺陷。

（一）家长关系对情绪调节的影响

美国的研究人员认为："家庭关系对正在成长的年轻人感情上的稳定和心理

健康起决定性的作用。"多数学生的心理状态是由家长是否有良好关系决定的。

如果家庭中父母关系和睦,互相尊重,共同关注孩子的成长,家人就会生活在一种温馨的环境中。成长在这种环境下的儿童经常体验到积极情绪,会感到有安全感、温暖快乐、精力充沛、活泼开朗、充满自信(侍崇苗,2007)。胡文(Hooven,1997)研究表明,善于处理婚姻关系的夫妻最能协助子女处理情绪起伏,较擅长处理情绪的父母,他们的子女也较善于处理自己的情绪问题以及与同伴关系,心理健康状态较佳。

波特(Porter,2003)等人的研究发现,有高水平婚姻和谐的母亲,其孩子有高水平的情绪调节能力并表现出较少的消极情绪体验;而相反,被报告有高强度婚姻矛盾的母亲,其孩子具有较低的情绪调节能力,并有较少的积极情感体验,感到缺乏温暖和安全感。斯托克等人(Stocker et al,2003)研究发现,当父母婚姻冲突对子女构成威胁时,子女会不安、焦虑并担忧自己是否会因父母的争吵而受到伤害;当他们感受到家庭不再是温暖的或是察觉父母可能会离婚,就会觉得沮丧,心理负担过重,进而引发内在情绪问题。

(二)家长关系对社会适应的影响

家长关系影响着学生的社会适应。家长关系良好的孩子表现出较强的社会适应能力,在人际交往中学会为他人着想,有更多的亲社会行为,更受同伴欢迎。

而家长关系不和睦会给学生造成心理阴影,易导致学生对人对事消极敏感、不信任他人。离异家庭父母教育子女的适当性比完整家庭差,父母往往采取放任自流不管不问的方式,不利于子女形成健康心理。他们甚至对自己日后能否建立稳固、和谐的人际和婚姻关系也会失去信心,从而导致自暴自弃,产生更多的问题行为。父母婚姻冲突、争斗多,其孩子具有攻击行为、容易与不良青少年交往,以及吸毒行为和反社会行为(Fergusson & Horwood,1999)。英国一份研究报告说:"家长离异对孩子造成极大的危害。家庭破裂的女孩成为未婚妈妈的可能性几乎是正常人的两倍。她们更有可能未婚生子,在十几岁时便与异性同居。男孩也是如此,当家长离异的子女到33岁时,他们有十分之四的人离过婚。"

第二节 家庭情绪实践对学生情绪调节的影响

苏联著名教育家苏霍姆林斯基指出:"家庭在塑造学生的过程中所起的作用排在首位。"家庭是儿童情绪调节能力获得和发展的重要环境。在家庭环境中,儿童有机会学习一些与他人交往所必需的社会情绪技能,儿童情绪能力的社会化主要通过父母在家庭中所表现出的情绪社会化行为来进行的。以下我们将从家庭情绪表达、情绪交流、情绪反应来论述家庭情绪实践对学生情绪调节的影响。

一、家庭情绪表达与学生的情绪调节

家长自身表达情绪的开放性,会影响学生的情绪调节。如果家长能经常在不

同的情境中自由地表达,学生将有可能学到在不同的情境中如何处理不同情绪。家庭情绪表达是指在家庭中的一种主要的持续的言语和非言语表达的内在模式,是家庭与情绪表现频率相关的一种风格,对于家庭成员的情绪表现、社交能力和模式等都有深远影响(Halberstadt & Cassidy,1995)。家庭情绪表达可以从以下两种方式来考量:1. 家长在与学生的互动中所表现的积极和消极的情绪,即情绪表达类型;2. 在家庭互动中家长情绪表达倾向的数量,即情绪表达数量。

(一) 情绪表达类型对情绪调节的影响

1. 情绪表达类型对情绪调节的影响

积极的家庭环境有助于学生获得更多的情绪知识,对儿童解释或理解他人情绪具有示范作用,对儿童在社交情境中表达出适当的情绪具有重要参考作用(Denham & Burton,2003)。如果父母在儿童面对情绪挑战时给予积极关注和支持,则儿童有更多的积极情绪,会运用更多社会适应的方式来处理压力和消极情绪诱发事件,情绪调节能力也更强(Grossman,Kindler & Strasser,2003)。反之,如果父母表达的消极情绪多,则可能使儿童更多处于不和谐的氛围中。儿童将产生更多的消极情绪,情绪更加不稳定,形成一种消极的人际互动模式。

表 5-1 家庭情绪表达问卷(题目举例)

您好!下面是关于家庭一些日常生活中情绪表达的论述,请在填写问卷时,尽量考虑问卷里的每种情况,您在家中实际的表现频率,在"5=总是这样"到"1=从不这样"之间作出选择,然后在每道题目后相应的数字上打"√"。

题目	从不这样	偶尔这样	有时这样	经常这样	总是这样
1. 贬低别人的兴趣	1	2	3	4	5
2. 别人弄坏自己的心爱之物能表示谅解	1	2	3	4	5
3. 为家庭的困境而相互指责	1	2	3	4	5
4. 对别人的举动不太关注	1	2	3	4	5
5. 对家人表达自己的关爱	1	2	3	4	5
6. 对他人的举止不满	1	2	3	4	5
7. 对自己的未来充满信心	1	2	3	4	5
8. 感谢家人给自己的帮助	1	2	3	4	5
9. 为一些事情没有解决而显得失望	1	2	3	4	5
10. 告诉家人你很痛苦	1	2	3	4	5

(Self-Expressiveness in the Family Questionnaire,Cassidy,1992)

2. 情绪表达类型对社会适应的影响

家庭中的情绪表达类型影响着学生的社会适应。家长如果经常在家庭中表现出积极情绪,会营造出一种安全的氛围,生活在这种氛围中的儿童,更愿意接纳和内化父母的规则和要求，模仿或习得父母的情绪表达模式，从而表现出更强的社会能力。反之，则会营造出一种消极、紧张的氛围，对儿童的社会能力产生阻碍作用（McElwain，Halberstadt & Volling 2007）。父母积极情绪表达多的儿童，易形成安全型的依恋关系，同伴接纳程度较高，教师评价的社会能力也较高。而父母消极情绪表达多的儿童有较差的社会发展。他们更少地被同伴接纳，教师评价的社会能力也较低，敌意、攻击等问题行为较多（Boyum & Parke，1995）。

（二）情绪表达数量对情绪调节的影响

家庭情绪表达度高的学生具有较高的情绪理解能力，能引发儿童更多地运用情绪调节策略。国外关于幸福感的研究（Gray & Heatherington，2003）发现：情绪表达越丰富的家庭的儿童会体验到更多的快乐，更少的焦虑和内疚，很少有抑郁倾向，更受同伴欢迎。具有丰富情绪表达的家庭可以促进儿童的情绪认知，儿童有更多机会认识自己的行为如何引发别人的情绪反应（邓赐平等，2002），为学生提供了更多的学习情绪和其他心理能力的机会。美国心理专家发现，母亲在家中的情绪表达越丰富，则学生对面部表情的识别能力也越高（Camras et al，1990），来自情绪表达单一的家庭的学生很难正确识别愤怒的表情。

二、家庭情绪交流与学生的情绪调节

家庭中的情绪交流是指家庭中家长—学生之间交换观点、意见、情感和态度，以达到共同的了解、信任与互相合作的过程。良好家庭情绪交流有助于亲子互动模式的形成和建立，这对学生的心理发展有着重大的意义。

（一）亲子交流对情绪调节的影响

许多情绪心理学家认为，父母和孩子关于情绪的谈话与儿童的情绪调节能力和情绪调节策略的运用有着重要的联系。通过亲子间的情绪谈话，父母告知孩子他们对情绪事件的评价，帮助孩子针对不同的情绪体验使用合适的情绪标签，运用恰当的情绪表达规则，向孩子演示具体的情绪调节策略，教会孩子如何有效地处理日常情绪事件。这种情绪互动促进了学生对情绪语言的掌握，并使他们逐渐学会使用情绪词语来理解自己和他人的情绪（Brown & Dunn，1991），促进情绪调节能力发展。一项针对3岁孩子的情感观点采择研究发现，母亲在讨论家庭成员的情绪上花的时间越多，孩子的情感观点采择能力越好（Dunn，Brown & Slomkowski et al，1991）。

另外，常常与父母讨论情绪问题的儿童有更多的情绪调节策略（Davidson，2007），如当孩子收到令人失望的奖品时，父母试图帮孩子对环境进行认知重评，比如让孩子把这些袜子当成玩偶，或让孩子把注意力从奖品中移开，这样也能缓解消极情绪。王争艳等（2008）综述国外有关家庭情绪交流与学生发展关系方面的研究，结果表明家庭情绪交流与学生的社会性发展和行为问题如饮酒、药物滥用、反社会行为等存在相关，并且影响学生的自尊、自主性、自我效能感。

(二) 兄弟姐妹交流对情绪调节的影响

兄弟姐妹互动是双向的过程，双方具有平等的社会地位和行为权利，因而兄弟姐妹之间的情感交流对儿童的情绪发展具有广泛而深远的影响。美国学者邓恩等人（Dunn et al，1991）对 50 名第二胎学生进行了纵向研究，结果表明，随着学生年龄的增长，与兄弟姐妹的情绪谈话的频次逐渐增加。他们还发现，兄弟姐妹间很少谈到对方的情绪，更多的是指向自己的情绪交流。研究者认为正是由于这种自我中心的情绪交流，能使学生学会对他人的关注，增长学生的情绪知识和情绪理解。

此外，兄弟姐妹能够为学生提供更多的情绪交流的机会，使学生能够接触到各种不同的观点，促进了学生情绪理解和错误信念理解的发展。尤其是当其与兄弟姐妹的观点不一致时，学生就开始对自己和他人的愿望、信念进行思考（Jenkins & Astington，1996），心理理论发展水平更高。

三、家长的情绪反应与学生的情绪调节

情绪调节技能是在社会关系中发展起来的，人们的情绪调节技能直接或间接地受他人的影响。家长直接应对学生情绪的行为和方式影响着学生情绪能力的发展，学生的情绪调节技能依赖于学生对情绪表达行为反应的习得。家长对情绪的反应主要包括两方面，一方面是家长对学生情绪需求和情绪反应的敏感性，另一方面是家长对学生的特定反应方式。

(一) 情绪敏感性对情绪调节的影响

家长对学生情绪反应的敏感性，形成了学生关于自身和他人的内在表征。这种表征会对个体的情感、行为和认知产生持续影响，为个体认识周围环境并作出与之相适应的反应提供了参考。如果照料者及时发现并满足个体的需求，那么他（她）就会逐渐形成一种认为自身具有被爱的价值且他人是值得信赖的心理表征。相反，如果照料者常常表现出冷漠和拒绝，那么个体就会认为自己是不值得去爱或他人是不可靠的。孩子会把这种认知应用到以后的情境中，以指导自己的行为反应。

父母能否对孩子发出的情绪信号作出及时的反应，对孩子情绪调节能力发展有着很大影响。研究发现，在亲子互动中，如果父母面无表情，婴儿的积极情绪反应就会减少，消极、冷漠的情绪反应就会增多，并更多采用自我安慰或视线转移等情绪调节方式（Mikulincer & Shaver，2003）；相反，如果父母对孩子的表情和发出的各种信号敏感，经常和孩子进行感情交流，鼓励孩子进行探究，会培养孩子对自身情绪的意识和注意，提高孩子的情绪调节能力。这类孩子在压力情境下，出现情绪唤醒过度的可能性也更少（Jackson & Mueller，2003）。

(二) 情绪反应方式对情绪调节的影响

家长直接应对儿童情绪的行为和方式影响着儿童情绪调节的发展。美国的研究者米勒和艾森伯格 (Miller & Eisenberg, 1989) 发现，母亲对孩子沮丧的反应性可以预测孩子对其他人是否作出积极和共情反应。如果母亲以一种消极的方式来对待学生的情绪，那么当学生遇到同伴伤心的时候，很少会表现出同情的反应。当学生表达出消极情绪时，那些不被家长接受的学生逐渐学会隐藏他们的情感，通常会抑制自己的情绪表达，表现出较低的情绪调节能力 (Davidson & Pizzagalli, 2003)。如果家长用同情和支持的方式对学生的忧伤感受给予反应，学生们就可能学会毫不害羞地表达忧伤，并在与他人互动中表现出对他人较高的同情心 (Beck, 1984)。

不同的父母对孩子情绪的表达态度有着很大的不同，这会影响儿童情绪调节策略的运用。如果学生处于困境中，家长不给学生提供支持的话，就会提高学生的情绪唤醒水平，学生也将更多地采取不恰当的回避情绪调节策略。如果父母经常对孩子的沮丧表现出强烈的愤怒，孩子将可能很少去观察和学习有效的调节反应。他们更倾向于在现实生活中表现出不恰当的情绪调节策略（比如逃避或寻求报复），有情绪压抑、盲目顺从等过度情绪自我控制倾向，表现出较低水平的社会情绪能力 (Morris, Jennifer & Steinberg, 2007)。

知识窗

您属于情绪辅导型家长吗？

☆ 重视孩子负面的情绪，将此看做是亲密的机会。
☆ 能耐心地在一个忧伤、愤怒或者害怕的小孩身上花时间，情绪不会变得不耐烦。
☆ 将消极情绪的世界看做是培养孩子的重要舞台。
☆ 对孩子的情绪，甚至那些复杂的、不可思议的状态，你们的感觉敏锐。
☆ 对孩子情绪的表达不感到惶惑或焦虑，知道什么是该做的。

资料来源：华盛顿心理系教授约翰·戈特曼博士《高EQ小孩的教养秘诀》

第三节 家庭对学生调节情绪的辅导

日常生活中，家长只关注孩子的吃、穿、玩，而忽视了对孩子情绪、情感的关注。而良好的情感是良好性格的基础，苏联著名教育家苏霍姆林斯基说过："良好的情感是良好行为的肥沃土壤。良好的情感是在童年时期形成的，如果童年蹉跎，失去的将永远无法弥补。"因此，父母必须重视从小对孩子进行良好的情感教育。下面我们将从家庭情感教育、情绪辅导以及如何对待有情绪问题的学生这三个方面论述家长应该怎样提高孩子的情绪调节能力。

一、家庭情感教育

家庭情感教育（affective education）是与认知教育紧密关联的，促进学生的态度、信念、自尊、情绪等情感素质发展和人际关系能力、社会适应性技巧形成的教育过程，其目标是促进学生的情绪能力和社会能力的发展。家长作为学生的第一任与终身教师，与学生的接触最为密切，因此家长可以根据学生的特点进行情感教育，促进学生"情感性"素质发展，提高学生情感智慧水平。

（一）建立和谐的亲子关系

亲子关系（parent-child relationship）指以血缘和共同生活为基础，家庭中家长与子女互动所构成的人际关系。亲子关系是个体一生中最早接触到的关系，是影响子女同伴关系发展的重要因素之一，包含了亲子之间的关爱、情感和沟通。在家庭中亲子关系的表现通常是不平等的，家长在其中占有主导的地位。家长如何处理亲子关系将决定这一关系是否和谐、稳定，并且影响学生对情感的理解以及处理情绪的方式。

1. 家长应给予学生合理和适度的爱

家长的爱是亲子关系得以和谐发展的基础。瑞士教育家裴斯泰洛齐认为"学生受到母亲的照顾，感觉到愉快，爱的种子就在学生的心里发展起来了"。对于孩子来说，父母是最仁慈的法官、最体贴的朋友。家，是孩子最温暖最安稳的港湾。对于孩子来说，没有什么比父母之爱更重要的了。

家长应关注学生的情感，对学生所发出的情绪需求信息敏锐地觉察，并予以恰当、及时、一贯的满足，能对学生的各种情绪给予适当的反应。在生活和学习中，家长要善于发现学生的优点，增强孩子的自信心，多鼓励、少批评，给孩子灌输"我能行"的教育理念。在学生犯错时，家长相信自己的学生是最棒的，允许学生犯错，并帮助学生去认识和改正错误。当学生遇到挫折和困难时，家长要及时引导和帮助学生战胜困难，提高学生对挫折的免疫力，积极乐观地看问题。但是，家长不能对孩子的要求无原则地满足，不能放纵、溺爱孩子。

2. 家长要教学生学会感恩与回报

家长要教育学生尊敬爷爷奶奶，喜爱爸爸妈妈。家长要有意识地从生活中挖掘情感教育的素材，让学生表达对亲人的爱戴与关心。比如：爷爷奶奶生日时，请学生给爷爷奶奶送小礼物；妇女节那天，让学生给妈妈送一束鲜花。随着学生逐渐长大，应让他们承担作为家庭一员的职责。在日常生活中，家长应教育学生从自己的事做起，比如洗手、吃饭、穿衣、收拾玩具，然后扩大到做些简单的家务劳动，比如饭前摆好筷子、为大人递送用具。要让学生意识到在家里并不只有他应该被爱，而是大家都要互爱互助，从而养成以自己所能做的任何方式去关心亲人的习惯。

3. 家长要帮助学生建立同理心

同理心使人更容易意识到另一个人的需要，如果一个人从小缺乏同理心的教育，他很可能成为"社会低能儿"。家长要让学生理解他人的情感、动机和行为，尊重他人的想法，并作出适度的反应。家长应特别提醒学生注意自己的不良行为给他人造成的痛苦，比如说"你看你让他（她）多伤心"，就比仅仅说"你怎么这么淘气"要好得多。同时，家长可以教给学生一些同理心的原则，如"我怎样对待别人，别人就怎样对待我；我替人着想，他人才会替我着想"、"别人眼中的自己，才是真正的自己；要学会以别人的角度来看问题，并据此改进自己在他人眼中的形象"等。家长应要求学生在日常生活中这样做，比如对那些跌倒碰伤的朋友表示关心，愿意帮助同伴做事，与同伴分享玩具、糖果，一起做游戏。特别是独生子女，更应当争取一切机会与小朋友交往，培养友好相处与互相合作的精神，从小体会到为别人做好事所带来的初步欢乐。

知识窗

诺贝尔的父亲经历丰富，见多识广，他了解国内外许多科学家的奋斗史，常常给诺贝尔讲科学家的故事，鼓励儿子做一个有理想、有抱负的人。后来诺贝尔决定全力以赴去研究如何改进炸药，经过多次试验后，结果总是失败，令他十分沮丧。诺贝尔的父亲目睹这一情况，并没有失望，而是对诺贝尔给予大力支持，鼓励他说："孩子，继续努力。你肯定能行！"父亲显示出的不屈的意志和惊人的毅力在支持着他，父亲鼓励的话也时时响在耳旁鼓舞着他。1863年秋天，经过五十多次反复试验，诺贝尔终于成功研制出硝化甘油炸药，并取得了瑞典、丹麦、英国等多个国家颁发的专利证书。

资料来源：《中国教育报》

(二) 创造温馨宽松的家庭情绪氛围

家庭是以血缘为纽带联系起来的情感共同体，家庭情绪氛围表现为家庭内部一种稳定、典型、占主导优势的情绪状态。如果家长互敬互爱、和睦相处，善于处理自己的情绪，经常表现得乐观向上，会使学生感到轻松、快乐，并为学生学习、理解和处理情绪提供良好榜样和潜移默化的影响；反之将使学生压抑、焦虑，不利于其情感的发展。为了培养学生良好的情绪调节能力，这就要求家庭成员之间应该建立起温馨和谐、团结友爱、互相帮助的良好关系。

1. 家庭成员关系融洽，互相关心，尊老爱幼

轻松、欢快的家庭气氛是学生身心发育最深厚的土壤。如果学生长期处于乐群状态中，处于积极的情绪体验中，就可以陶冶情感，增强情绪调节能力。这就

要求在家庭内部建立一种轻松愉快，没有讥讽、轻蔑的氛围。夫妻之间互敬互爱，民主持家；对孩子关心和喜爱，对老人尊敬和关爱；多关注家人的需求，分享对事物的感受与看法；出现家庭争吵时，可以迅速平息。在日常生活中，家庭成员要语言文明谦和，举止大方自然，积极参与社会公益活动；善于处理邻里关系，邻居间相互帮忙。这样学生就能够得到关心和爱护，获得爱的体验，且平时学生耳濡目染，就会在不知不觉中向成年人学习。

2. 构建健康的家庭生活方式

家庭生活方式是一种无声的语言、无形的影响。健康的家庭生活方式让每一个家庭成员生活既紧张又轻松，既有规律又很自由，会对学生的情绪发展产生积极的影响。因此，家庭日常生活的作息起居、饮食卫生、学习、家务劳动、社交活动、休息娱乐等应形成良好的习惯，建立必要的家规。家长为子女的健康成长营造良好的家庭环境，各成员应戒除不良嗜好，不吸烟、不酗酒、不赌博，形成健康的生活习惯。此外，家长还应优化家庭文化生活，丰富家庭的精神生活，增加愉快的生活体验。例如，全家可以在双休日时去歌剧院听音乐、看话剧，去美术馆看画展，培养学生健康的审美观和高雅的心灵品格；每季应有一两次半天的外出郊游或体育运动。

（三）塑造情感丰富的家长形象

家长是学生的第一任也是"任职"时间最长的老师。家长的言行举止作为子女的仿效榜样、参照模式，在子女的成长过程中发挥着持续的示范、导向和校正作用。一个良好的家长形象，能够激起子女的敬仰，使其乐于接受家长的教导，家庭教育会事半功倍；而一个明显不良的家长形象，会降低家长在子女心目中的地位，严重的会在学生的心灵深处留下病态的种子，甚至拒绝家长的教育。因此，家长应为孩子树立起良好的形象，引导学生朝着正确的方向发展。

1. 家长要善于调节自己的情绪

美国心理学家丹尼尔·戈尔曼博士指出："家庭是培养 EQ（情商）的第一所学校，有高 EQ 的家长才有高 EQ 的学生。"家长的情绪内容和互动会无形中使学生学习到哪些情绪在家庭环境中是可接受和期望的，以及如何管理这些情绪经历。

子女在观察时，首先会关注到哪种情境引发哪种情绪。接着，他们会观察父母是怎样进行反应的，以及父母进行反应后的结果如何。最后，他们会在相似的环境中运用这种反应模式。如果家长面临一些消极事件时，经常表现出沮丧、愤怒的情绪，没有很快地调节这些情绪，或采取错误的调节方式，都会无形中影响学生的情绪调节能力和方式。家长应认识到这种情绪感染的影响，从自身做起为学生树立良好的情绪榜样，以及调节情绪的榜样，让学生在观察中有效调节情绪。比如，当家长遇到困难时，能够迅速地调整好心态，想办法解决问题，而不是怨天尤人。

2. 家长要善于表达积极的情感

在市场经济条件下，来自工作、社会、家庭的种种压力，容易引起家长的心理波动，会把不良情绪转嫁到孩子身上。此种做法会造成孩子心理上的压力，使孩子产生自卑、胆小怕事等心理缺陷。因此，不管遇到怎样的问题，家长应以乐观的态度来对待现实，当产生不良情绪时要学会宣泄、转移，及时消除自己的不良情绪，避免对孩子造成负面影响。

心理学家弗雷德里克森（Fredrickson）提出了积极情绪拓展与塑造理论，认为积极情绪可以拓宽认知范围，提高认知灵活性。因此，家长要善于表达积极情绪，将不良情绪深埋心底，以良好的心境去影响、引导学生。在生活中，家长要笑对人生，养成积极乐观的心理品质。例如，家长对自己的未来充满信心，为美好的一天而欢呼；当家人感到沮丧时，要努力使他们振作起来；感谢家人给自己的帮助，和家人分享你的积极感受。另外，家长不要总是流露出消极、愤怒、不满的情绪，即使遇到不顺心的事也不能大声训斥学生，把孩子当做"出气筒"。尤其当孩子犯错误时，家长要控制住自己的感情，不要语言过激和动手打孩子。子女在父母开朗、乐观性格的长期熏陶下也会形成开朗、乐观的性格。

知识窗

美国学者 R. F. 尼赫茨（1983）为了弄清楚学生对家长究竟有些什么要求，对五大洲的二十多个国家十万个 8—14 岁的社会各阶层的学生进行了调查。现列举其中有影响的十条：

1. 子女在场不要吵架；2. 对每个子女要给予同样的爱；3. 任何时候，都不要对子女撒谎；4. 家长之间要互谦互让，相互谅解；5. 家长与子女之间要保持亲密无间的关系；6. 子女的朋友来做客时，要表示欢迎；7. 对子女提出的问题，要尽量全面予以答复；8. 在子女的朋友面前，不要讲子女的过错；9. 注意观察和表扬子女的优点，不要过分强调子女的缺点；10. 对子女的爱要稳定，不要动不动就发脾气。

二、家庭情绪辅导

家庭情绪辅导是指父母与子女谈论情绪、示范如何适当地表达情绪，做出平静和安慰等策略的榜样，并关心子女的情绪表达，当子女有情绪反应时给予令其安心的反应行为。戈曼特等人（1996）认为情绪辅导涉及以下父母行为：父母能够意识到孩子的情绪；把孩子的情绪看成是与他们亲密或教学的机会；帮助孩子表达自己的情绪；能够移情或确认孩子的情绪；能够帮助孩子去解决问题。对子女进行情绪辅导的家长能够帮助子女以适当的方式表达情绪、调节情绪、减少攻击行为（Jones et al，2002）。因此，作为指导者的家长应该努力辅导子女的情绪调节，提高子女的情绪调节能力。

（一）如何对待学生的消极情绪

当孩子表现出消极情绪时，家长是完全忽略孩子的情绪，采取不管不顾的态度吗？还是歪曲、否认孩子的情绪？还是认真地倾听孩子的心声，陪孩子一起体验其内心感受？对孩子消极情绪的不同态度，会影响到孩子的情绪健康，最终导致各种各样的心理问题。

1. 家长要善于倾听，觉察孩子的消极情绪

当学生面临消极情绪（例如愤怒、悲伤、恐惧、焦虑、嫉妒等）的困扰时，家长要尝试了解学生真正的感受及他的情绪信号的真正含义。学会做个能耐心且善于倾听别人诉说的听众，对了解他人感受来说很重要。因此，当孩子"闹情绪"时，家长应注意"倾听"，体验孩子的情绪。例如，静下心来听学生谈话，用表情和体态表示你对学生谈话的兴趣；尝试用学生的眼光看问题，设身处地地体会学生的感受，不要用既定的判断批判学生；注意学生的体态、说话的音调、表情等表达出的信息，察觉学生的所有感受；不加批判地接纳和理解学生的感受，如"我知道你很难受，因为老师批评你了"。通过倾听来详细了解学生的真实心理，了解他们的需求，并有针对性地化解他们的烦恼。

2. 家长以宽容和接纳的态度对待学生的消极情绪

要想让孩子成为自己情绪的主人，我们就应该接受孩子的消极情绪，设身处地安慰他们，引导他们。只有当学生感受到你的理解和接纳之后，才能敞开心扉与你沟通。家长不要消极地回避、否认学生所表达的消极情绪，要创造出无条件支持与鼓励的氛围，鼓励学生自由地表达真实的情感，以降低学生的紧张情绪。当学生闹情绪时，家长不能一味批评、指责甚至惩罚，而是要鼓励他们关心他人，理解他人的痛苦。一个宽容和接纳的外在环境，有助于学生良好的自我意识和个性的发展。而这种良好的自我意识和个性，又将有利于他们形成良好的认知、情感和行为，激励他们更加积极主动和自信地与外界交往。

3. 家长要帮助学生正视和理解自己的情绪

幼儿不会对自己的情绪有什么认识，情绪是好是坏，幼儿是不会自己去探究的，而父母要教育幼儿认识各种情绪及其特征与后果。当学生清楚地认识到自己当下的情绪时，在接纳它们时可以减少惊慌和痛苦。因此，家长要重视学生的消极情绪，教育学生正确看待自己的消极情绪。

家长应帮助青少年接纳自己的所有情绪，肯定其存在与功能，从而提高对自我情绪的认知水平。家长要让学生明白心理健康的人不是没有消极情绪，而是在消极情绪产生时能进行有效调控。当学生"闹情绪"时，家长要教会学生如何清楚知道自己此时的感受以及各种情绪产生的原因，如何对情绪加以调节和控制，以较快地走出情绪的低潮。当孩子确切地知道自己处于紧张、难过、厌恶、忏悔、羞愧等某一种情绪状态，并且从大人的态度中知道这一切都很正常，自己可以面对并处理好时，他就会较快地平静下来，获得自我调整的力量和方法。

表 5-2 家长对待学生消极情绪问卷

测一测：看您是如何对待学生的消极情绪的

下面描述了 4 种孩子会表现出消极情绪的情境，每一情境下都有 6 种家长可能的反应，请评价您作出每一种反应的可能性，在 1—7 之间的相应数字上打"√"。1 表示完全不可能，4 表示一半可能一半不可能，7 表示完全可能，数字越大，表示作出该种反应的可能性越大。请尽可能真实地回答！

1. 如果孩子因为生病或受伤不能参加他/她朋友的生日聚会而生气，我会：							
☆ 让孩子待在他/她自己的房间里冷静一下	1	2	3	4	5	6	7
☆ 向孩子发火	1	2	3	4	5	6	7
☆ 帮助孩子想一些他/她仍然能够和朋友在一起的方法（例如，聚会后邀请朋友）	1	2	3	4	5	6	7
☆ 告诉孩子不要把错过聚会看得太重	1	2	3	4	5	6	7
☆ 鼓励儿童把他/她的愤怒和沮丧的感觉表达出来	1	2	3	4	5	6	7
☆ 安慰孩子并与他/她一起做些有趣的事情使他/她感觉好一点	1	2	3	4	5	6	7
2. 如果孩子从自行车上摔下来并摔坏了车子后心烦和哭闹，我会：							
☆ 保持冷静，不让自己（家长本人）感到焦虑	1	2	3	4	5	6	7
☆ 安慰孩子并试图让他/她忘记这件事	1	2	3	4	5	6	7
☆ 告诉孩子他/她反应过度了	1	2	3	4	5	6	7
☆ 与孩子一起想办法修理自行车	1	2	3	4	5	6	7
☆ 告诉孩子想哭就哭吧	1	2	3	4	5	6	7
☆ 告诉孩子不要哭，否则以后不许骑自行车	1	2	3	4	5	6	7
3. 如果孩子害怕打针，并在等待打针的时候害怕得发抖或哭泣，我会：							
☆ 告诉他/她要乖，否则就不允许做他/她自己想做的事情（例如，看电视）	1	2	3	4	5	6	7
☆ 鼓励孩子把害怕的感觉表达出来	1	2	3	4	5	6	7
☆ 告诉孩子不要把打针看得太严重	1	2	3	4	5	6	7
☆ 告诉孩子不要哭，以免使我们尴尬	1	2	3	4	5	6	7
☆ 打针前后安慰他/她	1	2	3	4	5	6	7
☆ 告诉孩子减轻疼痛的方法（例如，放松或深呼吸）	1	2	3	4	5	6	7
4. 如果孩子因我不能陪伴他/她，需要独自在朋友家度过一下午而感到紧张和烦躁，我会：							
☆ 与孩子谈论他/她与朋友在一起时快乐的事情，让孩子转移注意力	1	2	3	4	5	6	7
☆ 告诉孩子他/她可以做些事情（例如，和朋友一起看书或玩玩具），这样没有我陪伴也不会害怕	1	2	3	4	5	6	7
☆ 告诉他/她不要像个小孩子一样反应过度	1	2	3	4	5	6	7
☆ 告诉孩子如果他/她再这样的话，以后就不许再出去	1	2	3	4	5	6	7
☆ 因孩子的反应感到烦躁或不舒服	1	2	3	4	5	6	7
☆ 鼓励孩子把紧张的感觉表达出来	1	2	3	4	5	6	7

（二）如何与学生进行情绪讨论

家长与学生讨论情绪对学生的情绪调节非常重要。家长使用情绪语言，教授各种情绪词汇和标签，通过多种方式来讨论情绪，包括谈论学生情绪、成人情绪和学生所接触到的他人情绪（Suvegetal，2005），使学生学习情绪出现的各种原因以及不同情绪反应的结果（Shipman et al，2004）。有研究者考查了学前期父母与儿童谈论情绪的方式。当谈论到消极情绪时，他们更多地谈论到过去的感受、情绪的起因、情绪之间的关系以及想法。另外，他们关于消极情绪的词汇量更广，有更多开放式的问题，他们还会谈论更多的其他人（Lagattuta & Wellman，2002）。这些情绪讨论能够促进学生对情绪的感知和理解，提高情绪调节能力。家长与学生进行情绪讨论时要注意以下几点。

1. 家长要尊重学生，以平等的身份与学生交流

任何人际互动都应建立在平等、相互尊重的基础上，亲子互动也不例外。然而，在现实生活中，许多父母认为孩子是从属于自己的，否认了儿童的人格独立从而失去了亲子互动的基础——平等。父母总是习惯于进行教训式或单向式谈话，如"你要……，你不要……，不可以……"，不能体会到孩子的内心感受。如果父母用"我觉得……"、"你觉得……"这种句型进行交流，多采用引导、说理和鼓励的方式，孩子就会体验到父母对他的尊重。孩子从父母与他商量的口气中体验到自己的人格价值所在，就乐意向父母敞开心扉。

尊重和爱既是亲子互动的前提，又是儿童正常社会化的基础。家长应以平等的态度和身份与子女相处，尊重孩子的意愿，建立一种良好的心理交往关系。家长应经常与学生一起讨论，应鼓励孩子表达他们自己的想法、态度、情感等。民主平等的家庭中培养出的孩子会以在家庭中习得的方式对待他人，尊重他人的意见，易于与他人合作，遇事平静对待，处理问题公平公正，社会适应性较强。所以在家庭中，要多一点商量，少一点命令，多一点每个人的自由空间和时间，少一点统一的要求。

2. 家长要多与学生进行情感沟通

在日常生活中，家长不仅要对孩子进行智力教育，还要对孩子进行情感教育。对学生的情感教育缺不了与他们的情感交流，让他们在交流中学习什么样的情绪是适于社会交往的。

一方面家长要主动与学生讨论他们的感受，帮助孩子用合适的词汇表达消极情绪。比如，在孩子被同伴拒绝时，妈妈问他："你很生气是吗？"然后，妈妈把他抱起来安抚，问他："现在你高兴些了吗？"当家长给孩子提供情绪"标签"时，既可以丰富孩子的情绪概念，也帮助孩子了解了自己和他人的情绪。另外，当学生遇到情绪困扰的时候，家长应通过谈心交流了解问题的症结所在，帮助他们分析思考找出解决问题的办法，或帮助他们改变错误的认知方式，帮助学生排

遣内心不愉快的情感体验。孩子会逐渐明白,难过的时候,大人会帮助他们觉得好过一些;快乐的时候,大人会跟他们一起分享快乐;当他自制力不足的时候,大人可以帮助他制定一些规范,帮助他们控制自己。

知识窗

尼尔森(Nielsen,1993)运用自我观念理论提出了5条帮助家长理解学生,改善亲子关系的原则。这些原则包括:1. 尊重学生要按照与他们的自我观念一致的方式行事;2. 父亲和母亲应该在与学生的关系上保持一致;3. 家长一定要表达出持续的和无条件的对学生的接纳;4. 家长一定要能移情地理解学生;5. 家长应该对学生的重要行为投以重要的责任心。

资料来源:NIELSEN K. Principles oriented parent training manual [J]. Journal of Psychological Practice,1998,1(4):153-181.

另一方面家长也应向孩子主动谈论自己的情绪情感,把自己的欢乐和烦恼告诉学生,让他知道谁都会有糟糕的心情。父母表达自己的情绪,是一种情绪示范。这样能让学生学习如何处理和表达情感,同时逐渐学会情绪调节。例如,家长可以对孩子说:"我情绪不好是因为我和某个同事产生了冲突。这不是你的原因,但我希望你理解为什么我一直这么暴躁。如果这种状态持续下去,我会寻求帮助的。"家长通过与学生进行的情绪谈话,告诉学生他们对情绪事件的评价和处理,使学生能够恰当地掌握情绪表达规则和调节策略。这样将来学生一旦遇到困难,就会积极寻找办法,以正确的态度对待情感困难。

(三)教给学生情绪调节的方法

不良情绪我们应该宣泄,但这并不意味着我们可以不分场合、地点、方法、对象地任意宣泄。因为这样的宣泄,不但不能使学生的不良情绪得到有效的排解,反而会引起周围人的反感,从而造成学生更大的精神痛苦,引发更为严重的不良情绪。不良情绪是作为一种消极的心理状态出现的,因此,学生需要学会一些如何宣泄不良情绪和如何进行心理调整的方法,培养管理自我情绪的能力。

1. 家长应教学生恰当的方式来表达情绪

适当的情绪表达对于减少压力,促进心理健康有重要意义。越善于表达的人,越乐观,越自信,自我感觉越良好,积极情绪也越多。并且正确的情绪表达能够促进人际关系和谐,通过抒发自己内心的感受,让别人更了解你,你也可以更了解别人。

在日常生活中,家长应教给孩子一些适当的方式来表达情绪,如言语表达,让孩子在任何时候都可以通过特定的言语将情绪表达出来,从而消除紧张的情绪状态。研究表明:情绪描述的行为对神经系统有安抚的效果,能帮助孩子在不安的事件里较快地恢复过来。每当情绪不稳定时，学生应向父母、老师和同伴"倾诉"自己的情绪感受，不要憋在心里，而应释放出来。另外，运动方式也是一种宣泄情绪的好方法。父母应让孩子进行一些他们所喜爱的运动，如玩水、玩沙、打球，在运动中促使幼儿表达其情绪。如果没有别的办法，哭也不失为情绪的自然表达法。当人内心极度痛苦时，哭是一种发泄方式，哭后能使人心情畅快。

2. 家长应有意识地教学生一些情绪调节方法

（1）行为调节法

当孩子产生消极情绪时，家长应帮助孩子控制其情绪，缓解情绪的强度与持久度。家长可以教给儿童一些自我调节的方法，譬如告诉他们，当他们控制不了自己的情绪时，就在心里暗暗说"不要发怒"、"不能打人"或"不能摔东西"；在学生遇到困难，产生心理压抑和焦虑时，要帮助他们学会自我解嘲，以自嘲的语言和行为，以一笑了之等方法，化尴尬为自然，化紧张为轻松，把那些不利于学习和发展的消极情绪转化为促进他们吸取教训的积极情绪；当学生与老师或同学产生意见分歧或抵触情绪时，应帮助他们学会心理换位、平静心态，学会站在他人的角度来看问题，体会对方的心情和感受，之后再找机会和他们交流沟通，达到互相理解的目的；当学生遭遇考试失败等挫折后，要帮助孩子们寻找感兴趣的事，让他们暂时忘却和冲淡压力，等他们心情平静后，再和他们一起认真总结教训，寻找改进措施等。

（2）认知调节方法

家长还可以运用心理学知识，教学生对出现的情绪问题进行认知调节，以合理地宣泄、排解消极情绪。认知调节是通过认知的方法对情绪的产生过程进行控制、改变。埃利斯（Ellis，1955）认为人的情绪不是由某一诱发性事件本身所引起，而是由经历的人对这一事件的解释和评价所引起的。正是我们常有的一些不合理信念使我们产生情绪困扰。久而久之，这些不合理的信念还会引起情绪障碍。这就是ABC理论的基本观点。在ABC理论模式中，A是指诱发性事件（activating events）；B是指个体在遇到诱发事件之后相应而生的信念（belief system），即他对这一事件的看法、解释和评价；C是指特定情境下，个体的情绪及行为的结果（consequences）。

因此，家长应让学生认识到"必须"、"一定要"、"总是"这些观念都是不合理的，帮助他们建立一个现实、理性的人生哲学。家长应帮助学生科学地进行逻辑思维与分析，以合理的思维方式代替不合理的思维方式，以合理的信念代替不合理的信念，让学生最大限度地减少不合理的信念给情绪带来的不良影响，通过改变认知来帮助学生减少或消除情绪障碍。

案例——ABC理论的举例

对课堂上举手未被老师提问这一客观事实（A），一些学生却可能这样想：

"太过分了,老师肯定瞧不起我,对我有偏见。""哼,欺人太甚!他居然对我视而不见。""是你不叫我的,我以后可不会再举手了。"而另一些学生可能会这样想:"有可能老师没有看见我举手吧。""只要我经常举手,老师一定会让我来回答问题的。""老师知道我已经能回答了,所以就不必再提问了。"很明显,前一种观点(B1)是非理性的,对自己和别人的全盘否定会导致自轻自贱或愤怒与敌意等不健康的心理状态(C1);而第二种看法是理性的思考(B2),在这种心理状态下,当事者能用客观的态度解释这一事件,始终保持积极、豁达的处事态度(C2)。

三、如何对待有情绪问题的学生

目前,中小学生的情绪问题日趋严重,已成为全球性现象。小学生常见的情绪问题有:易冲动、易胆怯。易冲动主要表现为易激惹,这类学生可为点滴小事大哭大吵,打人、咬人、毁坏玩具,甚至将自己的学习用品摔坏等。易胆怯与此表现形式相反,通常是胆小怕事,遇到些小矛盾、小冲突、小问题就束手无策,甚至哭泣。而中学生大多处在青春期,他们精力充沛旺盛,表现出高度的敏感性和不平衡性,情绪体验强烈而易于波动;同时,他们自我意识逐步发展,要求摆脱对成人的依赖。这种独立性与依赖性的矛盾如果得不到很好的引导转化,就会产生情绪障碍,影响人格顺利健康地发展。良好的情绪是衡量个体心理健康的重要标准,改变和管理自己的情绪是一个人适应社会的重要条件。因此对家长而言,协助中小学生找出压力源进而排除情绪障碍,是家长们该学习的人生功课。

(一)家长的无条件积极关注

大多数有情绪问题的学生都不是按照真实的自我需要在生活着,而是按照别人的需要,按照社会习俗和规范生活着。他们在各种客观因素的影响和约束下,掩盖了真实的自我,扮演了自己不愿扮演的角色,从而迷失了自我。人本主义心理学注重人的心理倾向和潜力的挖掘,激励人们去成为自我实现的人。美国心理学家罗杰斯提出的"无条件积极关注",重视个人自身的需要,认为个体有能力有责任改变自己,无条件接纳对方,促使当事人发生积极变化。这对于家有情绪问题的学生的家长来说非常重要。因为这对学生重新发现自己的价值,获得自尊和他尊很重要,是改善学生情绪问题的关键。

在日常生活中,家长对学生的关注应是无条件的,无论学生的行为如何,都给予其积极关注。在这种条件下,学生就不需要去隐藏那部分可能会引起爱的撤消的自我,可以自由地体验全部自我,发展完整的自我概念,有利于学生成长并成为心理和谐的人。具体来说,就是家长不以评价的态度来对待学生,不依据学生情绪和行为的好坏来决定怎么对待学生;无条件地从整体上接纳学生;真诚地对待他,鼓励他说出自己的真实想法;允许学生有自己的感受、想法、情绪和行为。这样，有助于满足学生的情感需要，使其正确地对待自己的情绪问题，消除不愉快的体验，听从家长和老师的建议，改善自己的情绪和行为。

（二）提高家长的心理健康水平

现代社会竞争激烈、生活节奏紧张，家长的情绪常常不稳定，中小学生处于身体心理发展的不平衡时期，让亲子关系变得越来越紧张。许多家长在面对学生的情绪问题和亲子矛盾时，缺乏思想准备和应对经验，容易引发紧张、焦虑和恐惧等心理症状，影响家长的身心健康和正常的家庭功能。如果家长的心理问题处理不当，在教育孩子行为上会出现偏颇，会使孩子长期处于一种慢性应激环境中（陈旭先，林力，2008）。为了建立和谐的亲子关系，缓解家长自身的心理问题及不良情绪反应，家长应该学会正确的心理疏导，提高自己的心理和情绪健康水平。

1. 家长转变认知，更新家教理念

家长不仅要关心学生的学习和身体情况，也要关心学生的心理和情绪健康。当学生出现情绪问题时，家长不能整日沉浸在悲哀之中，自怨自艾，不接受现实；家长也不能只从学生身上找原因，却意识不到自己的态度、方法是否存在问题。当学生有严重的情绪障碍时，家长不要只注意到坏的一面，认为这是一件丢脸、会被人耻笑的事情。家长要尽快地使自己面对现实，尊重孩子的生命价值，意识到对孩子应承担的责任。父母应寻求帮助，积极配合心理治疗师的工作，找到在指导孩子时如何管理好情绪的正确方法。

2. 家长需要学习管理情绪的方法

家长可以应用适宜的方式宣泄，将自身郁积的不满、愤慨、压抑的情绪发泄出来。这样可以放松精神，平和心态，使自己更有能力去应对学生的情绪问题。比如可以在适当的场合放声大哭，这是一种积极有效的排遣紧张、烦恼、郁闷、痛苦情绪的方法。也可以向知心朋友尽情倾诉，发发牢骚，吐吐委屈。研究人类大脑的美国专家也说："把负面感受说出来，可以减弱恐惧、惊慌等强烈情感时大脑组织的反应，还能激活控制情绪冲动的大脑区域，有助减轻悲伤和愤怒。"可以参加一些适当有益的活动，或跑跑步、打打球、干干体力活，或唱唱歌、跳跳舞，就可以使郁积的怒气和不良情绪得到发泄，有利于情绪的稳定与健康发展。

当家长自己不能应对自己的情绪问题时，应善于寻求社会支持妥善地解决问题，如随时打电话或当面向朋友询问应对办法；如果你发现无法走出情绪困扰，那就向医院或社区健康部门中受过训练的专业人员寻求帮助。同时，在悲观时，家长要增强信念，面对暂时的挫折，不要后退，要想方设法去克服。在任何时候都要保持积极乐观的态度，相信自己一定能够战胜不良情绪，帮助学生和家庭走出困境，共迎健康的生活。

【建议参考资料】

1. 王争艳，刘红云，雷雳，等. 家庭亲子沟通与儿童发展关系［J］. 心理科学进展，2002，10（2）：192 – 198.

2. CASSIDY J. Emotion regulation：influences of attachment relationships ［J］//FOX N. The development of emotion regulation. Monographs of the Society for Research in Child Development，1994，59：228 – 249.

【问题与思考】

1. 家庭情绪表达是如何影响学生的情绪调节的？
2. 家庭中关于情绪的讨论是怎么进行的？
3. 应该怎么应用家庭情感教育来促进学生情绪调节能力的发展？
4. 家庭情绪交流是怎么促进学生情绪能力发展的？
5. 当你在生活中遇到一件让你特别气愤的事情时，应该怎么应用认知方法来调节情绪行为？

第六章　学校教育和学生情绪调节

【本章提要】

除了家庭之外，学校也会对中小学生的情绪及情绪调节产生较广泛和深入的影响。本章首先介绍了学校情境中与情绪有关的概念，包括学业情绪、考试焦虑及情绪智力等，然后总结了影响中小学生情绪调节的学校因素，具体从教师、班级和学校的情绪教育开展情况三个方面阐述。其中，如何在学校中开展情绪方面的教育，是一个全世界都在关注的课题。本章重点介绍了美国提出的一系列社会情绪学习课程，如"第二步"项目、"促进选择性思维策略"项目、"强健儿童"项目等，将提高学生的情绪能力作为核心目标，包括提高学生的情绪识别和理解能力、减少攻击和冲动行为、增进人际关系、学会共情技巧等。这些课程在学校实践中取得了良好效果，被国外许多中小学校所采用。

【学习重点】

1. 理解影响中小学生学业情绪的因素，并掌握其干预手段。
2. 掌握中小学生考试焦虑应对方法。
3. 理解情绪智力的内容。
4. 理解影响中小学生情绪调节的因素。
5. 掌握"第二步"项目、"促进选择性思维策略"项目、"强健儿童"项目的具体操作方法。

【重要术语】

学业情绪　考试焦虑　情绪智力　社会情绪学习　"第二步"项目　"促进选择性思维策略"项目　"强健儿童"项目

露露是高一某实验班学生，高中入学成绩落后，学习吃力，虽然投入大量学习时间，起早贪黑，可是不见效果，因而经常沉默寡言，少有笑容。班主任通过与她交谈了解到她的羞愧、焦虑、失望情绪很严重。在周记中，她倾诉了渴望好成绩和怕辜负父母期望的心情："我最最害怕的不是老师，是学习成绩，是父母失望的眼神。如果没有我，他们手上不会爬满老茧；如果没有我，他们的脚指甲里不会满是黑泥；如果没有我，他们的头上绝不会有白发。这一切都是因为我……我绝不能让我的父母以失望而告终。"她也想让自己变得开朗一些,但不知道该如何摆脱这些消极情绪。她在学校中回避与同学的交往,很少主动跟同学、老师打招呼,因而几乎没有什么朋友。

露露的这些情绪是怎么回事?怎么解决她的消极学业情绪?教师可以通过什么方法提高像她这样的学生的情绪能力?围绕着这些问题,本章讲述了学校情境中的情绪、影响学生情绪调节的学校因素,并重点介绍了旨在提高中小学生情绪调节能力的社会情绪学习课程。

第一节 学校情境中的情绪

露露的例子在学校中并不少见,她在学习中产生的焦虑、羞愧情绪很多学生也都具有,这些情绪反过来影响了她的学习。近年来,人们对学校情境中学生的情绪越来越重视。美国教育研究协会在1998年就召开了主题为"情绪在学生学习与成就中的作用"的学术年会,讨论学校情境中学生的情绪对学习的作用。其中,人们最感兴趣的是学业情绪、考试焦虑、情绪智力等话题。

一、学业情绪

(一) 学业情绪概述

学业情绪是指在教学或学习过程中,与学生学业相关的各种情绪体验,包括高兴、厌倦、失望、焦虑、气愤等。学业情绪不仅仅指学生在获悉学业成功或失败后所体验到的各种情绪,同样也包括学生在课堂学习中的情绪体验、在日常做作业过程中的情绪体验以及在考试期间的情绪体验等。

德国心理学家佩昆(Pekrun,2002)认为有九种学业情绪,即愉快、希望、自豪、放松、厌烦、失望、焦虑、气愤、羞愧,其中愉快、希望、自豪都是积极情绪,可以促进个体的活动;放松也是积极的情绪,但会抑制个体的活动;气愤、焦虑、羞愧是消极的情绪,会促使个体采取一定的活动;而失望和厌倦也是消极的情绪,但会抑制个体活动。

(二) 学业情绪对中小学生的影响

1. 学业情绪影响学生的认知活动

学业情绪除了有积极、消极之分外,还有强弱高低之分。学生处于积极且强度较低的情绪状态,如愉快、放松时,会促进学生的注意、记忆、判断、推理等认知活动,进而提高学生的学业成绩;而不论是积极的还是消极的,高强度的情绪状态都会对学生的认知活动产生一定的阻碍,如过度兴奋或者过度悲伤。

2. 学业情绪影响学生的学习态度

当一个学生处于一种积极的情绪状态时,他就会变得乐于学习、善于学习,对学习产生浓厚的兴趣。兴趣是一切活动的基础,要使学生形成主动学习的态度，就必须培养学生积极的学业情绪，提供一个良好的学习气氛。

3. 学业情绪影响师生关系

情绪具有人际沟通和交流的功能，学生的学业情绪自然也能架起学生和老师沟通的桥梁。学生积极的学业情绪会使师生之间的交流顺畅、深入，形成彼此信任的师生关系，而学生消极的学业情绪会破坏师生之间的交流，影响师生关系的良好发展。

4. 学业情绪影响学生的身心健康

教育教学的目的，是使学生在身心两方面获得健康全面的发展。良好的情绪状态是身心健康的标准之一。如果能够给学生营造一个宽松平等的学习环境，让学生形成积极的学业情绪，就会减轻学生的学习压力，有助于学生形成良好的心理品质和健全的人格。

（三）影响中小学生学业情绪的因素

哪些因素会影响中小学生的学业情绪呢？具体可以分为两个方面：一是外部因素，包括学校因素和家庭因素；二是内部因素，包括学生的归因、成就动机、自我概念和学习成绩等。

1. 外部因素

（1）学校因素

教师所营造的课堂气氛会对学生的学业情绪产生影响。教师在教学过程中善于营造轻松自由的课堂气氛，比如注重与学生互动，学生可以自由发言，对于学生从课堂学习中体验到乐趣有很大作用；死气沉沉或者充满专制约束的课堂气氛则会压抑学生的积极主动性，带来失望、愤怒等消极情绪。

教师的授课水平会对学生的情绪感受产生明显的影响。心理学家孟昭兰（2005）发现，授课水平对学生学业情绪的影响要大于课程性质。学生一般都比较喜欢幽默、生动活泼的授课方式，如果教师能深入浅出地授课，学生就会产生听课的愉快和满足感。同样是历史课，授课水平不高的教师会让学生厌烦，以致昏昏欲睡；而换作袁腾飞、纪连海等老师来讲，学生们可能就兴趣盎然。

师生关系状况与学生的学业情绪有很大的关系。马斯洛的需要层次理论认为人都有归属和爱的需要以及尊重的需要，学生也不例外，在学校中他们也同样需要教师的关爱与尊重。不良的师生关系会导致学生的这些需要得不到满足，从而产生严重的厌学情绪。比如，一个学生如果与某位任课教师发生冲突，他就会将对教师的不满转移到对该课的学习上。更为严重的是，有的学生还会因此开始厌倦所有教师，甚至所有跟学习有关的活动，产生"学校恐怖症"。此外，教师的厌教情绪也会在潜移默化中通过各种途径感染学生，影响学生学习的情绪感受。因此，如果教师能够在学习过程中用心跟学生进行沟通、交流，多给予学生积极的鼓励和建设性的评价，与学生建立良好的师生关系，将会有助于学生形成良好的学业情绪。

同伴关系对中小学生的发展有重要影响，它提供了儿童体验情绪和进行认知活动的基础，小学生已经很重视与同伴建立友谊关系，进入中学后则更重视关系亲密的朋友。同伴关系亲密不亲密、稳定不稳定对中小学生在学校中能否获得愉快、满意等积极情绪有重要影响。一个学生如果受到同伴的排斥或者冷漠对待，会产生伤心、失望的情绪，体验到更多的孤独感。

（2）家庭因素

家庭结构对一个学生的心理发展也有很大影响。家庭结构完整的学生情绪稳定性高，体验到更多的积极学业情绪。丧父丧母或者父母离异的家庭，会给学生造成情感创伤，学生容易在学校中抑郁、焦虑、敏感，并且父母亡故或者离异时学生的年龄越小，受到的影响越大。这种情感创伤往往难以愈合，甚至会伴随一生。

家庭教养方式对学生的重要性不言而喻。家庭教养方式可以分为专制型、民主型和放任型，专制型和放任型教养方式容易使学生产生焦虑、抑郁情绪和挫折感，还会导致有些学生易愤怒、好冲动；民主型教养方式尊重学生自身的选择，尊重学生的兴趣，它能让学生有较高的主动性，积极投入自己感兴趣的学习活动。

知识窗

中国政法大学针对"家庭体罚子女现象"的调查显示，近2/3儿童曾经遭受过家庭暴力。在接受调查的498名大学生中，54%的人承认自己在中小学阶段经历过家长的体罚，占被体罚总数的71.38%。体罚的形式以父母手打脚踹为最多，占到88%，借助工具如棍棒、皮带、衣架等实施暴力的占1.6%。从体罚的种类看，辱骂占25.28%，罚跪占16.36%，罚站占13.38%，被父母逐出家门的占4.09%。这种现象不得不引起家长们的反思。

资料来源：39健康网《打骂教育影响孩子心理健康》，2009-3-19，http：//xl.39.net/czxl/093/19/818813.html

家庭气氛融洽，表明家庭文化生活丰富，成员自由表达情感的程度较高，学生在学校中也会积极地分享情绪，从而获得更多愉快的体验。相反，一个生活在家庭成员之间争吵不断，或者冷漠、缺乏交流的气氛中的学生，在学校里要么情感封闭，要么敏感多疑，产生诸多消极情绪。家庭暴力对学生学业情绪的影响更大，有研究表明，有过家庭虐待史的学生患焦虑障碍、抑郁症等情感障碍的比率明显高于没有受过家庭暴力的学生。

2. 内部因素

（1）归因

韦纳（Weiner，1971）系统地提出了归因理论。归因是个体对自己成功或失败所作出的因果解释，分为三个维度：内外因维度，即把成败归因于自身因素还是外部环境因素；稳定性维度，即把成败归因于稳定因素还是不稳定因素；控制性维度，即认为造成成败的因素是自己可以掌控的还是不可掌控的。人们一般会将成败归因于能力高低、努力程度、任务难易、运气好坏、身心状态和外界环境六个因素，如表6-1所示。

表6-1 归因模式图

	内外因		稳定性		可控性	
	内因	外因	稳定	不稳定	可控	不可控
能力高低	✓		✓			✓
努力程度	✓			✓	✓	
任务难易		✓	✓			✓
运气好坏		✓		✓		✓
身心状态	✓			✓		✓
外界环境		✓		✓		✓

韦纳认为归因会对情绪产生影响。在内外因维度上，如果个人把成功归因于内部原因，他会感到高兴和满意，相反如果把失败归因于内部原因，他会感到羞愧和沮丧；然而如果把不论成功还是失败都归因于外部原因，他都不会产生太强烈的情绪反应。在可控性维度上，把成功归因于可控性因素会产生骄傲、满足，归因于不可控因素就没有那么多的骄傲和满足了；把失败归因于可控因素会产生懊悔、惋惜、内疚等情绪，归因于不可控因素则不会产生这些情绪或者这些情绪比较弱。在稳定性维度上，把成功归因于稳定性因素，个体会预期自己在类似的活动上还会成功，使得对未来充满希望，产生乐观情绪，归因于不稳定因素则不敢肯定自己在以后的类似活动中还能否成功，于是产生担心情绪；把失败归因于稳定因素会产生悲观、绝望的情绪，归因于不稳定因素则有助于保持一种较乐观的情绪。

同样是考试不及格，有的学生会归因于内部、不稳定、可控因素，比如自己的努力程度，那么他会预期如果努力学习，下次考试是有可能提高成绩的，因而不会产生绝望无助的情绪，而是对未来充满希望；而有的学生会归因于内部、稳定、不可控的因素，比如自己脑子笨，那么他会悲观失望，对以后的考试充满恐惧。

（2）成就动机

成就动机的提出者阿特金森（Atkinson）将成就动机定义为：在人的成就需

要基础上产生，激励个体乐于从事自己认为重要的或有价值的任务，并力求获得成功的一种内在驱动力。个人的成就动机包括追求成功和避免失败两种倾向。有的学生学习是为了追求成功以及由此带来的积极情感，比如获得老师和家长的赞扬，得到同学的喜欢和敬佩；有的学生学习是为了避免失败以及由此带来的消极情感，比如老师和家长的批评、同学的疏远等。追求成功者跟避免失败者在相同情境下体验到的学业情绪是不同的。比如，同样考了70分，追求成功的学生会闷闷不乐，因为他的目标是90分；而避免失败的学生则会欣喜若狂，因为他的目标是只要别不及格就行。

(3) 自我概念

自我概念是指一个人关于自己的观点和看法，当个体把自己当成认识对象时，就会对自己产生知觉并形成关于自己的一般概念。学业自我概念是关于自己学业的一般概念。影响学业情绪的外部因素如家庭教养方式、课堂气氛、师生关系、同伴关系等，都可能会经过学生的认知整合形成自我概念，并通过自我概念而弥散性地影响到他们的学业情绪。有高学业自我概念的学生，比较相信自己的学习能力，重视学习对自己的作用，容易从学习中获得乐趣，沮丧、孤独等消极的学业情绪较少，面对考试也不会产生过度的焦虑情绪。

(4) 学习成绩

学习成绩是我国每一所学校、每一个老师都很看重的东西，是学校衡量一个学生优秀与否的最重要指标，自然也是学生各种学业情绪的重要诱发因素。每个学生都想获得优秀的学习成绩，学习成绩好会使他们认为学习是快乐的、令人满足的，而学习成绩下降、考试失利等则会给学生带来沮丧、悲伤等消极学业情绪。

(四) 中小学生学业情绪的干预

对学业情绪的干预可以从情绪关注式教学、策略训练、个别辅导和系统干预四个方面进行。

1. 情绪关注式教学

顾名思义，情绪关注式教学就是在教学中积极关注学生的情绪（如，董妍，俞国良，2011）。具体体现在授课和评价上：授课上，教师要带着积极的情绪进行授课，面带微笑，和蔼可亲；评价上，教师不仅关注学生成绩，更要对学生的学业情绪敏感，更多地了解学生的感受，这要求任课老师在每次的考试、作业中对学生的成绩反馈要有情绪性评价。情绪关注式评价的具体做法是：首先，关注成绩变化给学生带来的情绪；其次，教师本人要意识到对学生的成绩有什么样的情绪反应；最后，帮助学生分析成绩变化的可能原因，进而提出进一步的鼓励和希望。例如，"某某同学，你这次考试成绩很好，能取得这样的好成绩，你一定很高兴，老师也很为你感到欣慰，希望你能够继续努力，不断进步。"董妍发现，采用情绪关注式教学的班级对学生整体的学业情绪的改善比不采用这种教学的班级要高。

2. 策略训练

策略训练即训练学生学会一些调节自己学业情绪的策略，比如改变自己的看法、暂时离开某个情境、转移注意力等。策略训练的过程一般需要经历策略感悟、策略尝试、策略归纳、策略运用和策略迁移五个步骤，这样才能使调节策略有效地渗透到学生的实际运用中去，逐步达到策略运用的自动化。教师可编制出学业情绪调节训练手册，然后按照手册的内容，每周进行一次团体训练，每次40分钟。

3. 个别辅导

对于案例中的露露的情况，心理辅导老师可以采用理性情绪疗法对其进行个别辅导（详见第八章）。第一次辅导老师主要帮助她认识到自己信念中的不合理地方，比如过度概括（她认为考试成绩不好就对不起父母）等，指出是这些不合理的信念导致了她的不良学业情绪，并让她记录自己未来一周出现的不合理信念及其相应的情绪感受；第二次，与露露一起分析不合理信念的问题所在，帮助她认识到如何用合理信念取代不合理信念，并让她记录未来一周自己如何用合理信念取代不合理信念，情绪有什么变化；第三次，与她一起分析自己的变化过程，并指出可以坚持用这种方法进一步改变自己的学业情绪。

4. 系统干预

学生的学业情绪通常受到各种外部因素和内部因素的综合影响，因而要将外部因素与内部因素结合起来，对学业情绪进行系统干预。系统干预就是将对学生的认知和行为的干预与家长、同学及教师结合起来（郭宏艳，2008）。认知方面的干预是向学生介绍情绪方面的相关知识，使其通过团体互动和自己的内部探索，认识到自己的情绪，学会客观正确看待自己的问题；行为方面的干预主要通过家庭作业实现，通过形式多样以及主题多样的家庭作业，改善学生与家庭成员的沟通和交流。这两方面的干预也需让同学和教师参与进来，比如可以通过和同学互找优点的训练来改善学生的学业情绪，还可以对学生进行团体咨询和教师辅导。对于露露，也可以采用系统干预的方法，让露露认识到家长或者同学对自己的真实评价，思考自己对这些评价的感受以及它们如何影响到了自己的学业情绪。

二、考试焦虑

大量调查表明，在所有影响学生学习活动的学业情绪中，考试焦虑占有相当大的比例。所以，认识考试焦虑及其对学生的影响，了解考试焦虑的影响因素，掌握考试焦虑的心理调适方法，对于增强学生心理健康、提高学习成绩大有帮助。

(一) 考试焦虑概述

考试焦虑是由整个考试情境引起的神经紧张状况。当面临考试时，有的学生会表现出对考试后果的担忧，并由此联想到父母、同学、教师等人的评价，一旦考生感到无力避免或应付这样的场景时，便会产生担忧和恐惧，并由担忧和恐惧转化为焦虑。心理学家郑日昌（1990）将考试焦虑定义为在一定的应试情境激发下，受个体认知评价能力、人格倾向与其他身心因素所制约，以担忧为基本特征，以防御或逃避为行为方式，通过不同程度的情绪性反应所表现出来的一种心理状态。

考试焦虑有三种成分：一是认知成分，以担忧为特征的、由消极的自我评价或他人评价所形成的意识体验；二是生理成分，即同自主神经系统活动相联系的特定的情绪性反应，如心率加快、呼吸加剧、胃肠不适、多汗、尿频、头痛、失眠等；三是行为成分，通过防御或逃避所表现出来的一定的行为方式，如在考场上惶恐不安，多余动作增加，或胡乱答完卷子，早早离开考场。

(二) 考试焦虑对中小学生的影响

1. 干扰学生的认知过程

考试过度焦虑易分散和阻断学生在考试时的注意过程，学生担心考不好，他们对考场上的偶然性刺激特别敏感，而不能集中注意力答题；干扰回忆过程，使学生记忆的信息出现了混乱，检索、提取不出来，容易造成错答、漏答或不知如何应答等现象；瓦解思维过程，会造成学生思维狭窄甚至呆滞，他们的比较、分析、综合、抽象、概括等具体思维能力无法正常发挥，创造性想象、发散式思维能力更无从谈起。

2. 危害学生的身体健康

考试过度焦虑可导致大脑神经活动兴奋与抑制的失调，形成多种类型的神经症，比如神经衰弱；考试过度焦虑影响学生的消化系统功能，有些人在紧张应试期间所发生的腹泻和便秘现象，便是此种功能紊乱的临床表现。

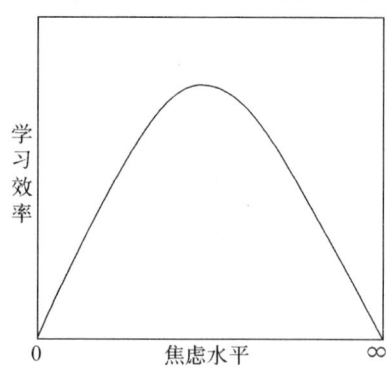

图 6-1 考试焦虑与学习效率关系

当然，并非所有的考试焦虑对学习都是有害的。许多研究表明，绝大多数考生都会在临考前有一定程度的紧张或焦虑，这是正常现象。适度紧张可以维持考生的兴奋性，增强学习的积极性和自觉性，提高注意力和反应速度等。但是，考试焦虑与学习效率并非都是呈正相关的。有人发现，焦虑水平和学习效率呈"倒U形曲线"，考试焦虑有一个最佳水平，处于这个值时，学习效率最好，过低或过高，都会使学习效率受到抑制。

（三）影响中小学生考试焦虑的因素

1. 自我效能感

自我效能感是班杜拉（Bandura，1977）提出来的概念，是指个体对自己能否完成特定任务的能力判断和能力信念。人们一般都会选择能够胜任和有信心完成的活动，而自我效能感低的学生则没有信心完成大部分活动。考试焦虑的学生通常有着较低的自我效能感，他们认为自己在考试上的任何努力都是没有效果的，当考试中遇到困难时会立刻放弃努力，所以他们通常会感到无助，觉得自己对考试情境没有掌控力。班杜拉提出了三种可以增加考试焦虑学生自我效能感的方法。第一，学生必须有过成功的考试经历，提高他的成功体验；第二，向学生展示成功通过考试的例子，增加他的考试成功的替代性经验；第三，通过言语鼓励和说服。

2. 成就目标

成就目标是德威克（Dwick，1988）提出的概念，指的是个体在从事与成就相关的活动时所持有的目标，分为成绩目标和掌握目标，后来的研究者艾利奥特（Elliot，1999b）又将成绩目标分为成绩—接近目标和成绩—回避目标。成绩—回避目标的学生努力避免考试失败的消极后果，他们时时关注着考试失败的可能性，这极有可能诱发考试焦虑，从而降低成绩。而且，考试焦虑程度高的学生更关心如何才能避免失败和批评，而考试焦虑程度低的学生则更关心能不能获得成功和表扬。

3. 学习策略

许多考试焦虑的学生可能缺乏有效学习和应对考试的策略。考试前，他们无法高效管理时间，不能有效组织考前准备；考试时，他们可能将注意集中于消极的自我关注，并在整个考试过程中为不良的考试结果忧心忡忡；考试后，也不能进行有效总结，不能为以后的考试提供有益的经验、教训。虽然考试焦虑者也经常报告他们对学习投入许多时间和精力，但由于对学习内容组织、时间管理等技巧的缺乏，他们在考试前依然感到准备不足，产生焦虑情绪。案例中的露露明显缺乏学习技巧，学习效率低下，影响到考试而产生焦虑。

4. 家长和教师

家长和教师对学生产生考试焦虑负有重要的责任，特别是他们的过高期望与负面评价。家长和教师对学生期望过高，使学生疲于应付学习和考试，造成考试焦虑；家长和教师片面追求学生的学业成绩，忽视学生其他能力的发展，这些能力的不足导致学生将全部赌注都押在学习上，也会使学生产生考试焦虑。

（四）中小学生考试焦虑的应对方法

考试焦虑可以通过情绪中心训练、认知中心训练、学习和考试技能训练三个方面来应对，这三个方面分别对应于考试焦虑的三个成分，即生理唤醒、主观体验和行为表现（田宝，2001）。

1. 情绪中心训练

情绪中心训练的主要目的是当个体面临紧张的考试情境时，降低考试焦虑者的生理唤醒和情绪反应。它可以通过放松技术和系统脱敏技术来降低考试焦虑学生的焦虑情绪。放松技术包括肌肉放松、想象放松和呼吸放松，通过放松技术可以让学生学会自主调节自己的生理反应。系统脱敏技术是利用对抗性条件反射原理，在放松的基础上，循序渐进地使学生的考试焦虑逐步减弱直至消除的一种行为治疗方法，这种技术首先要让学生掌握放松技术，然后让学生想象焦虑的考试情境，每出现焦虑反应就指导学生采用放松技术去对抗它，从而抑制焦虑反应。

2. 认知中心训练

认知中心训练强调认知过程是考试焦虑的决定因素，主要通过培养学生良好的认知评价能力来减轻考试焦虑。该方法包括以下几种具体技术。

（1）认知注意的训练

考试焦虑的学生一般都会反复想象考试失败的各种后果，而无法将注意力集中在学习上。认知注意的训练就是训练他们将注意力集中在与考试有关的学习内容和情境上。

（2）合理情绪训练

对于考试焦虑学生来说，引起其焦虑情绪的并不是考试这件事本身，而是学生对考试的认识、看法。合理情绪训练包括合理情绪想象训练和家庭作业训练。合理情绪想象是训练学生停止给自己灌输不合理认知，具体可以分三个步骤。首先让学生想象自己处于焦虑的考试情境中，让他体验到强烈的焦虑情绪；然后，帮助学生找出他的不合理认知，从而改变这种不适当的情绪体验；最后，让学生讲述自己是怎样想的，情绪有哪些变化，是如何变化的，改变了哪些观念，学到了哪些观念。通过这样的训练不断巩固新的观念，形成对考试的正确认知。合理情绪训练需要配合家庭作业，家庭作业训练是先让学生写出考试可能的结果；然后给学生列出十几种常见的不合理信念，让学生对照着这些不合理信念逐一进行分析，并找出可以替代这些不合理信念的合理信念，填在相应的表格中；最后要学生写出他所获得的新的情绪和行为。

3. 学习和考试技能训练

学习是有规律可循的，考试也是有技能可以应对的。案例中的露露的考虑焦虑一部分是由缺乏学习策略和考试技能引起的，她可能不太擅长将新知识与已经学到的知识整合在一起，并存储在长时记忆中；或者在学习中只会不断地复述，而不太会使用精加工策略和组织策略；也可能是她缺乏对学习策略的了解，不能随着情境改变自己的学习策略；也可能是她不太会利用周围的学习资源，比如不喜欢向教师或学习成绩好的学生请教。教师在了解露露具体缺乏哪些学习策略和考试技能后，可以有针对性地给予辅导。

此外，教师也可以采用系统的训练模式，来提高学生的学习策略和考试技能。学习策略的训练可以采用程序化训练模式，将学习的基本技能，如解题技能、阅读技能、记忆技能、考试技能等分解成若干有条理、可操作的步骤，并明确每个步骤的含义，要求学生记忆各步骤，并坚持练习，直到学生达到能自动化使用的程度。比如，对于阅读技能，可以分为预览、提问、阅读、反思、背诵、复习六个步骤。

三、情绪智力

（一）情绪智力概述

以往观点认为，一个人能否在一生中取得成就，智力水平是第一重要的，即智商越高，取得成就的可能性就越大。但情绪智力的概念提出后，人们就不这么认为了。情绪智力是由美国心理学家萨洛维和梅耶（Salovey & Mayer，1990）提出来的概念，他们将情绪智力定义为："知觉、认识和准确表达自己情绪的能力；获取和形成使我们的思想得以放松的感受的能力；理解情绪和情绪知识的能力；以及管理情绪从而提升情绪与智力增长的能力。"

情绪智力被誉为"划时代的心智革命"和"本世纪最重要的心理科学研究成果"，因为它撼动了智商决定人一生的成就这一传统观点。心理学家普遍认为，情绪智力水平的高低对一个人能否取得成功也有着重大的影响，有时其作用甚至超过智力水平。情绪智力的另一位提出者戈尔曼（Goleman，1998）甚至认为，影响成功的因素中，智商只在20%，而情绪智力则占到了80%。

我们在学校中也能体会到情绪智力的重要性。有的中小学生聪明，学习新知识的速度很快，记忆力也好，学习成绩优异，也就是说他们的智力水平较高，但是这并不代表他们以后在大学里或社会上也能一直获得成功。而很多学习成绩不那么优异的中小学生，也不代表以后会一事无成。情绪智力在其中起到了很大的作用，一个情绪较稳定、善于理解和表达情绪、人际关系良好的学生，不管其在学校时的学习成绩如何，在长大以后一般都能取得成功。当然，我们并不是要否定智力水平的重要性，只是要提醒家长和教师们不能只单方面重视学生的学习成绩，还要关注他们的情绪智力的发展。

(二)情绪智力的内容

根据萨洛维和梅耶对情绪智力的定义,加拿大心理学家丹尼尔·沙博和米歇尔·沙博(2007)认为情绪智力具体包含五个方面的内容,即情绪识别、情绪理解、情绪表达、情绪管理和应用情绪智力的能力。情绪识别是根据身体语言、面部表情、生理变化、适应性行为等线索识别自己和他人的情绪;情绪理解是理解情绪词汇及意义、理解引起情绪的原因、理解复杂情绪以及理解情绪之间的转换;情绪表达是准确恰当地表达自己的情绪以及帮助他人表达他们的情绪;情绪管理是管理自身的情绪和行为反应以及帮助他人管理情绪(即共情);应用情绪能力是在生活的不同领域使用情绪和情绪能力技巧,比如自我激励、作出正确决定以及发展良好的人际关系。

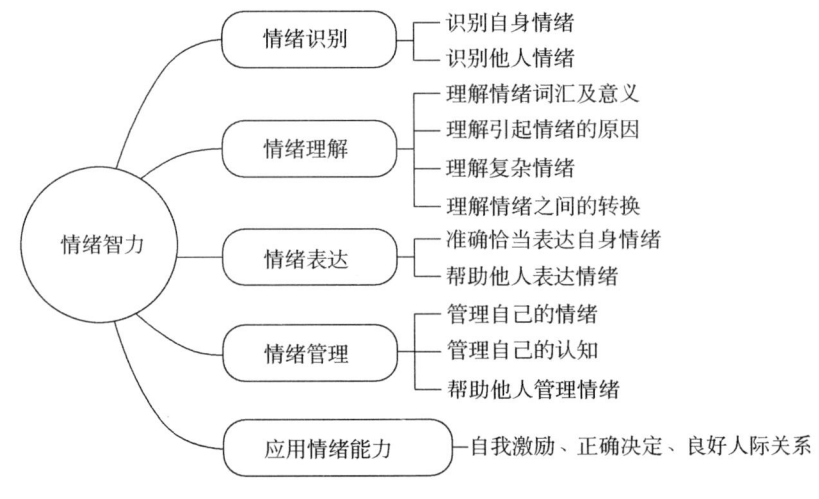

图6-2 情绪智力的内容

我们很小的时候就已经具备了识别自己与他人情绪的能力,比如,有研究表明,出生后的第一个月,婴幼儿就会长时间地凝视别人的微笑。儿童将一种情绪状态与一种面部表情相联系的能力出现在三岁左右。但识别一些复杂和混合情绪对于很多成人来说都是挺难的,更不用说中小学生了,因为像内疚这种复杂情绪的面部表情不是特别明显。另外,在现实生活中,人们有时会把情绪伪装隐藏起来,这时的表情识别也就比较困难。

情绪理解能力的形成则相对较晚,因为情绪理解更多的是与情绪词汇、引发情绪的情境相联系。如果低年级的学生连很多基本词汇还没有掌握好,那他更难理解情绪词汇了。因为同一类型的情绪随着强度的不同,有不同的词汇表达,比如,有的学生不能区分出疑惑、焦虑、害怕、恐慌等情绪词之间的差异,虽然它们都是反映"恐惧"这一情绪类型,只是强度有所不同而已。而且,同一个情绪词会随着上下文的变化而表达出不同的意思。有的学生还不能在情绪与情境之间建立联系，比如认识不到悲伤是因为体验到了某种丧失感，恐惧是因为受到某个人或者某件事的威胁，愤怒是因为某个障碍阻碍了目标的实现。还有理解复杂情绪、理解情绪之间的转换等，也是在较晚的时期才发展起来的。

对于情绪表达，中小学生已经学会了掩藏情绪，比如，有的学生会在考试作弊时装出全神贯注看天花板的表情，有的学生会频频点头假装已经听懂了你讲的课（但其实他并没有懂）。但试图隐藏情绪也会带来一些困难，比如导致他们难以用词语表达自己的感受。良好的情绪表达建立在情绪识别和理解上，如果一个学生不能识别和理解别人的情绪，那么他也不可能会恰当地对别人的情绪作出反应，比如，有的学生会对别人的哭泣手足无措，有的学生会不分场合、不顾别人的感受地乱发脾气。

情绪管理是情绪智力最重要的方面。它具体包括管理自己的情绪（情绪表达、生理反应、行为反应）、管理自己的认知以及帮助他人管理情绪等，是一种更高层级的情绪智力。日本有实验证明，我们可以通过做出微笑的面部表情来使我们的心情变好，这是面部反馈理论的体现，这个理论认为，面部表情不仅反映了我们的情绪，还可以激发、导致我们的情绪，因而可以通过对面部表情的管理来增强或减弱情绪感受。情绪会伴随着生理反应，比如恐惧时心跳加速、呼吸急促、肌肉紧张、流汗等，通过放松技术使人们学会调整自己的生理反应，进而可以调解情绪。管理情绪的行为反应对于学生来说还有一定的困难，因为他们的大脑控制系统还不完善，因而中小学生会出现更多的冲突、攻击行为。对认知的管理涉及对情境的重新评估和对自己态度的改变，有句话说"我不能改变环境，但我可以改变自己的看法"就是这个意思。教师对学生以及学生对同伴的专注倾听，对他人的情绪管理有极大的帮助。教师可以指导示范帮助学生学会管理自己的情绪，而同伴之间的安慰关怀以及互相模仿也可以帮助学生学会以什么样的情绪面对学习和生活上的困难。

应用情绪智力涉及作出正确的决定、自我激励以及激励他人、建立良好的人际关系的技巧。这是最高层次的情绪智力，需要在前面四种内容的基础上才能发展得更好。

（三）情绪智力对中小学生的意义

1. 情绪智力可以预测学业成就

加拿大多伦多大学的情绪与健康实验室的心理学家采用情绪智力量表研究了高中生的情绪智力与其学业成就的关系，发现情绪智力可以显著预测学生的学业成就。那些情绪智力高的学生，一般学业成绩高，这一点不难理解。学习过程中必然会遇到各种困难，导致学生产生相应的情绪，比如学习目标没有实现会产生自责、悲伤情绪，担心成绩不好受到老师和家长的批评而焦虑等，情绪智力高的学生能识别出这些情绪，找出这些情绪产生的具体原因，并采用一些策略管理自己的情绪,使自己情绪不至于起伏过大,这有利于他们将注意力专注于学习,从而提高学业成就。另外,情绪智力高的学生也善于共情,理解他人,有着良好的人际关系,因而在遇到学习困难时有强大的社会支持。

2. 情绪智力有利于社会适应

有研究表明,情绪智力高的学生的抽烟、酗酒、打架等不良行为较少。他们在情绪低落或者受挫时,会采用合理的方式进行调节,或向朋友或者老师倾诉,或改变自己的看法,转换角度看问题。他们很少将某一消极事件扩大化,认为糟糕至极,更不会借助于抽烟喝酒等来缓解消极情绪,因而能避免社会适应不良行为。情绪智力高的学生积极共情,能让别人体验到关爱和理解,很多同学都喜欢和他们做朋友,因而能与同学建立良好人际关系。

第二节 影响学生情绪调节的学校因素

对于中小学生来说,学校是他们活动的主要场所,这里不仅是获得知识的地方,也是社会化发展的场所,其成长的大部分时间都要在这里度过。学生在学校情境中会产生各种各样的情绪。不论是积极情绪还是消极情绪,如果给自己带来了消极影响,或者不符合社会规则,那么就需要进行情绪调节,使情绪的负面影响减弱。而面对情绪问题时,有的学生能调节好,使自身情绪不至于起伏过大,或者能适应当时的社会情境;而有的学生则不能调节好,要么深陷在焦虑、抑郁等负性情绪中不能自拔,要么对他人产生了不好影响或者与周围环境不协调一致。那么,哪些因素会影响学生的情绪调节呢?这个问题得从学生情绪的来源找答案。家庭和学校是学生情绪来源的两大方面,它们同样也影响着学生的情绪调节。家庭对情绪调节的影响前面已有详细介绍,这里不再多说。本节主要谈谈影响学生情绪调节的学校因素。学校对学生情绪调节的影响可以从三个层次来看,即教师、班级和学校情绪教育。

一、教师

中小学生的心理发展很容易受到成年人的影响,对于学生的情绪理解、情绪调节能力的发展,教师的作用仅次于家长。教师的权威性、情绪调节能力和师生关系都会影响到学生的情绪调节能力。

(一) 教师的权威性

情绪调节方式的选择有时取决于情绪指向者是不是权威人物。有研究表明,在通常情况下,人们很少对权威人物表现出愤怒;而对非权威人物,人们的情绪调节就可能具有更多的自由度。在学校情境中,教师是知识的传播者、纪律的维护者、学习的监督者、生活的指导者,在学生眼里,教师就是一种权威。学生怎么调节自己的情绪,与教师对学生的态度及行为密不可分。如果教师平易近人,鼓励学生表达自己的情绪，学生则会感觉到一种自由的氛围，从而更多地积极表露、分享自己的情绪，也能更好地识别、理解他人的情绪，情绪调节能力会发展得比较顺利；如果教师架子很大，高高在上，让学生觉得不可接近，学生便会倾向于压抑自己的情绪，这对于学生形成健康的情绪调节方式显然不利。

（二）教师的情绪调节能力

郭德俊等（2002）的研究发现，教师的情绪调节能力包括：1. 调节自身情绪的能力：教师的情绪调节行为指向自己，主要表现为教师通过各种策略诱发自己良好的教学情绪，控制、转化自己不良的教学情绪；2. 调节学生个体情绪的能力：教师的情绪调节行为指向某个特定学生，主要表现为教师针对学生的个性特点因材施教，灵活调节课堂突发事件中当事学生的情绪；3. 调节学生群体情绪的能力：教师的情绪调节行为指向全体学生，主要表现为教师通过对教材的情感性处理，灵活运用教法创设良好的课堂气氛感染学生，让学生在积极的情绪背景下进行学习。其中，教师调节自身情绪的能力是其他两项的基础，一个教师只有具备情绪调节的知识和策略，才能对学生个体及群体的情绪进行恰当的调节。

社会学习理论认为，人们是通过观察榜样的行为而间接学会某种行为的。教师为人师表，应当为学生作出示范，让学生从教师的情绪调节中观察学习到合理健康的调节方式。教师的情绪调节能为学生做出榜样，给学生确定一个目标行为。另外，在情绪教学中，教师的首要作用是使学生能够识别、表达并了解自己的各种情绪以及这些情绪是怎么产生的。一个情绪识别能力较强的教师可以透过学生的情感表露，了解其内心的感受，进而帮助学生更好地调节情绪。如果一个教师的情绪调节能力并不高，他只能涉及学生情绪问题一些表面的东西，而很难触及到情绪问题的核心。情绪调节能力高的教师也会对学生的情绪变化敏感，并积极关注。当学生不高兴时，往往会压抑自己，这就需要教师时时注意，观察了解班里学生的情绪变化，发现情绪不好的学生，允许他倾诉、哭泣、喊叫并以合理的方法发泄出来。

（三）师生关系

师生关系是学生在学校环境中与他们的教师之间所建立的认知、情感、行为等方面的联系，是学校中教师与学生之间的基本人际关系，也是学生社会化过程中的重要社会关系之一（刘万伦，沃建中，2005）。美国全国研究委员会和医学研究院（2000）的研究表明，儿童能否会学会自我调节技巧、情绪调节、观点采择和发展人际关系，不只是早期的亲子关系很重要，早期的师生关系同样起决定作用。从依恋的角度讲，学生早期的情绪调节能力主要是在与照料者之间的人际关系中发展起来的，照料者为学生的情绪能力提供了发展的结构。进入学校以后，教师承担了一部分照料学生的功能，与亲子关系一样的是，师生交往中的互动同样也为学生提供了支持、榜样与指导，使学生知道如何根据与他人的相处来调节自己的情绪。

师生关系可以分为亲密型、冲突型和依赖型三种（Pinata，1994）。亲密型的关系中，师生之间情感投入和情感交流多，关系友好；冲突型关系中，师生之间有隔阂、偏见、互相评价差，学生与教师争吵、对立，不能积极关注对方；依赖型师生关系中，学生自主性差，对老师依赖性大，教师和学生容易受到彼此情绪的影响。其中，亲密型是良好的师生关系，冲突型和依赖型是不良的师生关系。良好的师生关系有利于学生形成对学校的积极情感态度，积极参与班级、学校活动，与同学形成积极的情感关系，发展良好的个性品质和较高的社会适应能力；不良的师生关系可能使学生产生孤独的情感和对学校的消极情感、在学校环境中表现退缩、与老师同学关系疏远、产生攻击性行为等。

知识窗

海伦凯勒与她的老师

海伦·凯勒，相信很多学生和老师都知道她。她在19个月大的时候因为一次猩红热，不幸失去视力和听力，从此活在黑暗与无声的世界里。但是她最后却成为了一名伟大的作家和教育家，写出了《假如给我三天光明》等世界名著，并为残疾人的教育事业奉献了很多精力。一个独特的生命个体以其勇敢的方式震撼了世界。

作为一个盲人和聋子，她能取得这些成就，与她的老师安妮·沙利文密不可分。可以说，没有沙利文老师的陪伴和教导，她不可能好好地活下去，更不可能有后来的成就。因为她刚遭遇变故时，情绪极其低落，脾气暴躁，一度自暴自弃。但是沙利文老师悉心教导，帮助她顺利调节好自己的情绪，勇敢地面对生理缺陷带来的精神痛苦。她们之间良好的师生关系对于海伦发展出良好的情绪调节能力功不可没。在此基础上，海伦才能以积极的态度和不屈不挠的毅力，攻克一个又一个难关，学会了读书、说话和与其他人沟通，成为一位学识渊博，掌握英语、法语、德语、拉丁语、希腊语五种语言的著名的作家和教育家。

二、班级

学校气氛是所有学生进行各种交往的集合，学校的文化、规范和传统会影响这些交往。而班级气氛是学校气氛的一个缩影，是学校气氛最集中的体现。学生是在班级中度过的，如果他们生活在积极情绪的班级气氛中，就会有更好的学业成绩。在某种程度上，班级气氛通过人际交往建立，前面所讲的师生关系、同伴关系决定了一个学生对于班级气氛的感受。

初入学儿童还没有形成班集体，同学之间很少互相关心，随着教学的进展，儿童开始互相交往，逐渐学会互相关心，并在此基础上形成班集体。到了中年级,学生开始把自己看做班级中的一员,具有了自觉的班集体活动参与意识。班级对学生情绪及情绪调节的影响也开始日益增大。融洽的班级气氛会促进学生之间以及学生和老师之间的情绪分享。例如,学生 A 体验到一种情绪,很想与别的同学分享一下,于是他告诉了学生 B;学生 B 表现出愿意倾听的态度和愿望,那么这会促使学生 A 表达更多的情绪体验,而增强了的情绪表达又会唤起学生 B 的情绪,这种产生于交互过程的情绪唤醒将会导致更多的共情和情绪性交流,这样原来的快乐经分享放大了几倍,原来的悲伤经分享缩小了几倍。相反,如果班级气氛僵化,那么学生 A 即使很想与同学分享自己的情绪体验,也不会积极主动地告诉学生 B,刚才的那个交互过程也就不复存在,学生 A 只得将情绪体验压抑下来,久而久之这会形成他的习惯化反应。

三、学校情绪教育

一所学校是否重视学生的情绪感受,并开展相应课程对学生进行情绪教育,对学生情绪调节能力的发展具有重大影响。学校积极开展情绪教育,会提高学生对情绪重要性的认识,将情绪教育的理念潜移默化地运用到自己的学习生活中,使学生情绪调节的主动性、有效性和灵活性都大大增强。这已经从国外许多情绪教育课程的效果中得到了证实。

中国的学校更多还是以应试教育为主,重点关注的是学生的考试成绩,而对于学生的情绪教育则关注不够,缺乏人文关怀。一些学校甚至连最基本的心理健康教育都没有,更别说具体的情绪教育了。但可喜的是,我国的一些学校也逐渐重视情绪教育,并开始设计情绪教育课程。比如,倪谷音、史慧芳等人于 20 世纪 80 年代初,在陈鹤琴创办的上海第一师范附属小学实施"愉快教育",把爱、美、兴趣、创造四个方面作为"愉快教学"的四个要素对其进行操作,这是我国第一批利用情绪组织教学的实践。该教学实践收到了良好的效果。

首都师范大学情绪研究小组(郭德俊,田宝,陈艳玲,周鸿兵,2000)从 1999 年开始在北京育新学校进行教学试验研究,着手建构情绪调节教学模式。在教学过程中,教师依据学生的生理唤醒、认知评价、人格特征这三个主要方面的特点,灵活采取策略来诱发调节学生的兴趣、新奇、焦虑、愉快情绪。教师主要通过创设情境引发学生学习兴趣,创设愉快的情境使学生在一种良好的心境中导入学习;通过提问题、设置疑问使学生产生新奇,诱发学习的需要,指向学习的任务,引导他们进行探索;通过探究解疑使学生产生适度的焦虑和兴趣,进行积极的艰苦的认知活动,获得新知识并诱导创新;通过适度的检测评价使学生产生成功感、满足感和自豪感并体会学习的艰苦和乐趣。在实施一个学期后发现,学生在课堂上体验到的好奇、兴趣和愉快的程度显著提高,并能调节控制适度的焦虑水平,并且学习成绩也比没有接受情绪调节教学模式的班级要高。

第三节 学校情境中的情绪调节训练

学校情境中的情绪调节训练并不仅仅针对情绪调节本身,因为中小学生心理还没有完全成熟,认知还在不断发展,情绪调节训练必须与其他情绪教育,如情绪知识、情绪理解、情绪表达,以及与行为塑造结合起来。美国的社会情绪学习课程(Social and Emotional Learning,SEL)就是这方面的成功典范。社会情绪学习课程将情绪能力(emotional competence)作为训练重点,将情绪调节训练与相关的训练综合起来,全面提高中小学生的情绪调节能力。

一、社会情绪学习课程简介

情绪能力是个体对自己和他人情绪进行识别、解释和建设性地反应的必要的社会技能,是以情绪智力为基础的一种习得能力,反映了个体通过学习掌握技能以及将这种技能应用到具体情境中的能力(Saarni,2003)。情绪能力可以帮助个体达成目标、应对挑战、管理情绪、解决问题并影响人际关系,对学生的社会能力提升起着重要作用。缺乏情绪能力的学生不能有效应对社会和生活的挑战,引发社会不适应。例如,欺负他人的学生和受他人欺负的学生都存在着情绪问题,前者往往有不适当的情感表达方式,缺乏共情和与他人的情感联结,后者则存在着高度焦虑。

表 6-2 情绪能力技能

情绪能力技能
1. 知觉个人的情绪状态,甚至知觉到无意识的感觉。
2. 基于背景和表情线索识别他人情绪。
3. 使用所处文化常用的情绪语言和表情,能够将情绪同社会角色相联系。
4. 共情,有同情心。
5. 能够理解自己的情绪表达行为会影响他人,考虑自我表达的策略。
6. 采用自我调节策略来适当地应对反感或苦恼情绪,降低这些情绪的强度及持续时间(如"压力耐受性")。
7. 觉知人际关系,直接或真实的情绪表达以及人际关系的对等(如,成熟的亲密关系是双向的真实情感,而亲子关系是不对称的情绪关系)
8. 情绪自我效能能力:个体看自己的感觉是否是自己想要感受的。情绪自我效能意味着一个人接受自己的情绪经历,独特的或传统的,这种接受符合个体信念,构成了理想的"平衡"。当一个人展现出情绪自我效能同个人的道德感相统一时,一个人的生活同个人的情绪理论相一致。

美国的研究者和教育者针对美国儿童青少年存在的问题,将"情绪能力"这一概念应用于中小学教育中,在 1994 年提出了社会情绪学习(SEL)课程的

概念。社会情绪学习指在安全、支持性的环境中习得社会技能和情绪技能，包括自我觉知、自我管理、社会觉知、关系技能以及负责任的决策，从而减少学生的问题行为，提高心理健康水平，使个体更好地面对生活中的挑战。自从社会情绪学习课程的概念提出后，在美国，目前有200种以上不同的SEL项目用于学校教育，涉及不同的内容，包括心理健康教育、暴力预防、安全、药物成瘾、性教育等。

美国学业与社会情绪学习联合会（Collaborative for Academic, Social, and Emotional Learning, CASEL）是为幼儿到高中的社会情绪学习提供科学的指导与评估的交流中心。CASEL在2003年评定出20项优秀项目，其中包括"第二步"（Second Step）、"促进选择性思维策略"（Promoting Alternative Thinking Strategies, PATHS）、"强健儿童"（Strong Kids）项目、"创造性解决冲突与合作学习"（Resolving Conflict Creatively & Partners in Learning）、"反应性课堂"（The Responsive Classroom）以及"接受责任成功"（Success Through Accepting Responsibility, STAR）课程等。

我国中小学也开始重视开展情绪教育，但与国外相比还存在不少差距。具体表现在：1. 偏重实验研究，没有推广。一些研究者在中小学开展了情绪能力课程的实验性研究，并取得一定效果，但这些实验性的研究都没有进行推广，有效性还需进一步得到检验；2. 情绪教育形式单一。国内的学校多通过不定期的讲座或活动等的形式，帮助学生认识情绪；心理健康教育课程中也会涉及情绪知识的普及，但多为应答性的心理辅导，即使开展心理健康课程，也较少专门将情绪能力教育作为主要内容；3. 偏重理论，忽略社会技能训练。我国情绪教育往往仅从一个理论出发设计课程，缺乏系统性和全面性，并且没有将情绪知识与社会技能相联系，降低了学生应用情绪技能的效果。

本节重点介绍"第二步"、"促进选择性思维策略"和"强健儿童"项目，这些课程目标明确，结构清晰，而且非常具体，可操作性强，非常方便在我国中小学开展，对于我国中小学开展情绪调节训练有极大的借鉴意义。

二、"第二步"项目

"第二步"课程是暴力预防课程，由拜兰德（Beland）等人在1992年发起，最初在华盛顿州的西雅图实施。适用于4—14岁儿童，主要针对学生的冲动、攻击行为，也会涉及增加学生的社会情绪能力和其他保护性因素。通过让学生在观察中学习社会情绪技能，并通过训练提升学生共情能力，学会控制自己的冲动，管理自己的愤怒。

（一）"第二步"项目的理论基础

"第二步"项目理论基础是社会学习理论和社会信息加工模型。

班杜拉的社会学习理论认为人们可以通过观察他人的行为及行为的后果而间接地产生学习,这种学习过程包括注意、保持、运动再现和动机四个子过程。注意过程决定着在大量的榜样行为中选择什么作为学习的目标,然后通过保持过程将观察到的榜样行为以表象系统或者言语系统记在心里,当遇到类似情境时,学习者就会将那些已经习得的行为动作表现出来,而动机过程则决定了学习者表现出什么样的习得行为,那些获得奖励或者有益后果的行为会更多地被表现出来。这样一个过程需要反复练习才能固定下来。观察学习可以应用于社会情绪技能训练,教师在给学生讲授技能时,可以通过教学、观察、练习和反馈等方式,给学生树立正确的榜样行为,让学生在社会交往背景下及小组活动中进行模仿学习,可以达到较好的学习效果。

社会信息加工模型由道奇和克里克(N. R. Crick & K. A. Dodge, 1994)提出,一开始是针对儿童的攻击行为,后来这一模型扩展到了整个社会适应行为。该模型认为影响学生行为的并不是社会线索和情境本身,而是他们对此的认知加工。这一加工过程包括五个阶段:一是对情境线索的选择性注意;二是将情境线索与自己已有知识经验对照,并对它作出解释;三是明确自己期望达到的目标,寻找合适的行为;四是根据自己的信念、行为的后果,选择最佳的行为策略;五是将行动付诸实施。学生在面临一个社会情境时,都有一个这样的程序化的加工过程。社会信息加工模型应用到社会情绪学习时认为,学生的情绪反应源于其对情绪线索的理解,进而采取一定的行为,比如如果一个学生将别人的无意碰撞理解为侵犯,那么他可能就会产生攻击行为。这些情绪、想法和行为的交互作用会影响儿童社会情绪发展。因此,"第二步"项目强调训练学生的情绪反应、想法模式、行为技巧以及影响他人的方式。

(二)"第二步"项目的主要内容

课程内容主要包括三个部分:共情训练,冲动控制与问题解决,愤怒管理。

1. 共情训练

共情是"第二步"课程的核心概念,也是冲动控制和愤怒管理的基础。它包括五个方面的内容:(1)对自我和他人情绪的理解;(2)考虑他人的角度;(3)对别人进行善意的解释;(4)对他人的情绪化进行反应;(5)对烦恼中的他人以积极回应(Miller, Eisenberg & Fabes, 1996)。共情训练的目的是教会学生能根据身体和情境线索来确定自己和他人的情绪,理解不同的人对同样的事件会产生不同的看法,适当表达出自己的感受与想法,并对他人表现出关心与回应。

教师在教学中,可以通过以下策略训练学生的共情能力:训练学生从各种各样的身体(比如表情、手势)和社会情境(如情境故事)线索中确认出六种情绪(愉快、悲伤、愤怒、吃惊、害怕和厌恶),这两种策略是情绪感知的层次;让学生认识到人们对于同一件事情或者同一种情境会产生不同的情绪,使学生了解情绪会有变化以及为什么会这样变化,这是情绪理解的层次;用"我"语句与同学交流情绪,表达对同学的关心,这是情绪表达的层次。从情绪感知、情绪理解、情绪表达这几个方面着手训练学生的共情。

针对本章案例中露露的问题,教师可以对她采取共情训练,让她对自己的情绪更为敏感,鼓励她主动跟同学适当地交流情绪。当她主动地跟同学分享自己的情绪体验时,同学一般也会给予回应,这时要让露露懂得要从积极方面看待别人的回应,并教她要学会站在他人的立场看问题。这样,露露的朋友自然会多起来,从而改善自己的人际关系。

2. 冲动控制与问题解决

敏感、易冲动是中小学生的典型情绪问题。根据社会信息加工模型,学生对于日常交往事件都会有自己的理解,在此基础上作出反应。而一些攻击性强的学生对于环境中的威胁更敏感,更容易将别人的行为解释为敌意冲动,因而教学生学会控制自己的冲动情绪尤为重要。

给学生呈现一些社交情境,让他们练习情绪管理技巧和问题解决技巧,训练学生在与同伴发生问题时,首先要先冷静,而不是根据头脑里首先想到的去做,然后采用一些问题解决策略。

冷静策略的具体步骤是:(1)当体验到强烈的情绪(如紧张、愤怒)时,首先告诉自己"停下来";(2)给自己时间来冷静下来,对自己说"我可以冷静下来……要冷静……",并采用不同的方式,如走开、从后往前数数字、告诉别人自己的感觉、深呼吸、放松肌肉、做运动等,减弱强烈的情绪体验。

问题解决策略具体分为五步:(1)确定引发自己情绪的问题所在。(2)头脑风暴,想出可能的解决方法。(3)试着评估每种方法,从四个标准考虑:①是否安全;②是否公平;③别人会怎样想;④方法是否有用。(4)选出最佳方法试着解决问题。(5)根据结果对方法进行评估。总之,儿童与同伴发生冲突时,应首先冷静下来,然后用共情技术来辨别情境中的社会线索,仔细思考情境中的信息后作出判断,并选择解决问题的最好方法,在选择可能的解决方法时应符合亲社会目标,并在实施方法后对方法进行评估,以便下次遇到类似情境时能更好地应对。

3. 愤怒管理

愤怒管理是指通过研究个体和群体对自身愤怒情绪和他人愤怒情绪的认识、协调、引导、互动和控制,充分挖掘和培养驾驭愤怒情绪的能力,从而确保个体和群体保持良好的情绪状态。中小学生处于身体、心理发育的重要时期,对外界环境的敏感和对自身的过度关注导致愤怒情绪诱发更为普遍。中小学生管理愤怒和其他强烈情绪的方法很多。其中之一是行为分心,学生将注意力从愤怒情境转换到新的活动中。随着年龄增长,使用认知分心(如想某些愉快的事)来应对愤怒情绪的次数会增多。另外一种情绪管理策略是改变引起情绪的情境。此外，还可以使用放松策略（深呼吸）或对情境进行认知重建（如他并不是想跟我打架，只是想跟我做朋友）。

愤怒情绪管理主要包括四步：（1）教儿童识别让他们生气的信息，如内部线索（如生气时身体会变热和紧张）；（2）当感觉到这些线索时，采用一些冷静策略使自己冷静下来，如深呼吸、运动、想象放松；（3）在平静下来后，仔细思考问题解决的方法；（4）对采用的方法产生的结果进行评估。

（三）"第二步"项目的应用实例

该课程每周一次，每次30—40分钟。课程包括10—20分钟的故事阅读和课堂讨论，15—20分钟的体验分享和角色扮演活动。以共情训练课程为例，具体内容如下。

1. 情境讨论

教师呈现一个故事情境，然后引导学生展开讨论，讨论之后进行体验分享。

故事情境：

今天是周四，朗朗兴奋地来到教室，因为今天老师要带大家去野炊，他对此已期待一年了。但是老师突然宣布野炊取消了，改为看教学录像，而且还要在看完后写一篇观后感。朗朗听到后趴在桌子上哭了起来。

根据这个故事情境提问学生以下几个问题：你认为朗朗此刻的感受是什么？他会有哪些表情或行为？他的情绪发生了哪些变化以及为什么会发生这样的变化？假如你是朗朗的同桌，你会怎么跟他说？教师可以根据自己的经历，编造一些这样的故事情境，引导学生讨论思考，让学生学会识别、理解他人的情绪，并对他人的情绪行为给予关怀。

2. 角色扮演

该活动的目的是让学生体验冲突的感觉，在真实的社会情境中识别、理解别人的情绪感受，提高共情能力。教师先将学生分组，并分配好角色，然后让学生按照设定的情境开始扮演活动，即扮演他们在给定的情境下会作出如何的反应。

情境一：星期天你在家复习，你的朋友邀请你去她家看电影，虽然你很想去，但是担心父母不同意，因为第二天要数学考试了。

情境二：你是小华，今天有个转学过来的新生成为你的同桌。下课后你跟他打招呼，但他没有理你。

情境三：你是小强，中午在学校吃午饭时，你们班的"小霸王"周周让你让开座位，说你坐了他的餐位，你让开了，但是发现没有空座位了，你最后靠着墙站着吃完了午餐。你很想哭，但是你知道周围有很多同学看着你。

情境四：你是梦梦，老师让你们完成一个社会调查的方案。你和倩倩同组，你想到了一个好的点子，但是你发现倩倩已经开始在写了。你非常想把你的点子也加进去，但是倩倩听不下去，说你的想法很糟糕。

每个情境由两名学生来扮演。其他同学在扮演结束后进行讨论，讨论学生在角色扮演中表现的是什么事情，以及其中涉及的感受有哪些。为了回答这些问题，学生必须将自己置身于角色之中并去体验表演者的体验。

冲动控制与问题解决课程、愤怒管理课程也可以采用这样的故事情境讨论和角色扮演活动，让学生置身其中，激发学生的积极性。通过这样的训练使学生学会冲动控制的冷静策略和问题解决策略，学会愤怒管理的步骤。此外，教师也可以鼓励学生分享个人经历，然后运用这些策略和步骤对学生的个人经历进行剖析。比如，教师可以首先通过一些提问，例如这周有什么事情让你感到高兴、什么事情让你不高兴、哪些问题得到了解决等，引导学生进入情绪状态。接着，教师需要应用问题解决模型教授学生如何分析问题，并学会控制自己的冲动。问题解决模型可以包括以下几个引导性提问：问题是什么？可以采取哪些解决办法？根据学生对解决办法的回答，教师进一步提问：这种办法安全吗？会给他人什么感觉？它公平吗？它起到作用了吗？这样学生可以认识到，在冲动情绪状态下如何理性控制自己的情绪，避免不良的行为结果。

三、"促进选择性思维策略"项目

"促进选择性思维策略"项目由格林伯格和库施（Greenberg & Kusché）等人于1995年提出，最初在宾夕法尼亚州实行，截至2009年，在美国已经有超过1 000所小学使用此课程。该课程最初用于聋哑儿童，后来扩展到学前到小学六年级的普通学生，特别适用于有学习障碍、语言迟缓、行为和情绪受损的学生。它共涉及五个概念，包括自我控制、情绪理解、积极自尊、关系和人际问题解决技能。该项目目的在于为学生提供自我控制、情绪理解、情绪表达、情绪调节以及有效的社会问题解决所必需的知识和技能。此外，"促进选择性思维策略"项目还将改善教室和学校的氛围作为目标。

（一）"促进选择性思维策略"项目的理论基础

"促进选择性思维策略"项目的理论基础是情感—行为—认知—动态模型（affective-behavioral-cognitive-dynamic，ABCD模型；Greenberg & Kusché，1993）和神经认知模型（neurocognitive model；Kusché，1984）。ABCD模型强调情感（情绪语言）、行为和认知理解同社会和情绪能力的关系，认为情绪发展先于认知发展，情感发展在早期生活中起着重要的作用，儿童在学会用语言表达情绪前，便已经会体验情绪并作出反应。之后它同认知和语言功能结合起来，共同指导学生的发展。ABCD模型的核心是确定情绪状态，因此PATHS的重点是教学生确定情绪。

神经认知模型提出了垂直控制和水平交流的概念。垂直控制指属于较高级控制系统的前额皮层控制较低级的边缘系统。在成人中，边缘系统快速接收情绪信息后，将信息传至前额皮层进行解释，之后信息再传回边缘系统，以进行情绪调节。儿童的前额皮层与边缘系统的神经联结尚未完全发育成熟，在面对挑战性社会情境时，情绪信息无法顺利传至前额皮层进行加工，因此抑制控制能力较差，往往会表现出过于冲动。水平交流指大脑两半脑通过胼胝体的交流。左右半脑在加工不同类型的信息时分工不同，左半脑负责接收、表达语言和表达积极情感；右半脑负责接收情感和表达消极情感。用语言表达情绪体验时，信息要从右半脑传递至左半脑，儿童两半球神经发育不成熟，在体验到情绪时，常无法通过语言表达出来。神经认知模型认为儿童的神经功能会影响情绪调节，以及社会、认知和行为表现，抑制控制能力和情绪语言表达能力的缺乏都会引起问题行为。

PATHS 的目的在于通过提升学生的抑制控制能力和情绪语言表达能力，促进垂直控制和水平交流能力的发展，以减少问题行为。

（二）"促进选择性思维策略"项目的主要内容

课程约 30—45 课时，每节课约 20—30 分钟。

"促进选择性思维策略"项目课程包括三个单元：自我控制单元（小乌龟技术），主要是发展学生基本的自我控制能力；感受和关系单元，教授学生情绪理解和人际关系理解；问题解决单元，教授 11 个解决人际问题的基本步骤。

1. 自我控制单元

本单元目的是帮助学生能够更好地自我控制，主要教授学生学会小乌龟技术和强化行为控制。当学生遇到冲动情境时，首先告诉自己要停下正在做的事，然后控制住自己的冲动，深呼吸，使自己平静，再找到解决消极情绪的办法或者说出产生消极情绪的事件，与教师讨论自己的问题和感受。

同时这个单元中教师还要设计一个强化系统为学生提供物质和精神奖励。当学生正确使用这些技术时就会受到奖励，起初提供给学生的是物质奖励，随后物质奖励逐渐被精神奖励所替代。通过这种方法，学生在各种情境中就会自发地使用小乌龟技术，进而增强学生自我控制能力、改善人际关系。

2. 感受和关系单元

本单元主要目的是增进学生对情绪和人际关系的理解。这部分主要讲授 35 种不同的情绪，分为基本情绪（高兴、悲伤、生气）和复杂情绪（嫉妒、内疚、骄傲）两大类。由于给情绪状态贴标签的能力是 ABCD 模型的核心，因而该单元强调将贴标签作为有效的自我控制和选择性问题解决的前提。而且，本单元还会教授学生识别自身感受、识别他人情绪、自我监控情绪、观点采择技能，理解诱发因素与情绪之间的联系，以及一个人的行为如何影响到其他人。情绪和行为有所不同，学生出现任何情绪体验都是合理的，只不过有些情绪是令人舒适的，有些则令人不太舒适，它本身并无好坏之分；而行为则不然，并不是所有的行为都是合适的,它有好坏之分,好的行为会带来良好的人际关系,坏的行为则会导致不良的人际关系。因此,学生要学会对各种行为进行评价。这些内容可以通过小组讨论、角色扮演、团体辅导、故事情境等形式来教授。

3. 问题解决单元

本单元包括主要问题识别、感受识别、思考各种解决问题的方法并且对结果进行评价,最后选择最好的计划。当学生遇到情绪问题及人际问题时,先停下来思考发生了什么事情,确认这件事情是由什么引起的,自己产生了什么情绪;然后思考解决办法,要多想几个,以便比较选择,想好办法后要将其细化,制订出详细的计划;然后执行所制订的计划;最后,对计划实施的效果进行评估,看这个计划有没有解决自己的情绪问题或者人际问题,如果没能解决,则从第二步想好的方法中再选择一个计划执行。这个过程具体包括 11 个步骤(如图 6-5 所示)。

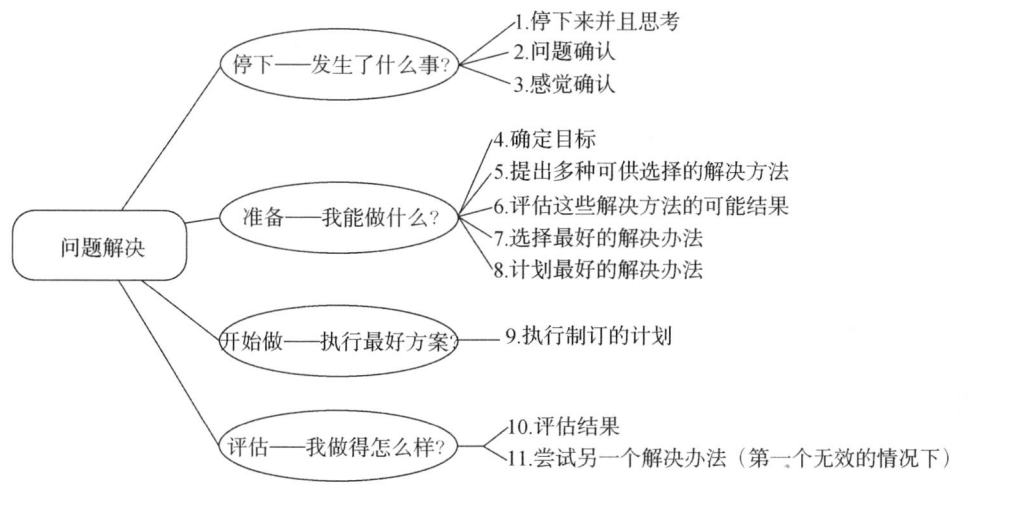

图 6-3 问题解决步骤图

情绪调节不仅仅是通过这些干预手段和策略,也需要一个温暖、关怀的环境,给学生自信和安全感。如果班级、学校环境充满信任的关系,那么学生不需要用词汇去描述自己的感受,也不需要用策略去调节情绪,就能本能地、自然地应对自身情绪。

(三)"促进选择性思维策略"项目的应用实例

1. 自我控制单元

小乌龟技术包含一系列结构化课程,并且这种技术能够泛化到日常生活的各个情境。小乌龟的故事是这样的:一只小乌龟喜欢和朋友在湖边玩,但有时会发生一些让小乌龟生气的事。当小乌龟生气时,它会冲朋友喊叫、打朋友,它的朋友也会因此生气。后来小乌龟学会了一个新方法,当他生气时可以"像一只乌龟一样思考",即把手脚和身体缩进龟壳里。在龟壳里他深呼吸三次,让自己平静下来,然后想出一个解决办法。当小乌龟再钻出来时,他变得很友好和善,朋友们都很喜欢它,而且当它不高兴时,朋友们会帮助它。小乌龟技术就是让学生学会当他们遇到情绪问题时,也可以采取三个步骤来解决情绪问题:一是停下来思考,二是深呼吸让自己平静下来,三是平静下来后找出解决问题的办法。

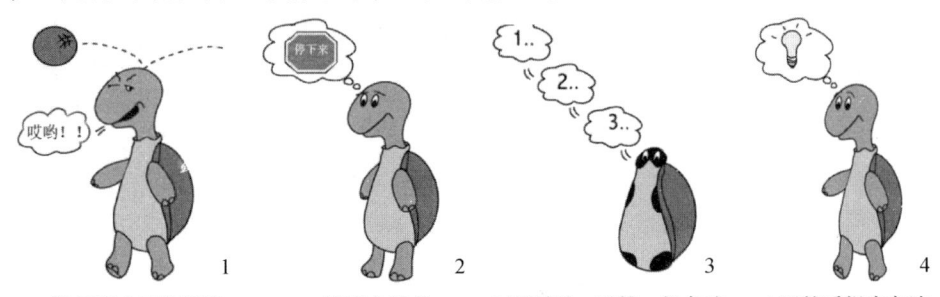

图6-4 小乌龟技术

2. 感受和关系单元

具体可以采用"感受面孔"技术:首先让学生制作自己的"感受盒子",向学生介绍每种情绪的含义,随后学生做成每种情绪的自画像,制作情绪的情绪面孔,每张情绪面孔会附上一张相应的纸条写着"我感到……",将它们放入"感受盒子"中,随着时间的推移,学生的"感受盒子"中会装满各种情绪面孔。这些小纸条和情绪面孔可以帮助学生交流他们的感受。老师也拥有自己的情绪面孔,并且能够给学生作示范,与学生进行交流。

也可以采用团体辅导方式,使学生从亲身参与的活动中体验情绪感受、分享情绪知识、锻炼情绪识别和表达能力。下面是一个关于情绪能力的团体辅导案例。

表6-3 感受单元的团体辅导案例

活动	具体操作	时间
1. 热身	不通过言语交流,在规定时间内让同学按生日从小到大排序,排错的受到惩罚(娱乐性质),以活跃气氛。	10分钟
2. 情绪探究	闭眼,30秒,思考近一周的主要情绪;用表情(身体、面部)表现出来;让他人猜测;表演者回答对错;表演者分享近一周的情绪所代表的内容。	40分钟
3. 知觉和识别情绪的重要性	结合故事、理论、知识和活动一的例子对识别和觉知情绪的重要性进行讨论。鼓励每位同学都发言。	20分钟
4. 总结与分享	团体总结(每人一句话分享感受)。	10分钟
5. 家庭作业	写下生活中有关自己情绪的例子,写下例子中的事件、想法和行为。	

也可以开展一些关于人际关系的团体辅导活动,帮助学生反思和认识人际关系中存在的问题。

表 6-4 关系单元的团体辅导案例

活动内容	具体操作	目的
1. 镜中自我	配对分组,两人轮流扮演镜子,模仿照镜者的动作,之后回到团体分享活动中的感受。	协助成员增进自我觉察,察觉他人眼中的自我。
2. 传闲话	把学生分成若干组每组10—15人,教师小声告诉第一个人一个事件及对事件中人物的评价。让第一个人传给第二个人,依次下去。等传到最后一位让他大声说出,他知道的内容,看看是否与最初的内容有差异。	让同学们了解,自己的主观态度往往会影响对事件和他人的看法。
3. 请你为我做件事	在小组中以数字为维度,单双号搭配组成二人小组,分饰施方与受方,由受方请求施方为他做事,例如"请你为我唱首歌"等各种可行合宜的事,在接受帮助后,受方必须表示感谢。(角色互换进入下一轮)之后教师引导学生讨论这些问题:当你帮别人时,感受如何?当你接受别人帮助时,感受如何?你如何向他人表达谢意?	(1)体验施与受的感觉。 (2)促进人际关系的觉察。
4. 赞美	将每一个学生的名字分别写在纸条上,将这些纸条混淆并放在一个盒子或袋子内,让每一个学生到盒子或袋子内分别摸取一张纸条。随后要求成员依次用赞美的语言陈述纸条上的成员在整个学习的过程中的进步或是他(她)获益的表现。在陈述的过程中,先将纸条上的成员的名字保密,而是由抽取该纸条的成员对他的外貌及该成员对他性格的了解进行描述,在赞美之后让其他成员猜出纸条上的成员姓名。	学会在人际交往中发现别人的优点,赞美别人。

3. 问题解决单元

具体可以采用两种方法。第一,教师在讲桌上放置一个"问题盒子"或者"信箱"。学生可以将所遇到的问题写下来放到盒子中。然后每周一次或两次针对这些问题开展讨论会。第二,将所学到的问题解决技能迁移到其他的学习领域。尽管"促进选择性思维策略"课程关注的是社会思考能力的发展,但是教师在教授其他学业课程(如语文、数学等)时也能够使用问题解决模型。

四、"强健儿童"项目

"强健儿童"项目由一系列课程组成,是由美国人梅丽尔(Merrell,2004)等研发的短期社会情绪学习项目,是美国俄勒冈心理弹性计划(Oregon Resiliency Project,2001)的主要项目,最初于2004年起开始实行。共有三个系列,"强健幼儿"（Strong Start）课程、"强健儿童"（Strong Kids）课程和"强健少年"（Strong Teens）课程，分别适用于幼儿园到小学二年级学生（5—8岁）、三到八年级学生（8—14岁，又分为小学和初中两个版本）和九到十二年级学生（14—18岁）。课程目标是帮助学生理解情绪、管理愤怒、释放压力、解决人际问题。

（一）"强健儿童"项目的理论基础

"强健儿童"项目的理论基础是认知—行为疗法。认知—行为疗法认为心理障碍的产生并不是激发事件或有害刺激的直接后果，而是通过认知加工，在歪曲或错误的思维影响下促成的。歪曲和错误的思维包括：1. 夸大：把自己看得比实际情况更好或者更坏；2. 黑白思维：用极端或对立的方式看待事物，非好即坏；3. 戴墨镜：只看到事物的消极方面；4. 算命：在没有充分证据的基础上，就对未来会发生什么作出预测；5. 责备自己：对自己并没有过错的事件，也责备自己；6. 责备他人：自己应该负责任的事件，也责备他人。课程通过改变错误认知方式，学习正确的认知方式，提高学生的情绪理解和情绪调节能力，促进学生更好地适应社会生活。

（二）"强健儿童"项目的主要内容

"强健儿童"系列课程主要包括以下单元。

表6-5 "强健儿童"课程的单元内容

单元	内容
1. 理解自身情绪	教会学生确认和分辨哪些情绪词汇表达的是舒服感受，哪些情绪词汇表达的是不舒服感受，理解什么样的场景会引起什么样的情绪，以及学习恰当和不恰当的情绪表达方式。
2. 应对愤怒	让学生描述什么是愤怒、什么引起了愤怒以及愤怒有哪些作用，指导学生分辨愤怒和攻击，教给学生延迟冲动性愤怒反应的一些具体步骤，让学生学会正确表达愤怒的方式。
3. 理解他人情绪	教学生学会共情，确认他人的视角和情绪，训练学生识别他人的身体语言和面部表情。
4. 清晰的思维	教学生认识到生活中常见的一些错误思维形式。
5. 积极思维的力量	让学生学习改变消极思维的方向，即分辨出消极的思维形式，然后用更加现实的积极想法去代替它。教学生更多的策略来抵消消极的思维风格，不要将消极事件归因于自身，用积极的思维方式去解决问题。
6. 解决人际问题	人际问题可以采取以下步骤解决：确认问题，头脑风暴解决方法，选择其中的一种，达成一致。具体的解决策略包括协商讨论、头脑风暴、妥协等。
7. 释放压力	提高学生对压力水平的自我意识，了解压力的身体症状和认知模式，指导学生具体的放松技术，如缓慢深呼吸、肌肉放松法等，以及应对压力的认知技术，如跟朋友交谈、面对自己的恐惧等。

（续表）

单元	内容
8. 设定目标，改变行为	指导学生如何设定和实现目标，如目标要有长远目标和当前目标，长远目标要宽而泛，当前目标要具体等。鼓励学生积极参与活动，让学生意识到个人价值对于目标设定很重要。

（三）"强健儿童"项目应用实例

梅里尔编写的适用于6—8年级学生的"强健儿童"课程手册，详细地介绍了每一个单元的整个流程。以理解他人情绪这一单元为例，本节课的流程及内容如下：

1. 复习（2—3分钟）

复习和讨论前一课时的主要观点，与学生讨论他们对上周布置的家庭作业的回答情况。

2. 介绍目标和概念（2分钟）

介绍共情的概念，以理解和更好地确认他人的情绪。

3. 术语命名和技能定义（5—8分钟）

这个部分主要是和学生讨论一些重要术语的定义，如情绪——是一种感受，来源于发生在自己身上的、对自己有意义的事件，一种情绪通常通过身体或者心里的想法得到确认；共情——理解另一个人的情绪；视角——每一个人在一次经历中的感受和想法；线索——能够告诉你关于他人的一些东西的信号或标志。教师可以通过指导语引入主要术语，例如："共情的第一个部分是理解他人的感受，我们可以通过询问得知，但我们首先要能够通过寻找线索来确认他的感受，然后要试着站在此人的视角来看问题，因为不同的人看到同一事物会有不同的感受，即使在同样的情境中。如果我们能够站在他人的视角，我们就可以理解他，并和他相处得很好。"

4. 表演情绪（10—12分钟）

这个活动是为了让学生体验到，一个特定的事件是如何引起一种情绪的，反过来，情绪也可以通过视觉线索来识别。教师在心里想一个情绪词，如愤怒，然后教师用身体语言把这个情绪表达出来，让学生猜是哪种情绪。教师示范完后，由学生来表演，其他学生去猜。在此过程中，教师一定要反复强调，每个人的情绪表达方式是不同的。用尽可能多的例子帮助学生掌握视觉线索。如，悲伤——目光呆滞，面无表情，身体松懈，拖着脚走，哭泣；害怕——缩头，睁大眼睛，缓慢后退，身体颤抖。

5. 整合关键概念（2分钟）

这一部分可以独立地来教授，也可以通过实例情境、表演情境或者角色扮演情境贯穿在整个课时中。教师可以这样引导："我们已经知道了可以通过一些身体线索了解他人的情感或经历,你是否曾有类似的经历,通过与他人共情了解别人的情绪?你是如何站在他人的角度,来看待生活中的事件的?"通过这样的提问启发学生,使他们明白,学生能够使用线索来理解每一个人的情绪,也可以用这种信息来更好地理解另一个人。

6. 实践应用(15 分钟)

这个部分主要让学生进行角色扮演,学会确认他人的身体线索,理解他人的视角。把学生分成四组,每组给一个情境,让每组组员都阅读所在组的情境。当阅读完后,每一组指定两个人扮演情境中的人物并表演情境。然后让其他学生思考以下问题:你认为这个人的感受是什么样的?什么线索让你得出这个结论?是否还发现其他线索?由此得出怎样的结论?做完之后每组交换情境,让他们都能够练习四个情境中的每一个。

7. 总结(2—3 分钟)

复习本课的主要内容,即你是如何定义情绪、共情、视角和线索的?你能找到什么视觉线索去分辨一些人的情绪状态?人们在相似情境中可能会有不同的视角;人们在相似情境中可能会感受到不同的情绪;人们可以用他人的情绪信息,对他们共情。

8. 布置家庭作业(2—5 分钟)

家庭作业为共情任务。让学生写出自己两次正确识别他人感受的事件,阐述他根据哪些线索判断他人感受,以及他采取哪些措施去帮助他人。

五、其他项目

在美国,心理学者和教育工作者开发社会情绪学习课程的积极性非常高,将近上百个课程项目不断被开发出来,并应用到实际教学中。除了上面重点介绍的三个已广泛采用的之外,还有几个其他项目也受到了很多学校的重视,比如"创造性解决冲突与合作学习"项目、"接受责任成功"课程、"反应性课堂"项目。

"创造性解决冲突与合作学习"项目是一个基于学校的基本干预课程,它适用于从幼儿园到高三的中小学生。该课程的目标是帮助学生学会应对冲突,与同伴相处更好;为学校提供一个综合性的预防暴力和其他危险行为的策略,营造一个充满关爱和温和的学习环境。它的理论基础是攻击和暴力行为是习得的,因而也可以通过教育消除掉。该课程训练学生学会以下技能:积极倾听、表达感受和处理愤怒、自信、合作性问题解决(包括协商和调解)、欣赏多样性以及对抗歧视偏见。它可以由教师直接教授,也可以进行同伴团体训练。该课程特别强调对愤怒的管理、分析冲突情境、帮助学生面对可能引起暴力冲突的偏见和刻板印象。教师要帮助学生使用一些技能来分析学校生活中每天发生的冲突。对于小学生,可以在教室的某个地方设立一个学生可以平静下来的地方;对于中学生,可以采用记日记的形式，分析他们体验到的冲突。

"接受责任成功"课程旨在教会学生问题解决、作决策的模型，帮助学生发展基本的核心价值，形成良好行为、公民责任、学习成就。该课程具体包括评估优缺点、设定提高目标、使用积极的自我对话、友好礼貌以及问题解决。课程基本上采用问答形式。

"反应性课堂"项目的目的是创造一个对学生的身体、情绪、社会和智力方面的需求敏感、及时反应的教学、学习和生活环境，发展恰当的体验式教学，而不是结构性课程。它包含六个部分：班级组织、早晨会议、尊重自我和他人的准则以及违反这些准则的惩罚、课程选择、引导式发现和家庭交流策略。

【建议参考资料】

1. 沙博 D，沙博 M. 情绪教育法——将情绪应用于学习 [M]. 韦纳，宝家义，译. 北京：教育科学出版社，2009.
2. 格罗斯. 情绪调节手册 [M]. 桑标，马伟娜，邓欣媚，译. 上海：上海人民出版社，2011.
3. 马惠霞. 大学生学业情绪研究 [M]. 北京：北京师范大学出版社，2011.
4. 郑日昌，陈永胜. 考试焦虑的诊断与治疗 [M]. 黑龙江：黑龙江科学技术出版社，1990.
5. GREENBERG M T, KUSCHÉ C A, COOK E T, et al. Promoting emotional competence in school-aged children: the effects of the PATHS curriculum [J]. Development and Psychopathology, 1995 (7): 117-136.
6. RANSFORD C R, GREENBERG M T, DOMITROVICH C E, et al. The role of teachers' psychological experiences and perceptions of curriculum supports on the implementation of a social and emotional learning curriculum [J]. School Psychology Review, 2009, 38 (4): 510-532.

【问题与思考】

1. 哪些因素会影响中小学生的学业情绪？
2. 如何对中小学生的学业情绪进行干预？
3. 面对考试焦虑的学生，你准备通过哪些方法来帮助他克服考试焦虑？
4. 情绪智力包括哪些内容？
5. 如果学生的情绪调节出了问题，你觉得是哪些学校因素影响了学生的情绪调节？
6. "第二步"项目、"促进选择性思维策略"项目和"强健儿童"项目的理论基础有什么不同？
7. 如何通过系统训练来减少学生的冲动和攻击行为？
8. 如何系统提高学生的人际关系？有哪些团体辅导活动可以借鉴？
9. "强健儿童"项目是如何具体开展的？
10. 如果让你设计一个提高学生情绪调节能力的课程，你会怎么设计？

第七章　同伴关系和学生情绪调节

【本章提要】

　　本章主要聚焦于中小学生的同伴关系对情绪调节的影响。进入学龄期以后，学生的同伴关系逐渐发展、深入和成熟，并在其情绪和社会性的发展方面起到非常重要的作用。在本章中，我们首先向大家介绍什么是同伴关系，学生同伴关系的特点和功能，受哪些因素影响；其次，着重介绍同伴关系对学生情绪调节的影响，良好的同伴关系能促进学生情绪调节的健康发展，而不良的同伴关系则会导致学生情绪失调，带来多种心理和行为问题，比如抑郁和攻击行为等；最后，我们介绍了几个促进同伴关系良性发展、提高情绪调节能力发展的干预项目，希望能为教师在日常学生管理和教学中提供一些参考和建议。

【学习重点】

1. 了解同伴关系的概念、同伴关系干预项目。
2. 认识同伴关系对情绪调节的作用和影响。
3. 理解同伴关系的社会功能。
4. 领会友谊的作用。

【重要术语】

　　同伴关系　社交地位　表达规则　共情　友谊　同伴接纳　欺负　校园暴力

　　嘉嘉是一所重点中学初二的学生，学习成绩非常好，还是班干部，他特别自信，上课积极发言，班里有什么工作都抢着干，老师们都很喜欢他，但他却遭到全班男生女生的集体孤立。起初老师以为是因为他太优秀而受到嫉妒，但后来老师发现，嘉嘉对同学非常苛刻，经常要求别人按照自己的意愿行事，他不屑于和成绩差的同学说话，并将属于同桌的那一半课桌占了大半。同学们先是敬而远之，后来干脆不理不睬，在半年后的换届选举中，再也没人投他的票。嘉嘉为此非常郁闷，甚至不想上学了，他觉得自己这么优秀，为班级做了这么多事情，为什么换回的却是这样的结果？

　　可以看出，嘉嘉虽然自身能力很强，但因为和同学们的相处方式不当，陷入了同伴关系的困境，如果不及时加以修正，将会对其自身的人际交往和情绪、社会性发展造成不可估量的损失。在这一章,我们将探讨学生的同伴关系对情绪调节的影响以及如何通过促进学生同伴关系的发展来提高其情绪调节的发展。

第一节 同伴关系的概述

一、同伴关系的定义

日常生活中,人与人之间存在着各种各样的关系,如父母和孩子之间的亲子关系、老师和学生之间的师生关系、邻里关系、同事关系等,那什么样的关系是同伴关系呢?简单来讲,同伴关系就是伙伴关系的代名词,学术上将其定义为同龄人间或心理发展水平相当的个体间在交往过程中建立和发展起来的一种人际关系。它特指在儿童和中小学生时期与同龄人之间的交往。

学生同伴关系是一个多层次、多侧面、多水平的网络结构。在这个结构中,根据关系的方向不同,可以将同伴关系分为友谊关系和同伴接纳关系两种,二者之间正相关(Parker & Asher, 1993)。友谊关系是在两个个体之间发展起来的一种充满感情色彩的关系,它是一种以个体为指向的双向结构,反映的是两个个体之间的情感联系。友谊关系包含拥有双向友谊的数量以及这些友谊的质量。而同伴接纳关系,是一种以群体为指向的单向结构,反映的是群体成员是否接纳个体的态度,包括同伴接纳和同伴拒绝(Bukowski & Hoza, 1989; Brendgen et al, 2002)。

同伴关系是中小学生的一种重要人际关系,尤其是步入青春期,随着生理发育的成熟、认知能力的提高、情感的敏感多元,同伴关系变得尤为重要。中小学生与同伴建立的关系,有可能对自己的社会适应能力和将来的人际关系起到非常重要的预测和定型作用。常被同伴拒绝的学生会失去学习同伴文化的机会,而这种机会对于社会交往、幸福感和社会成功是非常重要的。

二、学生同伴关系的特点

相比儿童期,中小学生的同伴关系到底有哪些特点呢?

(一)互动对象逐渐从父母转向同龄人

中小学生在学校的时间增加,日常生活的主要内容和兴趣点也发生了很大的改变。他们告别了每天游戏和吃吃喝喝的儿童期,学习、上课和考试成为了日常生活的主导内容。他们最关心的不再是今天的表现怎么样,会不会得到爸爸妈妈的表扬,转而开始关注自己喜欢的乐队出了什么新歌,刚出的电子产品有什么新功能,哪个老师讲课比较有特色等。同学和同龄朋友与自己的生活和兴趣相同,因此中小学生课余时间玩耍、倾诉和乐趣分享的对象也都以同伴为主,彼此的互动更为复杂、深入和持久,对父母、老师则开始有了不能说的秘密,与其互动日益减少。

(二) 从性别对立过渡到异性互动

几乎每个学生在成长过程中都会经历一段男生只和男生玩,女生只和女生玩的"性别对立"时期,这一时期主要是小学阶段,尤其是中低年级。到了中学时期,"性别对立"现象逐渐消失,学生开始对异性产生兴趣,加上在学校时间相对较多,他们与同伴的交往不再受到父母的过度监控,因此能将更多的活动指向异性同伴,发展出与异性的友谊,有时还会出现早恋现象。

(三) 友谊观逐渐成熟

小学时期,学生对友谊的理解比较浅显,注重表面现象、共同活动而非彼此内心感情和观念的交流,对他们而言友谊就是一起玩耍、彼此要好、互相帮助。随着年龄的增长和心智的成熟,友谊不再简单地意味着活动的共性,而是强调彼此相互影响的感情上的依赖,尤其注重朋友的忠诚、可信赖和尊重。到了高中阶段,虽然仍强调信任和忠诚,但学生普遍认为朋友之间需要相互的理解和支持,对朋友的要求已经涉及彼此在深层次个性心理特征上的一致性,由此产生了真正的"互惠"意识,在他们看来,友谊的"互惠"就意味着彼此的认同。

(四) 交往群体的规模和紧密度发生变化

小学时期,学生的活动大都围绕单一性别的紧密小群体,日常只是与有限的几个朋友交谈、游戏,没有涉及更广泛的社会活动。随着年龄增长,交往会在相对松散的大群体背景下展开,异性之间开始有了互动,小群体的结构发生了性别混合。随着发展进一步深入,到中学阶段,男女生之间出现爱慕之情;组织松散、宽泛的大群体开始瓦解,紧密小群体内部也渐渐减少了相互间的密切联系,但会在特定水平维系,并会一直延续至成人生活中。

三、学生同伴关系的功能

(一) 同伴关系是发展社会能力的重要保证

随着社会的发展,相对以前来说,学生与同龄伙伴接触的时间和交往机会变得更为稀少和宝贵,原因可能有以下几方面:首先,现代家庭几乎都是独生子女,加上父母工作繁忙,儿童多由祖父母或外祖父母抚养;其次,有些家长认为孩子从小成绩好会学习就够了,过于溺爱和保护,这些都使孩子与同伴接触的机会减少;再次,也有些学生在与同龄伙伴交往过程中受到欺负或者不能适应,家长出于保护的目的刻意将孩子与外界隔绝,使之无法发展出正常的人际交往能力。

良好的同伴关系可以促进学生的人际敏感性和人际交往能力,促进学生的信任感、共情、友谊、道德感的发展,为个体建立恋爱、婚姻和亲子关系提供了原型和基础(Sullivan, 1953)。皮亚杰是最早研究儿童发展的心理学家之一,他在其早期著作中论述了同伴关系在社会能力发展中的作用。他指出,年幼的儿童是自我中心的，认为周围的一切事物都是围绕着自己的，他们不能意识到同伴的想法和感情。随着游戏互动的开展，儿童开始学习建立与伙伴之间的关系，同时也会体验到与伙伴的冲突，尝试如何进行谈判或协商，这种同伴关系的发展有助于儿童社会观点采择能力和社交技能的发展，产生于同伴关系中的合作与感情共鸣，也使得儿童获得了关于社会的更广阔的认知。

没有与同伴平等交往的机会，儿童将不能学习有效的交往技能，缺乏控制攻击行为的能力，也不利于性别社会化和道德价值的形成（Hartup，1977）。许多"高分低能"的学生就是很好的例子，由于持续关注学习，他们与同伴的交往缺乏，行为幼稚，不懂得如何表达自己，也不知道如何与人沟通和相处，甚至在考上大学之后还需要父母一起陪读来照顾自己吃穿……最后被人称为"书呆子"。

（二）同伴关系是满足情感需要、获得安全感和社会支持的重要源泉

根据马斯洛的需要层次理论，情感和归属的需要、尊重的需要是人的基本需要，必须在与他人的交往中才能实现。儿童在亲密的友谊关系中可以获得爱、亲密和可靠的同盟；帮助、抚慰、陪伴和增进自我价值既可以从亲密朋友关系中，也可以从一般同伴群体中获得；而归属感或包容则主要从一般的同伴群体中获得。

学生时期最重要的任务是"个体化"，所谓个体化，就是将自己作为一个独立的个体来审视自我以及家庭、社会与自我之间的关系。学生个体化的过程面临着各种不确定，需要作出各种选择和决策，而自我经验又不足以应付这些问题，因此会产生焦虑、恐惧、自卑等消极情感体验。来自同伴的支持使得学生之间可以互相肯定，共享兴趣和愿望，分担恐惧，并提供爱和亲密表露的机会。

学生在成长过程中要经历生理心理巨大变化带来的压力，以及学业成绩和升学考试带来的压力，等等。同伴关系是家庭之外相对安全的场所，在与同伴交往的过程中，由于面对着相似的变化和压力，同龄人之间能够比较坦诚和无拘束地进行交流，避免了与父母或老师交流的尴尬和隐瞒，反而有助于释放攻击、性冲动等不可避免的生理冲动，缓解紧张情绪和压力，促进心理健康发展。

（三）同伴交往经验有利于自我概念和人格的发展

19世纪末，詹姆斯（James，1890）在关于成人自我的论著中，特别强调了社会关系的重要性。他认为，个体都有被同类关注和赞赏的本能倾向，当没有受到关注时，个体可能会对自己的价值产生疑问。沙利文（Sullivan，1953）认为，个体的人格是由个体的社会关系塑造的，同伴为个体理解社会规则和社会角色构建了基本框架。他尤其重视同伴关系在少年期和青年初期的重要作用，这一时期充分良好的同伴关系是形成健康的自我概念所必需的。他把朋友定义为同性别同伴间的亲密关系，是个体第一次"通过他人的眼睛看自己"，并体验到与另一个人真正的亲密。

研究发现，同伴接纳对学生人格的各个维度都有预测作用，同伴接纳高的学生，会有更多的机会与同伴交往；学生能够从不同经验背景的同伴身上学到知识，提高认知能力，有利于学生的智力发展；同伴接纳高的学生更可能与同伴分享、合作、谦让；为了维持同伴之间良好关系的发展，解决冲突，学生必须学会如何控制和调节自己的行为。

四、影响学生同伴关系的因素

（一）环境因素

1. 学生的社交地位

社交地位指学生在与同龄人的关系中所处的位置。按照受欢迎程度，有研究者将社交地位分成五类：（1）受欢迎型：这类学生在同伴交往中属于地位最高的一类，他们通常能被大多数同学所喜爱，在游戏或交往活动中表现出相对成熟的交往技巧，懂得同情和分享。该类学生通常会因为表现好而得到父母及老师更多的喜爱。（2）被拒绝型：被拒绝的学生通常处于不良友谊关系中，他们可能因为脾气不好、或者生理缺陷等问题，在与同学交往过程中受到排斥，这类学生通常会有较高的攻击性倾向和叛逆性格。（3）被忽视型：所谓被忽视，其实是其他学生不喜欢但是也并不讨厌和拒绝。被忽视型的学生不容易进行主动的同伴交往，因而会被同伴忽视。这类学生通常比较孤僻，自卑感较强，自信心水平较低。（4）矛盾型：矛盾型指学生一方面渴望与同伴建立良好的友谊或接纳关系，但另一方面又因为自卑等原因不敢主动与人交往，害怕被拒绝，因此一直处于矛盾的边缘。该类型的学生相对于其他学生来讲焦虑水平更高。（5）一般型，除了上面四种类型之外的学生，都属于一般型（Coie & Dodge, 1982）。

不同社交地位的学生在同伴交往过程中表现出不同的交往技巧、认知策略和问题解决能力。例如，通常被同伴忽视或拒绝的学生，交往技巧较差，会导致同伴的厌恶：（1）说话总是重复；（2）游戏开始时还在说话；（3）在游戏中有欺骗行为；（4）为了得到注意纠缠别人；（5）当被告知输了时没有反应；（6）游戏已经开始时自己突然想加入；（7）不爱惜游戏空间/材料；（8）游戏不认真；（9）游戏方式比较愚蠢（把游戏看得太严肃）；（10）在游戏中总是和别人争吵（Macklem, 2003）。相比其他类型的学生，受欢迎型学生对人际问题能够提出更好的解决方法。在人际问题解决技能方面有缺陷的学生，可能会在社会交往中遭到同伴的拒绝，与成人和同伴互动消极，而这些消极互动又会阻碍儿童发展积极的社会互动技能、问题解决技能，影响他们的学业表现。

2. 学生的学业成绩

学业成绩是学生发展的一个重要影响因素，会影响学生的自我概念的发展，也会影响学生的友谊质量和人际交往。

(1) 学业成绩优秀会显著提高学生的社交地位

在中国这样一个深受儒家思想影响的国家，学业成绩被赋予了极高的价值，它往往代表了学生是否聪明、是否努力、是否有能力等各方面的素质。因此中国父母比西方父母更强调孩子的学业成绩，忽视儿童的思想、情感等其他方面。成绩优秀的学生会得到同伴的接纳，父母也鼓励自己的孩子与成绩好的学生交朋友。在学校，成绩优秀的学生更能得到老师的关注和赞赏，因为老师的影响，这些学生在同伴中会获得更高的地位。由于得到成人的认可，学业成绩优秀的学生多乐观、活泼、热情，其他孩子更容易接纳他们，也更乐意与他们交往。因此，学业成绩优秀的儿童通常具有良好的同伴关系。

(2) 儿童学业不良对其同伴关系的影响

学业不良问题在学校教育中普遍存在。学业不良有三种含义：一是把未达到基本教育标准称为学业不良；二是把低学力称为学业不良，即学生实际学力测查结果低于根据智力测查结果所推定的学力测查得分；三是把未能充分发挥其自身潜能，即因身心障碍而导致的学业迟滞称为学业不良。不管以何种标准，从直观的角度来讲，学业不良就是学生的考试分数比较低，学习成绩差。

学业不良儿童容易形成三种不良的同伴关系：

① 对立的同伴关系

学习成绩差的学生往往具有攻击、违纪和不成熟等特点，因而容易受到同伴的拒绝。而且由于成绩差，受到同学的排斥和拒绝、老师的冷漠及家长的压力，他们会经常感到无助和灰心，容易产生逆反心理，对社会、学校和家长产生对抗情绪，对班级和同伴关系做出破坏性行为。

② 疏远的同伴关系

一些学生因其学业不良，常常被班级同学及老师忽视或遗忘。这样的学生常常自卑、害羞，封闭自己，隐藏自己，没有人知道他们在想什么和做什么，也没有人关心和在乎他们的行为，他们在参与活动时表现出退缩性，渐渐地与班级同学疏远。

③ 亲密的同伴关系

由于学业不良，学生常常遭到拒绝，容易产生孤独感。但如果班级中存在一群学业不良的学生，他们容易结成一体，形成相对亲密的关系。他们一起逃课、一起活动、一起分享自己的心事，一起生活在班级中另一个被老师和同学遗忘的角落，因为只有在这样的群体中，他们才得以放松和得到理解。

思考：好孩子 = 学习好？

2004年共青团云南省委、云南省少工委曾对全省129个县市区的做过一个关于父母对未成年人期望的调查，结果显示：

在 63 501 份有效问卷中，父母对"您考虑孩子前途时最为关心的问题是什么"给出的答案中，占比最高的是"学到知识"，约 80.6%，其次才是"良好行为习惯"，占 43.9%，身体健康仅占 37.3%。而家长对"您认为好孩子的主要标准是什么？"的回答中，前 3 项依次为"学习成绩好"（50%）；"道德品质好"（36.2%）；"身体好"（27.8%）。有近一半的家长要求孩子进入高一级的重点学校。这说明父母评价孩子的首要标准是学习成绩。

望子成龙、望女成凤，这是天下父母的共同愿望，但成龙成凤的标准究竟是什么，学习成绩好就一定能够成龙成凤吗，这是一个值得天下父母和老师深思的问题。一味地看重学习成绩，不重视孩子全面发展，会使得中小学生从小就形成不良的思想观念和行为规范。例如，很多孩子只会读书，对外界一无所知；自我中心思想严重，不尊敬长辈、不关心他人，瞧不起学习成绩不好的人；缺乏生活热情，思想保守，行为拘谨，不善于和朋友交往也不知道如何应对陌生情境。同时，父母对孩子学习成绩的期望过高，太看重名次，太在乎分数，这往往会给孩子造成难以承受的心理压力，这对中小学生的人格发展是非常不利的，很多厌学、逃学、自杀的中小学生也都是为学业所累，而在同伴关系中又找不到发泄的出口。

资料来源：http://www.asedu.com.cn/Html/Info/Dome/2004-08-05-12129.htm

3. 身体及外貌特点

关于这一点，不用细说，即使到成年期，我们仍被自己身体及外貌的不完美所困扰，以至于在求职、恋爱和婚姻甚至在交友方面受到各种各样的限制。拥有姣好的容貌甚至是一种自身资本。有研究发现，在求职过程中，两个条件不相上下的候选人，漂亮的那个被录取的概率要远高于另一个。而在婚恋和交友中，容貌姣好更是占尽优势，网络上甚至有一个"全球外貌协会"小组，所谓"外貌协会"，指的是单纯以对方的外貌作为评判标准，并且以此决定是否继续交往的族群。

中小学生正处在自我概念发展的关键时期，对自己的外貌和身体条件高度关注，在评价他人时，外貌等生理条件也是重要的标准之一。因此，身体和外貌对学生的同伴关系有重要影响。

一般来讲，漂亮（或帅气）、身材匀称、身高较高的学生在同伴交往过程中更受欢迎，更容易被评价为拥有聪明、智慧、能干、温柔、直率、易相处等相对优秀的品质。同时，身体或外貌条件不够完美的学生在与人交往过程中，也会过度关注自身不完美的方面，更加拘谨、自卑、自我贬低和不信任他人，从而影响同伴关系的良性发展。尤其是随着学生的生理开始成熟，对两性意识更加关注，在同伴交往过程中，漂亮的女生能得到更多男生的青睐和追求，而高大帅气的男生能在学校出尽风头。其他自身条件不够完美的学生，不像前者那样容易获得更多关注，在犯错或欺负他人时，更不容易得到认可和原谅。

知识窗

好朋友关系中的"红花绿叶"组合

细心的人可能会发现，漂亮的人，尤其是女生，她的好朋友多半不如她漂亮，甚至很普通，这是一种典型的"红花绿叶"组合。

"红花绿叶"组合的形成是有原因的。首先，对于美女来讲，她们很容易获得异性的关注和追求，美女和美女之间容易产生嫉妒和攀比。因此，她们需要的是朋友的陪衬而不是竞争，一般女生不会对她们构成威胁，比较容易长久相处。其次，长相一般的女生因为长期以来受关注的程度相对较低，通常性格也较好，因此在相处过程中，更容易向对方妥协。再次，因为和美女在一起，长相一般的女生也能受到更多异性的关注，这是一个互惠的组合。当然，也不排除其他情况，比如两个人真的有共同的爱好、兴趣、成长经历、社交活动、价值观念等。

（二）个体心理能力

1. 表达规则

表达规则是指个体用以指导特定社会情境下的情绪表达以符合社会期望、促进社会交往的规则系统，即个体如何以及何时表达情绪的规则。例如，在社会交往中，学生会根据不同的在场者来调整情绪表达，比起和父母相处，在与老师、同学相处时更倾向于掩饰真实情绪。学生要想融入同龄群体，必须遵循一定的情绪表达规则。情绪表达方式首先不能违反社交的一般规则，其次还要重视对同伴群体的文化特性的适应。例如，在被欺负时不能表现出害怕；在事情不如愿时，男孩不可以哭，等等。学生群体中非常流行"酷规则"，要求学生在遇到挫折时，学会冷静、谨慎、避免情绪化。

大多数表达规则都是隐性的，学生需要在同伴交往和游戏中获得体验之后才能学会。发现和理解表达规则对一些学生来说，是一种痛苦的经历。例如，在一些以娱乐为目的的活动游戏中，学生对规则的运用一般相对灵活。但是有些学生对游戏规则的遵守会非常严格，他们往往情绪控制能力还较差，对一些不公平情境容易反应过激（比如输了还要赖），产生沮丧和愤怒等情绪。在这种情境下，这些学生表达愤怒，会引发大家的嘲弄，导致交往受阻。对这些学生来说，只有在嘲笑或者孤立中慢慢理解某些心照不宣的规则，提高自己的情绪控制能力，才能采取适当的行为来避免这种消极交往的再次发生。

知识窗

酷（"cool"）规则

"酷"的概念源自20世纪30年代的爵士俱乐部，这个词被用来描述爵士俱乐部的音乐家和保镖，后来通过骆驼牌香烟广告被大家所接受（Dansei，1994）。酷包括一系列身体动作、姿态、面部表情、声音、语言、服饰、音乐以及其他具体年龄群体的兴趣与行为。"酷"一词最早源于20世纪50—60年代西方社会叛逆的一代（"嬉皮士"），在80—90年代成为年轻人的主流（Pountain & Robins，2000）。

学生的酷规则包括隐藏强烈情绪。懂得酷规则的学生能够很好地控制情绪，不管他（她）有多么焦虑或生气，情绪冲动都可以很快被抑制，以避免尴尬的发生（Dansei，1994）。"看起来很酷"对学生来讲是很重要的。在学校里，只要被认为这样很酷，那么这种行为就会被学生接受。

同伴文化中的规则不会有人直接教你，而是在交往的过程以一种间接的方式学习和掌握的。学生假定这些规则是"显而易见"并且"众所周知"的（Myles, Trautman & Schelvan, 2004）。当规则被破坏时，其他人的反应会很强烈。有些学生在学习此类规则上存在缺陷，比如过于关注或者反对这种规则等，这些学生需要教师和价值的指导。

2. 共情

共情是指设身处地从别人的角度去体会并理解对方的感觉、需要与情绪，并以恰当的方式表达自己对对方情绪与意图的感受、理解与尊重。为了能够对他人共情，学生应当学会：确定或感知他人当时的情绪体验；从其他人的视角来看问题；体验到与同伴相应的情绪，但没有被压迫感。共情水平高的学生在与同学交往上更为得心应手，当身边的人沮丧或苦恼时，他们容易体验到相应的苦恼，并敏感地作出回应，从而促进人际和谐。N. D. 费什巴赫和S. 费什巴赫（N. D. Feshbach & S. Feshbach, 2004）的研究发现，共情能力强的个体，攻击性更少。

学生是否会产生共情，受情绪调节能力、情绪强度和消极情绪出现频次的影响。低调节能力、高情绪强度且常体验到消极情绪的学生自己本身容易感到苦恼，容易产生压力反应，不易对同伴产生共情；善于调节情绪、较少感受到强烈消极情绪的学生，容易有同情心、产生共情。因此，能够控制自身情绪，将注意从压力刺激转移，将注意力集中于积极事物，能够控制情绪相关行为的学生，能更好地产生共情（Eisenberg et al, 1998）。

3. 情商

情商也称情绪智力，1995年，时任《纽约时报》的科学记者丹尼尔·戈尔曼出版了《情商：为什么情商比智商更重要》一书，引起全球性的EQ研究与讨论,他也因此被誉为"情商之父"。对于情感智商的概念,戈尔曼并没有提出一个明确的概念,萨洛维及其合作伙伴梅耶将情绪智力扩展为五个方面:了解自身情绪、管理情绪、自我激励、识别他人情绪、处理人际关系。

戈尔曼在《现代心理学研究》中指出,一个人成功的80%在于情商,智商只占20%。卡耐基也曾说过,一个成功的管理者,专业知识所起的作用是15%,而交际能力却占85%。罗斯福就是一个典型

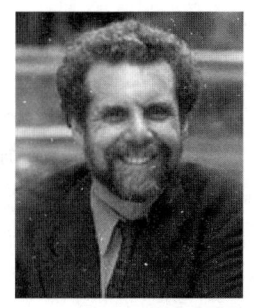

图7-1 丹尼尔·戈尔曼

的例子,他"智力一般,但极具人格魅力",他之所以能当上美国总统,带领美国走出经济萧条,在第二次世界大战中成为真正的赢家,与他积极乐观的性格有着极大的关系。

3—12岁是情商培养的关键期,情商教育能影响孩子的一生。心理学家在跟踪调查后发现,凡是关键期受过正规情商培养的儿童,其学习成绩、人际关系及未来的工作表现和婚姻情况等,均优于未受过专门培养的儿童。情商教育不仅能促进孩子学习成绩的提高,更重要的是有助于形成乐观自信的性格特征。一个乐观自信的孩子是不怕失败的,是活跃并有创造力的,是具有获取成功和幸福的能力的。越早培养孩子的情商,越有助于孩子在同伴关系中处于领导地位,形成孩子的领导气质,并为其在将来激烈的社会竞争中立于不败之地培养良好的素质。

第二节 同伴关系与学生情绪调节

同伴关系是学生最重要的人际关系之一,也是学生日常生活中的主要情绪来源,对学生的情绪调节能力发展起到重要的作用。在与同伴的交往过程中学会情绪调节对中小学生的个性与社会性发展至关重要。

一、同伴群体对情绪调节的影响

(一)同伴如何产生影响——同伴的"训练者"角色

除了父母与教师,同伴也会影响学生情绪调节能力的发展。学生都喜欢能够调节自己情绪的人,并把这类人当做自己的玩伴和队友。同伴是学生情绪调节能力的"训练者",是获得情绪知识、练习情绪调节技巧的重要资源。在游戏和学习、生活中,学生观察到同伴对情绪事件的态度,获得情绪表达规则,并受其影响来调整和修正自己的情绪和行为反应。

学生的情绪反应常跟同伴间的冲突与合作有关。同伴间的友好合作关系多,能够促进学生的积极情绪,同时减少消极情绪的影响;而如果同伴之间经常发生冲突和矛盾,对学生的情绪调节能力则是一种考验。比如,当学生与伙伴们交往

受挫时，有些学生会表现得苦恼、大喊大叫，容易与同伴发生冲突，那些具有一定注意力转移能力的学生则能将注意力转移到其他事物，因而不容易体验到冲突。有些男孩在混乱的球赛中很容易失去控制，表现出愤怒情绪，甚至会攻击他人，而乐观包容的学生则能够宽容以待、息事宁人。一些学生因生性胆小，在遇到他人的挑衅时会表现出害怕，哭泣，另一些学生可能富有同情心，出手相助等。这些情境及不同反应都是学生学习和提高自己的情绪调节的机会。但是这个过程是漫长的，只有通过逐渐积累经验，学生的情绪调节能力才会随之慢慢提高。从上学开始，他们开始学会控制自己的兴奋感，并掌握妥协和调节情绪的技巧，随着年龄的增长，他们能使用更加有效的策略来调节情绪。

（二）从同伴交往中学会如何调节情绪

1. 掌握表达规则

理解和发现交往中的规则往往是很复杂的，大多数成年人很欣赏这些规则的复杂性，但并不想试着交给孩子，因为大部分成人认为孩子的单纯是应该被保护的，强加过多成人的规则会把孩子"带坏"。学生更多时候要在与同伴交往的过程中，自己学会情绪在何种情境和背景下可以被表达以及表达的方式和程度。规则永远不会广而告之，为了理解这些表达规则，学生首先要能觉察到这些"不能说的秘密"，而同伴对情绪的控制技巧是很好的示范和练习机会。比如，女孩不能一生气，就表现给朋友看。面对同一件事，不同人的内心感受是千差万别的，很多情况下个人感受并不需要完全表露，尤其是在学生与同伴群体规则相冲突的时候。

在掌握表达规则的过程中，学生需要评估自己的行为，并与同伴规则进行对比，然后基于同伴的反应来改变行为，从克制行为到修正错误都需要执行功能发挥作用。有些学生对表达规则的理解和运用发展较晚，可能同执行功能较差有关。一般来说，社交困难的学生，存在不同的执行功能问题，包括察觉社交线索、改变自己的行为、计划和想出备选的行为方案、改变目标，等等。

2. 学会注意调节

注意调节是情绪调节的重要组成成分，包括对环境线索的注意，对行为的持续性注意，通过分心将注意力转移到其他事物上以及换位思考情境等。当学生不能完成自己正在做的事情，或者无法即刻得到自己想要的东西时，目标的阻滞会带来受挫感，引起愤怒和情绪失调。此时，学生应该及时转移注意以减少自己的愤怒和沮丧。比如当学生想加入的游戏群体已经满员时，可以加入到其他类似的游戏中。在同伴交往中，当其他人不可能为了自己的目标而让步时，学生应该学会不钻牛角尖，及时调整自己的注意方向和注意目标，这有助于学生自身的身心健康。注意调节困难的学生在情绪调节上存在困难，在社会能力发展上也存在迟滞。对于这个类型的学生，可以通过注意训练来改善其情绪调节能力。

3. 控制情绪强度

情绪强度过高容易出现社交困难。例如，消极情绪强烈的儿童容易过于激动，会打扰别人游戏或者出现攻击性行为，容易被同伴孤立。无论是积极情绪还是消极情绪，控制情绪强度都是必要的，狂喜、狂悲和狂怒在与同伴交往中都是不适宜的，也不利于自己的身心健康。控制积极情绪的强度相对容易，不需要花费太多的心理资源，而控制消极情绪的强度，例如，减弱愤怒或从愤怒中恢复，相对比较困难。社会交往能力较好和受欢迎的学生会采取行动来避免同伴的消极行为，从而避免体验到消极情绪。控制消极情绪的能力是可以通过训练而提高的，并不是无方可解。只要在与同伴交往中坚持有效的自我监督，重构对冲突情境及他人的认识，并积极采取行动，学生是能够避免产生消极情绪或减弱消极情绪的强度的。

二、良好同伴关系与情绪调节

良好同伴关系包括同伴接纳和友谊两个方面，同伴接纳是一种群体指向的单向结构，表现的是群体成员对个体的态度——喜欢或不喜欢、接纳或排斥，反映了个体在同伴群体中的社交地位；友谊则是一种以个体为指向的双向结构，是建立在两个个体之间信任和合作基础上的自愿、亲密的二维关系，反映的是个体间的情感联系。同伴接纳和友谊以不同的方式促进儿童社会情感和技能的发展。例如，那些在较大的同伴群体中不受欢迎、被拒绝或孤立的儿童也能建立起亲密的友谊关系，而一些高接受性或被很多人喜欢的儿童却很少或没有与同伴建立起相互的友谊关系。

（一）同伴接纳

同伴接纳是良好同伴关系的基本形式，是中小学生社会能力的体现之一。在与同伴的交往过程中，情绪调节技能会影响儿童达成社会目标的方式，因而影响到儿童的同伴接纳。学生的情绪调节能力（如注意控制）越高，其同伴接纳程度就越高。

同伴接纳也影响学生的情绪调节能力。同伴接纳程度高的学生更加开朗自信，拥有较高的自我评价和社会赞许度，因此在面对情绪事件时能够更主动地采取行动，调整自己的行为，使之更符合群体规范；面对拒绝和挫折时也能主动重构他人对自己的态度或者转移自己的注意力，从而避免体验到强烈的消极情绪。相反，同伴接纳水平较低的学生，因为长期被拒绝容易形成自卑、孤僻、抑郁和自我怀疑等心理，这类学生即使在面对他人的友好关注时也会不自信、犹豫彷徨，而在遭到排斥和拒绝时就更加焦虑、抑郁或者愤怒，甚至有较高的攻击倾向。

在面对同伴冲突情境时，学生应主动学习有效情绪策略，以建设性的方式来调节情绪。当面临引发消极情绪的冲突情境时，认知策略可以避免进一步的冲突，有助于学生维持与同伴的关系，提高其同伴接纳水平。而使用攻击策略则可能伤害同伴，使同伴冲突恶化，因此会降低同伴接纳水平。

（二）友谊

友谊和亲子依恋是儿童两种亲密的人际关系。亲子依恋是儿童自出生后发展起来的第一种亲密人际关系，随着年龄的增长和学习阶段的开始，儿童逐渐淡化对父母的依恋，同伴关系尤其是友谊开始成为影响儿童发展的重要的社会支持系统。随着学生逐渐将依恋转移到同伴身上，对同伴信赖程度高的学生友谊质量的积极特征多，更多地表现出与好友的亲密、陪伴分享及肯定对方价值，并能顺利地化解友谊中的不快，反之友谊的积极特征则少。友谊与社会交往技能的关系十分密切，学生拥有好朋友，尤其是拥有较多数量的好朋友，其社交技能水平也就相对较高，攻击行为也会减少。

孤独感是学生对社会关系问题的一种消极情感体验，主要由情感纽带的缺乏所导致。对于小学生来说，没有亲密的友谊似乎比没有接纳他们的群体更容易使他们体验到孤独，朋友能够为不受欢迎的学生提供抵制孤独感的缓冲器。没有最好朋友的中学生比有最好朋友的更容易孤独，对异性或同性的友谊不满的学生报告的孤独感高于感到满意的学生，并且亲密朋友的数量越多孤独感水平就越低。因此，发展与同伴的亲密友谊可以有效降低中小学生的孤独体验，其自信心、人际交往能力和情绪调节能力也将得到发展。

知识窗

友谊保鲜小贴士

☆ 适度沟通

沟通可以很简短，不需过多给朋友打电话或发电子邮件；若有危急的情况，要马上通知朋友；知道别人如何看待你；努力改变任何需要改进的地方。

☆ 不要攀比

不要让友情变成一个钱财或物质的隐蔽之争，不与朋友争吵，虚荣和自卑会妨碍你交新朋友。

☆ 少抱怨，多提高

诚实，慷慨，谦逊，成为一个富有同情心、受人尊敬和吸引人的朋友。不停抱怨是令人厌倦的，也会使友谊离你而去，与你的密友谈谈如何改变你生活中不愉快的部分。

☆ 快乐和幽默

快乐和幽默是最富感染力的友谊保鲜剂。

☆ 倾听

关心你的朋友,了解你的朋友;少以自我为中心,与人交流多倾听。

三、不良的同伴关系与情绪调节

(一)同伴拒绝

同伴群体成员很少直接将群体规则表达出来,学生需要在交往中才能学会。同伴群体规则不仅教给个体情绪调节技巧,也会通过拒绝来调节个体行为。同伴群体不能忍受已经建立的规则被打破,想要加入群体的儿童如果在错误的时间出现或做了不合规则的事,那么很有可能会被同伴拒绝,而他自己还不明白自己为什么不被接受。

1. 拒绝使人痛苦

同伴交往中经常会有拒绝:"不,你不能玩"或"你不能加入"。同龄群体的拒绝和言语羞辱是很让人痛苦的,会引发学生的消极情绪。被拒绝的学生练习控制情绪的技巧的机会更少,这对他们是不利的,更重要的是,被排斥或拒绝会造成情绪和行为调节能力的下降。当学生被拒绝时,会表现出更少的助人行为和合作行为,即使只是在认为自己有被排斥的可能时,亲社会行为也会显著减少。在体验到排斥之后,敏感的学生容易将自己的情绪关闭,以保护自己不再受伤害,也避免自己产生共情。有研究者(Gailliot et al, 2007)将体验到拒绝的个体称为"小心的人",虽然他们想要交朋友,但他们不想再受伤,被接纳和成为群体一员的机会被伤害的风险抵消。同时,社会排斥还会引起攻击和冲动行为。喜怒无常和情绪消极的学生大多时候都是不愉快的,最容易被同伴拒绝。

2. 如何应对同伴拒绝

(1)学会控制情绪并以适当方式表达

为了避免拒绝,学生要学会控制好自己的情绪并以适当的方式表达出来,尤其要注意自己对他人失败的反应。例如,胜利时自夸对同伴交往是不利的,因为对失利的同伴而言,没有谁会喜欢别人把快乐建立在自己的痛苦之上。同样学生也要学会不要将嫉妒外显出来,因为这会引起嘲笑。男生要小心避开那些他们害怕的人,女生要避免表现出愤怒情绪等。

(2)有个好朋友非常重要

朋友是学生情绪调节的榜样,是对他人进行反应的线索,是与同伴群体发生矛盾时的情绪支持。好朋友会给出有用的建议,来帮助学生建立良好的同伴关系,比如怎样做可以让人更喜欢自己,哪些规则是一定不能违反的,如"别说了,你让事情变糟了"、"别想了,这只会自寻烦恼"。朋友也会教学生如何"重构"对事情的沮丧想法,如"不值得为这件事这样沮丧"、"为这哭不值得"、"覆水难收"。朋友还是学生自我监控的好助手,有时候自己并不能觉察到自己哪些方面做得不好或者让人误会了,关系一般的同学出于礼貌不会指出来,这时好朋友的提醒能帮助学生正确认识自我，及时修正行为，如"停下来，大家都在看着呢，或者你这样做像个小孩子，大家不喜欢这样"。

（3）重构对拒绝的认识

有时候群体对你的拒绝可能不是因为你自身的原因，而是群体自身或者客观条件的限制，比如"名额已满"，或者群体活动费用太高而你支付不了，等等。面对这类拒绝时，你可能需要重新认识自身和对方的关系，当事件变得合理时，你的消极情绪就会减少甚至消失。

知识窗

小学同伴群体规则举例

要做的事

1. 认真游戏。不要四处当小丑。
2. 对同伴说积极的事。
3. 当别人对你说的事情不感兴趣时，别再说了。
4. 注意游戏中发生的事情。
5. 尊重他人空间。
6. 在拿别的学生在用的东西前先询问。
7. 当小组说"不"或"你输了"时，走开，别激动。新游戏开始时再来试试。
8. 如果别人生气了，不要试着硬要加入游戏中。
9. 如果规则不公平，不要争执太多，建议一些新的规则而不是争吵。
10. 吸引别人注意的行为只要一两次。
11. 如果赢了也不要嚣张。
12. 如果输了，说"咱们再玩一次"或"让我们玩别的吧"。
13. 一旦游戏规则达成，不要试着再改变它。
14. 同与你说话的人保持一臂距离。

不要做的事

1. 不要通过指出破坏了的规则来扰乱游戏。
2. 不要在赢了时夸耀自己。
3. 不要在游戏输了时立刻离开。
4. 不要在厌倦游戏时立刻离开。
5. 不要总是重复说话。
6. 不要在大家没兴趣时装傻。
7. 不要总是在休息时和相同的孩子玩，除非你们是最好的朋友。
8. 不要唠叨。在做事情时问一两次就够了。
9. 不要霸占操场中的装备（如篮球）。

10. 不要在自己犯错误的时候失去控制。学会说:"没什么"。
11. 不要说闲话。
12. 不要说出让别人尴尬或沮丧的话。如果你不小心说错话了,说:"对不起,我没有想好。"
13. 不要打断别人的谈话。

(二) 欺负与情绪调节

欺负是校园中的严重问题,三个学生中就有一个涉及欺负行为,在初中60%的学生被欺负过。不管是对欺负者还是被欺负者,凡是卷入欺负行为的学生都会感受到学校气氛是消极的。

从欺负的方式来看,嘲笑和激惹相对比较温和,即便如此,持续的嘲弄对学生的自信心和人格形成有非常严重的阻碍;其他欺负形式还包括孤立、攻击等不同程度的方式。

1. 欺负行为的后果

(1) 长期的消极情绪影响

不仅是被欺负者,就连欺负者自身,也会受到焦虑、抑郁和其他消极情绪的影响,这种影响会持续很久,甚至是很多年。欺负还会影响学生的自我价值感和情境控制能力。被欺负者在与他人交往时容易出现困难,社会行为不够积极,这使得他们更加容易受到孤立和拒绝,长此以往,他们在以后相当长的时间内都会自卑、内向,出现自我隔离等疏远社会的行为,这对个人成长和身心发展都是不利的。

(2) 更多的攻击行为

对消极情绪敏感的学生,被欺负后会表现出较多的冲动性攻击和过度警觉等行为。有时,即使没有受到实质上的欺负,他们也很容易体验到被欺负的感觉,将不能忍受的冲动转化为攻击行为。在受到攻击时以打架或哭泣作为回应的儿童容易成为被欺负的对象,因为这类儿童抵抗攻击的信念和能力都较弱,欺负者又总是想激惹那些有强烈消极情绪反应的人,因此情绪调节不佳的儿童容易成为欺负的目标。

2. 被欺负者的情绪调节特点

从小学到高中,10%的学生都被欺负过。被欺负者比同龄人更加脆弱,情绪调节能力差。有些学生从小被教育苦恼时不要表达出来,长大些后,焦虑让他们变得脆弱。例如,表现出焦虑孤立的女生(因为焦虑所以把自己孤立起来)容易被欺负,常常表现出抑郁症状。

被欺负者的情绪调节呈现以下特点。

(1) 情绪压抑,并影响其应对方式

在被欺负时变得失控，会被同伴认为是无能的表现。因此，学生在受到欺负后，容易压抑自己的消极情绪，不停地自我咀嚼和自我消化，耗费大量的心理资源并持续较长时间。他们无法有效地加工社会线索，偏执、自责，总是顺从于同龄群体，很难解决问题或想出一个更成功的策略来应对被欺负的现实。

被欺负后学生产生的情绪体验会影响他们应对欺负的方式。若感到羞耻，学生会试着同欺负者对话，来终止欺负行为；被激怒的学生会选择报仇，但这不会停止欺负行为；体验到抑郁情绪的儿童是最危险的。教师在学生被欺负以后，要主动制止欺负行为，对欺负者给予一定的处罚，对被欺负者则应该多与其沟通，注意到他们产生的消极情绪类型，教给他们避免欺负和调节情绪的方法。

（2）女生比男生更可能寻求社会支持

被欺负的女生通常倾向于向朋友或家人寻求支持，她们认为社会支持可以帮助自己，是应对欺负事件的最佳策略。男生除非情绪体验非常强烈，否则不太可能这样做。

（3）攻击行为转移

有些学生是欺负者同时也是被欺负者，这些学生被嘲笑时会被激怒，反过来会变得有攻击性，转而攻击或激怒欺负他的人或者将目标转向比自己更弱的同学。当他们认为其他人的行为具有威胁时也会有攻击性反应，而攻击性反应的结果往往是冲动行为。研究发现，反应性攻击与情绪失调、被欺负、社会地位以及其他适应都有关。表现出反应性攻击的学生对同学和玩伴的看法消极，并且在同伴中有较低的地位，他们因愤怒而采取的攻击似乎只会增加欺负行为而不是让欺负停止。

3. 校园女生暴力的解读

校园女生暴力行为，最近几年频频出现在新闻和网络中，使得一直以为欺负是男生特权的人们开始关注女生的暴力行为。在百度输入校园女生暴力，结果有三千多个相关视频，相关新闻130多篇，暴力实施者施暴时的凶狠残酷，满不在乎甚至引以为傲的态度，无不让人触目惊心，很难想象校园里的花季少女会有如此令人发指的行径。由此可见，校园女生暴力现象已经发展到了各级教育部门和学生家长不可忽视的地步。

案例一： 东方网2008年7月10日报道，一则"广东开平市中学生当众凌辱一女生恶性虐待视频"在网上广为流传并引起关注。后经证实，受害者确实是开平当地一名初二学生，在被轮奸之后还遭到多名男生和女生的凌辱，涉案的犯罪嫌疑人包括7名女孩和4名男孩。7名女孩也都是在校学生，其中有人还和受害者是同班同学或同校学生，那些男孩也是未成年人。7月8日，开平市教育局办公室有关负责人表示，开平警方已经破获了此案。开平市公安局110指挥中心林延江主任表示，开平警方确实已经拘捕了几名犯罪嫌疑人，但目前还有个别涉案人员在逃，警方对案件还在进一步侦查中。

案例二：小雪是云南某高校一名学生，2008年4月13日晚11时许，觉得自己被误认为偷了内衣的小丽邀约9名同学，到宿舍内与小雪"谈话"。随后，10个人围住小雪不停殴打，有人向她头上浇淋吃剩的方便面汤，有人在她脸上用眉笔写字。更为恶劣的是，当着男生的面，这些人强迫小雪脱下裤子暴露下身，并用手机拍下施暴与受辱的照片和视频。昆明市五华区检察院在审理本案时用得最多的词就是"极其恶劣"，认为此案涉及《刑法》第237条规定的强制猥亵、侮辱妇女罪中有期徒刑5年以上的从严情节，不适用从宽政策，5月22日，检察院批准逮捕了全部10名犯罪嫌疑人。

资料来源：http://news.qq.com/zt/2008/xynsbl/

（1）校园女生暴力的特点

① 多发生于初高级中学或中高职业类院校

中学生心理发展的不成熟，法律意识的不健全，导致其对自身行为的控制力较低，往往可能以极端的方式处理琐碎的人际纠纷或内在心理问题。目前我国中高职业类院校为了追求一定的生源量，会降低录取标准。虽说考试分数不能作为生源质量的绝对标准，但是不能完全无视其参考价值。低水平的成绩意味着该类学生自制力、自控力的低水准，由此又为暴力手段解决问题埋下了伏笔。

② 群体性

校园女生暴力事件中的暴力行为实施者往往是数个女生（包括男生），由一两人指挥或发号施令。这可能有两方面的原因：一方面，中学生所处的特定生理发育阶段，反映在自我意识中，便是寻求成人感。但是，未成熟的心理发展水平和社会适应力又使其不能真正实现"成人感"，"小群体"的认可和归属感成为替代。因此该阶段的学生有很多"桃园结义"或者"义结金兰"的现象，当这种小群体成为个体的归属和依靠时，群体中的个体容易"崇尚暴力"，"服从和从众"现象较为明显。当该群体成员的利益受到外界侵犯时，通常会引发群体性的报复和攻击。另一方面，群体性的攻击有助于分散责任，即使追究起来，对实施者也不会造成太严重的后果。

③ 性色彩浓厚

校园女生暴力行为以人身伤害为主，实施者除了肢体侵犯、言语嘲讽外，还伴有性意味的虐待。女中学生处于生理层面的性成熟时期，具备了性意识。多数国家都存在对男性和女性不同的"性行为"规范，表现为对女性"贞操名誉"的严苛要求。一旦女性有开放、主动等行为，社会会给予道德意味的谴责和排斥。这样的社会常态规范通过各种渠道影响不同社会成员，包括具备了初始性意识的女中学生。校园女生暴力行为的实施者，在以肢体侵犯、言语嘲讽等方式侵犯受害者的同时，想要"更彻底"地打击受害者（多为女生），使其"名誉"和

"自尊"更严重受损，可能使用带有性色彩的侮辱和攻击手段。

（2）女生暴力与情绪调节

有研究发现，校园女生暴力的实施者往往来自不健全的家庭，或者学习成绩较差，由于缺少必要的关怀，这类的孩子很容易聚到一起并表现出较高的敏感性和攻击性；而对于受害者来说，身心都会受到严重的损害。因此，校园女生暴力的实施者和受害者都需要来自学校、家庭以及同伴的关心。

① 学校要加强普法教育，严惩暴力行为，对于违法的要送交公安机关，使学生认识到哪些行为是违法的以及后果的严重性。

② 要完善学生心理档案的建设，对家庭氛围不好以及有行为问题的学生心理要重点监控，定期对其进行心理辅导。

③ 学校要及时与家长交流沟通，建立学校—家庭联动的行为监控机制，及时发现和解决问题。

④ 老师要帮助促进学生间的了解与共情，比如通过经常变更同桌、做组织团体活动等方式，促进同学间的交流，增进感情。

⑤ 正确认识心理问题和心理治疗，对已出现行为问题的学生，严重的要督促其接受专业的心理治疗。

第三节 同伴关系干预项目介绍

同伴关系会影响学生的情绪调节和社会性的发展，改善学生不良同伴关系，提高学生的情绪调节能力及社交技巧，可以更好地促进学生心理的发展。在这方面，研究者已经积累了丰富的经验，并达成了一个共识：从学校层面提升学生的胜任力、促进积极的学校氛围要远比单独干预或小团体干预更有效。从情绪调节这个角度考虑，同伴关系干预的内容可以包含直接提高学生的调节能力和应对技巧，增加他们对同伴的同情心，减少面对激惹时产生的攻击性反应；也可以是教学生学会正确解释他人的情绪，增强他们的同情与共情能力。艾森伯格等人（Eisenberg et al, 1998）发现同伴关系干预可以改进儿童的情绪和行为调节能力，对于消极情绪体验强烈的学生来说是很有必要的。

欺负是一种极端的不良同伴关系，对校园欺负行为的干预尤其重要。挪威和英国是最早对校园欺负行为进行研究和干预的国家，不管是理论研究还是干预实践，都取得了巨大成就。近年来，在对校园欺负行为的干预研究和实践方面，美国较为成功，而随后世界上的很多国家也都开始关注和重视校园欺负行为。

一、美国"预防校园欺负行为方案"

1997年，为了应对学生间的暴力行为，美国加利福尼亚州教育部和阿拉米达县教育厅合作出台了一个文件——《学校董事、管理人员、法律及社区应对仇恨引起的校园暴力行为策略》。随后，对校园欺负的干预受到了美国政府的重视，国家各部门都参与到该项目的建设和支持中来。到目前为止，美国对校园欺负行为的干预已形成了以州为单位，政府、社区、学校、学生、家长等多方共同参与的有效干预体系，并取得了一定成效。有数据显示："全美校园犯罪案件从1992年的1 148 600起减少到了2001年的763 700起；校园恶性暴力案件从1992年的245 400起减少到了2001年的160 900起。"佛蒙特州教育局2007年的年度报告也显示：在执行"预防校园欺负行为方案"模式期间，该州大部分学校的校园欺负行为情况有了明显改善。

美国干预校园欺负行为项目的主要内容包括以下几个方面。

（一）政府积极参与

1. 立法支持

"创造一个没有暴力的学校体系"是美国教育部规定的20世纪90年代需要完成的6个工作目标之一，截至2008年，美国已有37个州通过了反欺负法。

（1）1997年，美国加利福尼亚州教育部和阿拉米达县教育厅合作出台的文件——《学校董事、管理人员、法律及社区应对仇恨引起的校园暴力行为策略》（Hate-Motivated Behavior in Schools: Response Strategies for School Boards, Administrators, Law Enforcement, and Communities）是最早的应对学生间的暴力行为的文件。

（2）2003年，加利福尼亚州教育部邀请了来自国家教育安全中心、美国司法部、洛杉矶警局、加利福尼亚州教育部等部门的12位专家，讨论并编写《校园欺负行为》（Bullying at School）。该书列出了加州和联邦关于欺负行为及相应惩罚的法律条款，并提供了一些实际可行的应对策略。

（3）2008年11月，美国佛罗里达州出台了关于反欺负与骚扰的5517.01号文件（Pinellas County Policy against Bullying and Harassment Policy#5517.01）。文件规定的校园欺负行为不仅包括直接发生在学校区域里的欺负行为，还包括了：①在与学校有关的或由学校发起的各种活动过程中发生的欺负行为；②在校车及学校车站发生的欺负行为；③在学校的网站上发生的欺负行为等。

2. 信息公开

为了方便公众了解信息，美国国家教育统计中心与司法统计局联合建立了国家相关数据收集体系，定期收集校园欺负信息和数据并进行分析，公众可以通过该数据收集体系了解相关信息。

（二）营造反欺负的校园氛围

从学校方面来讲，其干预策略旨在改善学校的硬件环境和精神环境，形成反欺负的学校氛围，唤起人们对校园欺负事件的关注。具体措施有：

1. 开展欺负行为调查，了解整个学校的欺负行为发生现状。

2. 建立专门的委员会，该委员会由教师、管理人员、顾问、导师、学校心理健康专家、学校其他工作人员、家长或其他监护人及学生组成。具体任务有：（1）评估欺负行为调查结果；（2）建立一个相互合作的监督体系，以便在校园欺负行为发生比较频繁的关键期有效地监督学生；（3）设计一个专门的信息搜集程序，不断地收集师生们对欺负行为的观点和态度。

3. 建设团结互助的班集体，要求班级成员之间的积极互动，成员之间团结友善，为受欺负者提供积极的支持。具体措施包括：（1）制订强制性反欺负的班规；（2）定期组织相关班会，让学生讨论反欺负行为，促使其认同反欺负班规；（3）通过角色扮演、写作、小组讨论等各种各样的活动，让学生知道欺负所带来的危害。如果有条件的话，这些活动还可以扩展到家庭活动中。

（三）干预责任明确到人

美国关于校园欺负行为干预的政策文件中明确规定了学校各类工作人员、欺负者、受害者、双方的监护人、旁观者等各自的职责。

1. 学校的所有员工必须在校园欺负事件发生时立刻进行干涉，引导学生建立良好的人际关系，与受害者一起面对欺负者。

2. 组建学生间一对一的经验指导，让年龄较大的学生帮助新生或与同伴相处困难的同学；欺负者与被欺负者双方家长都应该积极传达自己的观点，帮助欺负者和受害者正确地解决当前的冲突，以免欺负行为持续或再次发生。

3. 当校园欺负事件较严重时，学校的顾问或者心理咨询师要参与干预和重建学校的社交环境的工作。

（四）同时对欺负者、被欺负者和旁观者进行干预

通常，学校对欺负行为干预采用的是矫正欺负者的行为习惯。但对于欺负事件来说，不仅是欺负者出现行为问题，被欺负者也会留下生理或心理创伤，对旁观者也可能造成间接影响。如果不及时辅导，被欺负者和旁观者可能会出现恐慌、焦虑、自我封闭、放任等行为，甚至会采取自我伤害的行为来逃避，也有可能实施报复行为，或者欺负比自己还弱小的学生。因此，对欺负者、被欺负者和旁观者都要进行干预。

1. 对欺负行为实施者要严肃惩罚，指出并矫正其问题行为。

2. 对被欺负者提供辅导与帮助，帮助其树立自信心，增强自我保护意识和能力。

3. 向学生教授如何帮助被欺负者，以增加旁观者的帮助行为，同时也要保持其积极自信的心态。

二、"同伴支持"项目

20世纪90年代中期以来，研究者对同伴在欺负事件中的作用进行了一系列

的实证研究，发现学校的欺负行为中，除了欺负者和被欺负者，其他学生也经常卷入其中，并在欺负行为中扮演着不同角色，如协助欺负行为、在一旁煽风点火、始终置身事外保持中立、帮助被欺负者等。考伊和夏普（Cowie & Sharp，1996）提出了"同伴支持"的方法，目前，英国、加拿大、澳大利亚、新西兰和芬兰等国都已开始采用同伴支持来应对同伴群体中的欺负行为，其形式多种多样。

（一）同伴支持者的产生

同伴支持者可以通过多种途径产生，包括自荐、同伴提名、教师推荐等方式。他们来自学生群体，并具有以下特点：

1. 自尊、自信、一般在同伴中具有较高的地位：这些学生通常是受同学欢迎的，被大多数同伴所接受的，这使得他们在阻止欺负行为，帮助被欺负者时能够产生更大的号召力和影响力。

2. 不惧怕来自同伴的压力：当欺负者为维护自己的权力和控制地位而对他人施加压力和威胁时，同伴支持者需要冷静应对，不害怕、不逃避。

3. 较好的社交技能及灵活应变的能力：在面对欺负行为时能有效沟通，随机应变，从而尽快尽早地阻止欺负行为的发生或扩大化。

（二）对支持者的培训

同伴支持者并非专业人员，因此在为其他同学提供帮助之前要接受严格培训，培训一般由学校心理咨询教师或有经验的教师单独或集体主持进行。其主要内容包括：

1. 了解本校欺负行为的特点，其中包括欺负发生率、类型以及对待欺负的态度和行为等方面的年龄和性别特征。

2. 培养同伴支持者的移情能力，使其能通过求助者的言语和非言语动作信息体会到其内心的感受和需要，从而为其提供正确而及时的帮助。

3. 训练同伴支持者的倾听、沟通和情感映射等技巧，并使其能灵活应用。

4. 同伴支持者应遵守保密原则，未经求助者同意不得泄漏其个人隐私，特殊情况如当求助者或其他人可能会受到严重伤害（如自杀或自我伤害等）时应及时向有关负责人反映。

（三）同伴支持的方法

考伊和夏普提出了以下被广泛采用的三种方式：

1. 对人友好（be friending）：即在支持者日常交往中要对同伴友好，为其提供帮助。在与其他同伴的日常交往中，支持者要善于察觉欺负和受欺负行为发生的迹象，积极主动与受欺负者或潜在受欺负者（如新生、学习成绩差生、自卑或孤独儿童等）友好相处，主动关心他们，拓宽同伴支持网络。

2. 冲突解决（problem solving）：即同伴支持者要通过协调来解决学校中的

一些人际问题，如打架、辱骂、排斥或拒绝他人参与活动等。当学校生活中发现欺负现象时，同伴支持者要主动制止并协调双方，在解决欺负问题时要尽量使双方都成为"赢家"，而且对处理结果都感到满意。

3. 咨询（counseling）：即求助者在学校专门咨询室中向同伴支持者寻求帮助。同伴支持者在咨询过程中要积极聆听求助者的内心需要，主动与其交流，并可为其提供多种可能解决问题的策略，如"对欺负者坚决说不"、"对欺负者的欺负行为置之不理"等。

三、奥维斯暴力预防项目

（一）项目简介

奥维斯校园暴力预防计划是在挪威伯根大学心理系的奥维斯教授领导下设计开发的，也是迄今为止包括美国在内的世界各国对校园欺负行为进行干预的基础和典范。在学校水平的奥维斯欺负预防项目用来避免或减少6—15岁学生的欺负行为，并试图重建学校环境以减少攻击行为的发生。

奥维斯是世界上最早进行校园暴力研究的专家之一，在1983—1985年大约两年半的时间内，他领导了涉及挪威全国范围的学校欺负问题调查研究和反欺负运动，被调查的学生达万名。这是世界上最早、迄今为止规模最大的关于学校欺负问题的系统研究。

（二）项目实行方法

奥维斯校园暴力预防计划是从学校、班级和个人三个层面入手来应对校园暴力的，总体要求是成人的意识及介入。

1. 在学校层面：学校要组织学生匿名填写奥维斯欺负问卷并管理这些问卷；组建校园暴力预防委员会，专门管理校园的暴力问题；对全校教职员工进行培训，让每个员工了解如何应对校园中的暴力问题，并组织定期的小组讨论；安排教师在休息时间、午餐时间对可能发生的校园暴力事件进行有效的监督；组织家长的参与。

2. 在班级层面：班级要制订明确的班规以应对暴力行为，定期开展班会讨论相关问题，积极主动与学生家长会谈。

3. 在个人层面：主要包括与欺负他人者、被欺负者进行个别谈话，与相关学生家长进行交流，并在此基础上设计针对欺负他人者、被欺负者个人的干预计划。

总体来说，奥维斯校园暴力预防计划是多层次并针对多个具体方面内容的。开发实施多年来，奥维斯总结出四点基本准则：首先要有成人热情积极的参与，在计划中校领导、老师、家长要协调一致共同关心；其次对于负面行为要严格限制制止；此外对于违纪或发生的暴力行为应采取一些非惩罚性的应对措施，尤其不应采取体罚的手段;最后身边的成人应努力做正面的模范。

(三) 项目效果

该项目之所以成为典范的原因在于有严格的数据支持:20 世纪 80 年代项目实施后的评估表明,欺负行为减少了 50% 以上,反社会行为也明显减少,班级的社会氛围显著增强,学生对学校生活的满意度明显提升,学校气氛也得到了改善(Oweus, Limber & Mihalic, 1999)。奥维斯教授主持的校园暴力预防计划以其基于学校、多层次、内容具体等特点,通过了实践的检验,并在美国、德国、瑞典等多个国家得到推广应用。

【建议参考资料】

1. 邹泓. 同伴关系的发展功能及影响因素 [J]. 心理发展与教育, 1998 (2): 39 - 44.
2. 周朝正, 黎聚才. 美国校园欺负行为干预措施探析 [J]. 教育探究, 2011 (3): 64 - 67.
3. 张玲玲, 张文娟, 李小玲. 同伴支持: 学校欺负干预的新视角 [J]. 教育科学研究, 2005 (1): 37 - 40.
4. 王吉. 一个校园安全的建设蓝本: 奥维斯校园暴力预防计划简介 [J]. 外国中小学教育, 2004 (8): 36 - 38.
5. COIE J D, DODGE K A, COPPOTELLI H. Dimensions and types of social status: a cross-age perspective [J]. Development Psychology, 1982 (18).

【问题与思考】

1. 为什么要重视中小学生同伴关系的发展?
2. 你有几个好朋友, 他们对你提供了哪些帮助?
3. 在被你的同伴们拒绝的时候, 你一般会怎么做?
4. 你们班上有没有大家都爱欺负的同学? 他有哪些特点? 如果你是班长, 你该怎么帮助他/她?

第八章　学生情绪调节障碍及有效干预

【本章提要】

本章主要介绍了学生情绪调节障碍的定义，与情绪调节障碍相关的其他障碍，以及情绪调节的干预方法。首先阐述了情绪调节障碍的含义，情绪调节障碍与情绪和行为障碍，生理障碍和其他特殊障碍的关系。接着介绍了学生情绪调节障碍干预的方法，其中最主要的是系统脱敏法和理性情绪两种认知—行为疗法。这些疗法在应用于学生情绪调节障碍时需要考虑到发展的因素，因此数值量表、建立心锚、社交故事、放松训练和忘忧石等一些工具的使用有助于更好地展开治疗，我们详细阐述了这些改编后的适用于学生的认知—行为疗法工具。最后，我们通过实例详细讲解了与情绪调节障碍关系最密切的内化障碍和外化障碍是如何干预的，希望能让读者对学生情绪调节障碍的干预有更加直观的认识。

【学习重点】

1. 了解情绪和行为障碍，生理障碍和其他特殊障碍的种类和主要临床表现。
2. 掌握情绪调节障碍的含义，主要的认知—行为疗法，以及如何对学生的情绪调节障碍进行有效干预。
3. 理解情绪调节障碍和其他障碍之间的关系，以及认知—行为疗法的基本原理。
4. 领会各种认知—行为疗法工具的制作和使用方法。

【重要术语】

情绪调节障碍　情绪和行为障碍　外化障碍　攻击性行为　多动症　内化障碍　焦虑症　抑郁症　疼痛障碍　自伤　进食障碍　边缘型人格障碍　孤独症　认知—行为疗法　系统脱敏法　理性情绪疗法　数值量表　心锚　支持性治疗　人本主义治疗　游戏治疗

东东是个 9 岁的男孩，上小学二年级，近几个月来，每天一到上学的时间他就开始喊肚子痛。开始的时候妈妈以为他得了什么病，便带他到医院检查，做遍了各种检查也查不出问题。而且，奇怪的是每次从医院回到家里，东东就又一切正常了。后来妈妈以为东东在撒谎，装病不去上课，就狠狠责骂了他一顿，强迫他去学校上课。可是到了学校后，东东肚子疼得面色苍白，头上直冒冷汗，老师只得赶快把东东送回了家中。后来，有人推荐东东的母亲带他去看心理医生，经诊断，发现东东其实是得了"学校恐怖症"，是因为学校压力太大而产生的一种特殊的焦虑症，并产生了躯体化的症状表现。这种焦虑症与情绪调节障碍之间有密切的联系。在心理医生的辅导下，通过认知—行为疗法，东东逐渐摆脱了对学校的恐惧，现在已经恢复了正常的学习。

良好的情绪调节能力是学生生理、心理健康的标志，对于很多社会功能的实现都是至关重要的。而不良的情绪调节则会导致各种生理和心理障碍。在本章中，我们主要介绍与情绪调节障碍相关的情绪和行为障碍，生理障碍和其他特殊障碍，以及它们的干预方法。

第一节 学生情绪调节障碍

一、什么是情绪调节障碍

对情绪反应的不良调节或者不能调节被称为情绪调节障碍。

理解情绪调节障碍的内涵首先要区分情绪调节障碍和情感障碍（心境障碍）的不同。心境障碍（mood disorder）是心理异常的一种，指以心境紊乱作为原发性决定因素或者核心表现的病理心理状态，主要特征是情绪反应十分强烈，并且持久，超过了对生活事件应激反应的程度。可见，心境障碍的症状主要侧重于情绪体验和表现层面，而情绪调节障碍则是指情绪调节功能受损。情绪调节障碍是很多心境障碍的影响因素之一，这点在本章后面内容中会详细介绍。

如果是偶尔的，在相对较短的时间内不能良好地调节情绪会导致焦虑、心理不适、退缩或者行为控制不良。如果长时间地不能良好地调节情绪，则可能是很多心理障碍的标志。情绪调节障碍与很多心理和生理障碍间有密切的联系，这种联系主要体现在，一方面，情绪调节障碍会使得某些心理和生理障碍加重加深，另一方面，情绪调节障碍本身就是一些心理和生理障碍的症状表现。在美国精神病学会发布的《心理障碍诊断和统计手册（第四版）》（DSM-Ⅳ）中有超过一半的心理障碍的症状表现都涉及情绪调节不良。本节从情绪调节障碍与心理障碍（主要是情绪和行为障碍），生理障碍和其他特殊障碍三方面论述它们之间的关系。

二、与情绪调节障碍有关的情绪和行为障碍

情绪和行为障碍（emotional and behavioral disorders，EBD）是常见的学生心理障碍之一，情绪和行为障碍是指在没有器质性病变的情况下，表现出与社会情境和社会评价相违背的情绪反应和行为动作，并影响其社会功能。中小学生情绪和行为障碍的症状主要为攻击性、反社会行为、焦虑、抑郁、恐惧等。在临床

上，通常根据行为偏离的方向将情绪和行为障碍分为外化障碍和内化障碍。

（一）外化障碍

知识窗

外化障碍学生的症状表现

1. 表现出更极端的情绪。
2. 更频繁地表达情绪。
3. 难以减少和缓解消极情绪。
4. 难以识别他人的情绪。
5. 不能识别自己的情绪。
6. 倾向于关注情境中的消极方面。
7. 难以控制注意。
8. 难以抑制行为。
9. 使用攻击性策略应对消极情绪。

针对某个个体，可能仅会出现上述部分症状。

1. 外化障碍的临床表现

外化障碍是指与不服从、攻击性、破坏性、注意问题、冲动、活动过度、品行不良等表现有关的一组与环境相对抗或相背离的情绪和行为障碍（Achenbach & Edelbrock，1978）。外化障碍的症状主要体现在中小学生的外在行为上。自控问题和活动过度是外化障碍的两种主要的临床表现。

在学校情境中，外化障碍学生的特殊行为主要有：上课坐不住，随意离开座位，大声喧哗，干扰其他同学，经常与同学打架，无视老师，强词夺理，偷窃，说谎，破坏公物，脾气易怒等。但并非学生出现上述某些症状就可以断定他有外化障碍，通常来说只有上述行为长期、经常发生，才可以怀疑外化障碍方面的问题。同时，对于屡教不改的学生，老师不要简单得出该生品德败坏之类的结论，应考虑到学生可能存在这方面的问题。总的来说，外化障碍由于有极端的行为表现，相对比较容易鉴别和诊断。

外化障碍的学生经常与周围环境发生冲突，而他们采取的攻击性行为常常会引起他人的报复，因此外化障碍学生在学校或家庭里通常不被人喜欢并且很难与别人建立友谊。在进入青春期后，很多外化障碍的学生会出现辍学、物质滥用（吸毒、酗酒等）、幼稚倾向等（王苏红，罗学荣，2011）。如果不及时得到治疗，后果比较严重。

攻击性行为和多动行为是与儿童外化障碍相关的两种最主要的心理问题。下面我们简单看一下这两种心理问题以及它们和情绪调节障碍的关系。

2. 攻击性行为

攻击性行为是指对他人或事物采取有意侵犯、争夺或破坏的行为。广义的攻击性行为除了通过动手打斗的方式表现外，还可以通过面部表情、姿态手势、口头语言等方式来表达。调查表明，因斗殴犯罪的青少年中，其幼儿期的攻击性行为明显多于同伴，并且更为强烈。相比青少年，幼儿和儿童的可塑性较强。因此，重视儿童早期攻击性行为表现的次数和强度，及早采取积极有效的防治措施，要比在青少年时期问题突出时再进行干预更加有效。中小学生攻击性行为是每个家长和老师不容忽视的问题。

攻击性行为如果是因为根本的厉害冲突或极端对立关系而引发的，则是一种正常的行为。但如果攻击性行为的诱因是生活中的一些小事，并且发生频率较高，则可能是心理问题。攻击性行为的主要表现为：

（1）无端起哄。学生在课堂上无故或因某件小事高声尖叫，无理取闹，影响课堂秩序。

（2）恶语伤人。稍不如意或不顺心，就动口骂人，恶言秽语。

（3）侵犯破坏。游戏活动中，故意侵犯别人，排挤同伴，毁坏物品等。

（4）打架斗殴。因口角之事挑衅打斗，不计后果。

（5）受挫报复。因某人某事而受到批评或惩罚，记恨在心，伺机报复。

学生攻击性行为的产生，虽然与先天生理因素有关，如体质强的学生比体质弱的学生、男生比女生更容易产生攻击性行为，但是，学生攻击性行为的表现和诱因主要是来自于社会环境因素：对电影或生活中攻击性行为的消极模仿，攻击性行为的不恰当强化，成人的引诱和教唆都会使儿童的攻击性行为增加。

人们发现高攻击性的学生较难识别人际交往中的情绪线索（Bear, Manning & Izard, 2003）。这些学生无法识别他人的愤怒或者不满，这经常会使得冲突激化，从而产生更多的攻击性行为。

高攻击性的学生会比正常学生体验到更多的紧张情绪，而且难以将情绪与社会性情境匹配。比如，在看到与愤怒有关的电影片段时，高攻击性的学生比正常学生更容易感受到愤怒。他们不会注意到引发他们愤怒的其实是不真实的电影片段，也不会对自己的情绪进行处理，相反，他们会一直把注意聚焦在这种消极情绪上，情绪化地发泄自己的愤怒（Fainsilber & Windecker-Nelson, 2004；Katz & Windecker-Nelson, 2004）。

通常，那些容易出现攻击性行为的学生也都会有情绪调节障碍，他们比一般学生的消极情绪更多，也更强烈，并很少对情绪进行调节（Calkins & Dedmon, 2000）。患有情绪调节障碍的学生在可能诱发紧张、愤怒的情境中无法自我调节，只能任由这种情绪不断滋长并最终爆发。

3. 多动症

多动症又称注意缺陷多动障碍（attention deficit hyperactivity disorder,

ADHD），指发生于儿童时期，以明显的难以集中注意力、注意持续时间短暂、活动过度或冲动为主要特征的一组综合征。多动症是在儿童中较为常见的一种障碍，其患病率一般报道为3%—5%，男生明显多于女生。

多动症主要有以下几种行为表现。

（1）注意缺陷。该障碍学生注意集中时间短暂，注意力易分散，他们常常不能把无关刺激过滤掉，对各种刺激都会产生反应。因此，学生在听课、做作业或做其他事情时，注意力常常难以保持持久，容易发愣走神；经常因周围环境中的动静而分心，并东张西望。

（2）活动过度。活动过度是指，活动水平超出了与其发育相适应的应有的水平。多动症学生表现为上课坐不住，在座位上扭来扭去，小动作多，常常玩弄铅笔、橡皮。

（3）好冲动。多动症的学生做事较冲动，不考虑后果。因此，他们会常常登高爬低而不考虑危险；在不适当的场合插话或打断别人的谈话；打扰或干涉他人的活动等。学生情绪也起伏较大，容易因一点小事而不耐烦、发脾气或哭闹。

（4）认知障碍和学习困难。部分多动症的学生还存在空间知觉障碍、视听转换障碍等。虽然他们智力正常或接近正常，但由于注意障碍、活动过度和认知障碍，常常出现学习困难，学业成绩常明显落后于同等智力学生应有的水平。

（5）其他情绪和行为障碍。部分多动症的学生还可能因经常受到老师和家长的批评及同伴的排斥而出现焦虑和抑郁。与同龄人相比，他们在情感上显得较不成熟，而且会较多地伴有冲动、发脾气、吸毒、犯罪、对立违抗障碍等情绪和行为问题。

在以上几点表现中，前三种表现是多动症的一般特征，后两种表现仅在部分多动症患者身上可以观察到。

从行为的观点来看，多动症的病因主要不是情绪调节障碍，而是自我调节的障碍，即不能控制自己的行为。但是混合型的多动症儿童（包含表现4和5）会表现出情绪失调和对行为控制缺陷的紧张感。有多动症的学生调节情绪的能力相对较差，难以集中注意力来应对当前的情绪，因此经常有挫折感。尽管他们能理解各种情绪产生的原因，却不知道如何应对挫折，在情绪中不能很好地使用应对策略，因此多动症患者除了行为不受控制外，也会表现出情绪的不受控制。

（二）内化障碍

知识窗

内化障碍的学生的症状表现

1. 表现出更极端的情绪，在情境中过分紧张。
2. 更频繁地表达情绪。
3. 难以减少和缓解消极情绪。

4. 难以抑制情绪表达。
5. 难以理解情绪体验。
6. 体验到更多的消极情绪。
7. 注意更为偏向消极和威胁性线索。
8. 无法选择合适的策略应对消极情绪。
9. 认为情绪体验无法改变。

针对某个个体，可能仅会出现上述部分症状。

1. 内化障碍的临床表现

一些情绪和调节障碍的儿童并不表现出侵略性，他们的问题与外化行为正好相反，与外部社会环境几乎没什么联系性，因此被称为内化障碍（internalizing disorders）。由于他们的症状表现多为个体情绪方面的，所以也被称为情绪障碍（emotional disorders）。虽然内化障碍的学生症状表现不像外化障碍那样会对周围其他人产生影响。但是这些症状对学生自身的身心发育的影响相比外化障碍更大。这些学生很少与同伴进行交流和游戏，缺乏基本的社交技能，经常表现出"白日梦"、"幻想"等退缩行为。有部分学生还会对某些事物表现出毫无理由的恐惧，抱怨自己生病或受到伤害，心情抑郁。

这些行为严重影响学生正常的学习和娱乐活动，甚至会引起物质滥用、绝食、自残、自杀等危险行为。与外化障碍相比，内化障碍引起的焦虑和情绪障碍对课堂纪律、同学关系、家庭关系等影响较小，因此很容易被老师和家长们所忽视。

焦虑和抑郁是与儿童内化障碍相关的两种最主要的心理问题。下面我们简单看一下这两种心理问题以及它们和情绪调节障碍的关系。

2. 焦虑症

焦虑症有很多种类型，按照临床表现，中小学生的焦虑症常分为：

（1）广泛性焦虑：在没有明显诱因的情况下，学生出现过分担心、紧张害怕，但紧张害怕常常没有明确的对象和内容。此外，患者还常伴有心慌、胸闷、头晕、出汗、呼吸急促、口干、尿频、尿急等躯体方面的症状，这种焦虑一般会持续数月。

（2）分离性焦虑：患有分离性焦虑的学生在与父母分离时，会哭叫、吵闹，也可能出现淡漠、退缩。他们甚至常常无端揣测父母可能会发生危险或意外，离开自己；担心自己会大祸临头，或被拐骗等，因此一旦要与父母分离时就会产生强烈的焦虑情绪。

（3）惊恐发作：在正常的日常生活环境中，并没有恐惧刺激存在时，突然出现极端恐惧的紧张心理，伴有胸闷、心慌、呼吸困难、出汗、全身发抖等植神经系统症状,同时出现濒死感或失控感,一般持续几分钟到数小时。

(4)恐怖症(包括社交恐怖、场所恐怖、对特定物品的恐怖):恐怖症的核心表现和惊恐发作相同。不同点在于恐怖症的发作是由某些确定的场所或者情境引起的,例如演讲、蛇、高处等。恐怖症的学生如果不处于这些特定场所或情境是不会突然发作的。

情绪失调是焦虑症的核心特征。患有各种焦虑症的中小学生对自己情绪调节的能力非常没有信心,他们几乎不明白情绪体验是可以改变的,也不清楚该怎么抑制情绪表达(Shipman et al, 2004)。有焦虑症的学生会体验到更多的消极情绪,他们的消极体验强度相比正常人更强且难以平复,而且伴随着焦虑情绪会出现很多躯体化症状,例如胃痛、头痛等(Mennin, Heimberg, Turk & Fresco, 2005)。

从不同类型的焦虑症与情绪调节障碍的关系来看,广泛性焦虑患者无法调节持续的焦虑体验,使得这种情绪不断蔓延加深;分离性焦虑的儿童难以调节与母亲分离时的消极情绪,以至于他们一遇到分离情境就会有很高的紧张唤醒;恐怖症的个体是因为无法调节对特定物体的恐惧,所以在见到该物体,或身处该场景时会产生高强度的恐惧情绪。而惊恐发作的病因比较复杂,与情绪调节的关系尚不明确。

3. 抑郁症

抑郁症在全球范围内发病率很高。在成人中,几乎每 7 个人中就有 1 个抑郁症患者,因此被称为"精神感冒"。中小学生的抑郁症患病率虽然比成人低,但随着国内学业和社会压力不断加重,中小学生的抑郁症患病率也呈逐年上升的趋势。

抑郁症可由各种原因引起,以显著而持久的心境低落为主要临床特征,且心境低落与其处境不相称,严重者可出现自杀念头和行为。多数病例有反复发作的倾向,每次发作大多数可以缓解,部分可有残留症状或转为慢性。

抑郁症的典型症状包括三个维度活动的降低:情绪低落、思维迟缓、意志减退。另外一些患者会以躯体症状表现出为主。

(1)情绪低落:程度较轻时无愉快感,心里比较压抑,凡事缺乏兴趣;程度重的则悲观绝望,有生不如死之感。自我评价降低,常产生无用感、无希望感、无助感和无价值感。

(2)思维迟缓:大脑反应迟钝,记忆力、注意力减退,学习动力不足,成绩下降,以往可以胜任的工作生活现在感到无法应付。

(3)意志减退:行为缓慢,不想做事,不愿和同伴或老师接触,常独坐一旁,不愿参加平常喜欢的活动和业余爱好。严重时,连吃、喝、个人卫生都不顾。

患有抑郁症的学生对积极信息的加工能力有一定的障碍。而且，他们对于趋近目标的行为不感兴趣，在处理问题时要么采用攻击（大喊大闹，发脾气），要么使用回避策略（睡觉或者什么都不做）。他们不太能够调节自身的情绪，他们对消极情绪的情绪调节方式与正常人不同，并且通常起不到什么效果。这些患者不相信他们自己有能力帮助自己摆脱这种情绪，还固执地认为成人提供的帮助策略对他们也不起作用。这种对自身情绪调节能力的负性评价以及情绪调节策略知识的匮乏使抑郁症的学生很难减少负性情绪。由于他们对消极情绪的调节能力较差，导致他们很难从消极情绪中恢复。

三、与情绪调节障碍有关的生理障碍

情绪失调与许多生理障碍相联系。这些障碍包括疼痛障碍、尼古丁依赖、自伤和自杀、进食障碍。

（一）疼痛障碍

疼痛本身并不是一种障碍，通常来说，它是我们受到伤害、不适或者疾病的信号。在我们的生活中，疼痛是有重要作用的。如果没有疼痛对机体不适和各个器官的病变提供反馈信息，我们就会受到更多、更严重的伤害。例如，如果学生感受不到急性阑尾炎带来的腹痛，不及早治疗，就可能发生阑尾穿孔、化脓、引起弥漫性腹膜炎，死亡率很高。

疼痛障碍是指无器质性病因或无足够器质性理由可以解释的慢性疼痛。虽然这些病人确实是在感受着疼痛（即疼痛的体验是真实的，病人并非在诈病），但是将这些综合征理解为心理原因的障碍而不是躯体性的疾病看来更为恰当。患有疼痛障碍的学生非常苦恼，把所有的精力都用在缓解疼痛上，放弃学业并丧失生活情趣。

人们一般认为，疼痛程度是影响心理感受和患者行为表现的重要预测变量，但有趣的是研究发现并非如此，有的人虽然经常感到强烈的疼痛，但仍能有效地工作，他们的生活也相对正常；而同样情况下的另一些人对此非常苦恼，甚至丧失了生活能力。

个体是否能对疼痛感进行有效的调节是产生这种差异的重要原因。沃勒和沙伊特（Waller & Scheidt, 2006）的一项研究发现，疼痛障碍与识别、体验和表达情绪的能力受损有关。疼痛，尤其是慢性疼痛有时会引起患者的焦虑和抑郁，而当个体对自己的慢性疼痛的治疗前景有乐观的态度时，焦虑和抑郁症状就会减轻。积极的情绪也可以使学生主动地去面对疼痛，如积极配合治疗、参加学校社团活动和体育锻炼转移注意力等。

（二）尼古丁依赖

尼古丁依赖是一种非常普遍的物质滥用障碍。中国是全球最大的烟草生产

国、消费国和受害国。据统计,中国吸烟者超过 3 亿,每年有 120 万人死于烟草相关疾病。更令人担忧的是,青少年吸烟率和尝试吸烟率逐年上升,并呈低龄化趋势。这应该引起学校、家长和社会各方的关注。

尼古丁是一种精神药物,可以产生依赖、耐受性和对戒断的不适反应。小剂量的尼古丁可以刺激中枢神经系统,缓解压力,但是,它也可以造成血压升高,增加心脏疾患和癌症的危险。据统计,和不吸烟者相比,吸烟者平均寿命要短 15 年。吸烟危害身体健康,有些吸烟的青少年认为自己只是偶尔吸烟,并未成瘾。这是由于人们对成瘾症状了解不够而产生的错误观念。

戒断反应是指停止使用成瘾物品后所出现的特殊的心理症候群。安非他命和可卡因等毒品戒断后会产生血压升高、瞳孔放大、恶心或呕吐等明显的生理反应;而尼古丁戒断后的表现主要体现在情绪和心境方面,例如抑郁、失眠、易激惹、焦虑、坐立不安等症状。

有效的情绪调节有利于尼古丁戒断,而情绪调节障碍不仅会使得戒烟失败,还是导致尼古丁依赖的重要因素。

根据 DSM-Ⅳ,与毒品戒断反应不同,尼古丁依赖的戒断反应主要是情绪和心境方面的,可以通过情绪调节来控制。而且对于中小学生来说,烟草使用时间通常不是很长,相比成人来说戒断反应尚不是特别明显。这就意味着如果能掌握正确的情绪调节方法就能妥善应对尼古丁依赖的戒断反应。但如果情绪调节不良,则容易失败和反复。

另一方面,对愤怒有情绪调节障碍的学生很容易吸烟。因为尼古丁可以有效地降低愤怒的强度,那些不能通过情绪调节来降低愤怒等级的学生在愤怒无处发泄时很有可能通过吸烟来缓解愤怒的情绪,这种现象在那些敌意水平较高的学生中更为普遍(Audrain-McGovern, Rodgiguez, Tercyak, Neuner & Moss, 2006)。

(三) 自杀和自伤

据中国心理卫生协会资料显示,自杀在中国已成为位列第五的死亡原因,仅次于心脑血管病、恶性肿瘤、呼吸系统疾病和意外死亡。在中国,每年约有 25 万人死于自杀,至少有 100 万人自杀未遂。资料显示,虽然 63% 的自杀者都患有不同程度的精神障碍,但仅仅有 7% 的自杀者在死前曾求助过心理医生,并且据国外研究统计,每 1 人自杀就会对周围的 5 个人产生巨大的心理影响,在学校发生的自杀行为影响群体更加庞大,他们需要具有专业知识的医生来缓解、疏导内心的痛苦,从而在今后的生活中保持健康的心态。

自伤行为指个体在没有明确自杀意图的情况下,故意、重复地改变或伤害自己的身体组织。自伤行为的学生虽然在意识层面没有明确的自杀意图,但是自伤者的自杀风险远远高于普通人群,因此危害性极大。近十年,自伤青少年的比例不断提高,已经成为自伤的高发人群。郑莺(2006)的调查发现,在中学生中至少有一次自伤行为的比例高达57.4%。相对于自杀、成瘾、进食障碍等，自伤行为在中国尚未引起广泛关注。

由于自伤者通常没有意识层面的自杀意图，在学术界对自杀和自伤有严格的划分。但自杀者和自伤者有类似的心理特征，自杀和自伤者最典型的心理特征之一是强烈的负性情绪体验，如抑郁、焦虑等。通常表现为情绪易唤起、强度高、持续时间长。第二个典型特征是情绪管理能力的缺乏，他们难以意识、理解、接受自己的情绪体验以及灵活地运用策略做出适当的行为。情绪调节能力的缺乏使得上述强烈的负性情绪体验难以消退，而强烈的负性情绪体验也使得学生难以理智地采取合理的策略来调节这些情绪。这两个特点相互影响，使得负性情绪不断加深，从而增加了学生做出自杀或自伤行为的风险。

（四）进食障碍

进食障碍（eating disorder，ED）是以进食行为异常为显著特征的一组综合征。这组疾病主要包括神经性厌食症（anorexia nervosa，AN）和神经性贪食症（bulimia nervosa，BN）。神经性厌食的主要特征是患者对自己的身体形象产生不正常认识，在明显消瘦的情况下还认为自己太胖，临床表现为用节食、诱吐、服用泻药、体育锻炼等方法过度追求体重减轻；而神经性贪食的主要特征是反复出现的暴食以及暴食后因为担心发胖而产生的不恰当抵消行为。

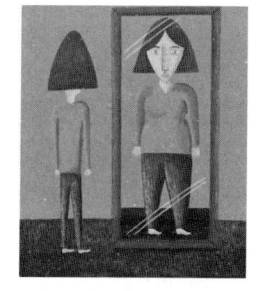

图8-1 进食障碍的学生对自己的体型的认知与实际情况有很大偏差

进食障碍的多数患者是女性，女性患者比男性患者多出十倍，女中学生是比较易发的群体，平均大约200个女中学生中就有一名女学生患有神经性厌食症。目前普遍认为该症有心理学、生理学和社会学等多方面的因素；可能也受到近年来主流社会媒体对女性审美观点的影响。单就神经性厌食症来说，死亡率达到了0.56%，为普通人群中年轻妇女死亡率的12倍以上，而神经性贪食由于营养状况良好，通常不会致死。患有进食障碍的学生存在治疗动机不足，甚至抵制治疗的问题，这经常使得病情延误。

消极情绪和进食障碍之间有紧密的联系。长期的消极心境如果不能得到调节，会增加学生使用进食行为来调节消极情绪的风险（Sim & Zeman 2006）。而节食或暴食行为本身就是一种不良的情绪调节行为。因此，存在进食障碍的学生经常会陷入一个恶性循环中：消极情绪无法调节引发进食行为异常，进食行为异常造成的压力又进一步加深了消极情绪，从而产生更严重的进食障碍。

四、特殊情绪调节障碍

（一）边缘型人格障碍

边缘型人格障碍，是一种常见的人格障碍，主要以情绪、人际关系、自我意识的不稳定和冲动性行为为主要特征，是一种复杂又严重的心理障碍，治疗难度极大。

患有边缘型人格障碍的学生情绪是极不稳定的，非常缺少安全感和恒定性，也导致和别人的关系忽冷忽热，总是在最好和最坏两个极端跳跃，所以，难以和别人形成持久、稳固的人际关系。边缘性人格障碍者的临床表现主要有以下几方面的症状。

1. 情绪不稳定：患者往往有强烈的焦虑情绪，很容易在愤怒、悲伤、恐惧、兴奋等情绪之间摇摆不定。特别是在遭遇到应激性事件时，极易出现短暂发作性的紧张焦虑、易激惹、惊恐、绝望和愤怒。

2. 自我认同（self-identity）混乱：缺乏自我意识感和自我价值感，自尊心低。对于"我是谁？"、"我是什么样的人？"、"我应该做些什么？"之类的问题缺乏应有的思考。

3. 分离焦虑：非常害怕孤独和被人抛弃。对抛弃、分离异常敏感，用祈求甚至自杀威胁等极端的方式来避免分离情境。经常通过各种刺激性行为，如饮酒、滥交、吸毒等来排遣空虚孤独感。

4. 亲密关系冲突：他们在亲密关系中会在两个极端间摆动。一会儿觉得对方特别好，一会儿又把对方说得一钱不值。一方面非常依赖对方，一方面又总是和亲近的人争吵。跟边缘型人格障碍的人交往会感觉很累，但是又无法抽身而出。

5. 冲动性行为：他们会出现酗酒、赌博、挥霍、暴食、滥交、药物滥用等冲动性行为。50%—70%的患者有过冲动性的自伤、自杀行为，8—10%的患者自杀成功。

6. 应激性的精神病性症状：在遇到突发事件时，容易出现人格解体（depersonalization），如短暂的错觉或幻觉等。

边缘型人格障碍的学生情绪不稳定，起伏很大的一个主要原因就是他们不能够调节自己的情绪，导致其情绪难以控制，经常处于极端状态，难以平复。所以情绪调节方面的问题是边缘型人格障碍学生情绪不稳定的一个重要的原因。

（二）孤独症

孤独症又称自闭症，一般发生于出生 36 个月以内，主要有三大核心症状，即社会交往障碍、交流障碍、兴趣狭窄和刻板重复的行为方式。

1. 社会交往障碍：孤独症的学生在社会交往方面存在质的缺陷。在幼儿期，他们回避目光接触，没有依恋对象，或依恋关系不紧密，不会以适当的方式与同龄儿童交往。学龄期后，随着年龄增长，病情可能有所改善，他们对父母、同胞可能变得友好而有感情，但仍明显缺乏主动与人交往的兴趣和行为。他们对他人情绪缺乏反应，不能根据社交场合调整自己的行为。

2. 交流障碍：孤独症学生幼儿期言语发育不良，常以哭或尖叫表示他们的不舒适或需要。稍大的儿童可能会拉着大人的手走向他想要的东西，缺乏相应的面部表情，很少用肢体语言表达自己的意愿。他们的语言理解、表达能力不同程度受损。

3. 兴趣狭窄及刻板行为：孤独症学生对一般儿童所喜爱的玩具和游戏缺乏兴趣，而对其他儿童不感兴趣的物品却能长时间地玩耍。患儿行为方式也常常很刻板，如常用同一种方式玩同一种玩具，并常会出现刻板重复的动作和奇特怪异的行为。

4. 其他症状：约3/4该症学生存在精神发育迟滞，智力低下。但是部分学生在智力低下的同时可出现"孤独症才能"，如在音乐、计算、推算日期、机械记忆和背诵等方面呈现超常表现，被称为"白痴学者"。

孤独症和情绪调节障碍的关系 孤独症学生通常有特别强烈的情绪和情感。有证据表明，比起非自闭症个体，一些刺激对孤独症儿童的大脑情绪中心有更强的作用。例如，当他们来到一个新的地方、遇到不认识的人、尝试参加一项新的活动时，会导致儿童在压力状态中有过度的神经唤醒。并且，自闭症儿童在监控自己的情绪、内心活动状态和情绪反应上有困难，他们难以察觉到自身饿、渴、痛苦、疲劳等状态，以及这些感觉导致的情绪波动。

第二节 有效的干预方法

一、心理干预的基本原则

虽然现在咨询心理学有众多的理论和流派，但是，几乎所有的方法都会不约而同地强调一些心理干预的基本原则，可见这些原则是有效心理干预的必备条件，在对有情绪调节障碍的学生实施干预时必须严格遵守。

（一）保密原则

保密原则是心理干预中最为重要的原则，它既是双方咨询关系建立的前提，也是咨询活动正常开展的基础。保密原则强调对来访学生的隐私严守秘密，咨询中的记录、测验资料不得任意向公众或媒体散播，更不能作为茶前饭后的谈资，如果有些问题要向父母考证或说明时，必须征得来访学生的同意。

中小学生心智上不成熟，信任感的建立尤为重要。有情绪调节障碍的学生情绪易唤醒，难消退，一旦发现自己的秘密被透露后果更是不堪设想。对情绪调节障碍的学生进行干预时，要对咨询内容给予保密，只有这样来访学生才会打消顾虑，将不愿启齿的一些问题倾诉出来。否则，无论咨询师有意还是无意泄密，都会挫伤学生的自尊心，严重时还会破坏学生完整人格，导致学生心理问题更加严重。

需要注意的是，保密也是有限度的，如儿童有自杀、离家出走或者犯罪企图时，则应向儿童家长或有关机关报告，采取相应措施做好安全保护工作。

（二）时间限定原则

心理咨询必须对时间有所限定。每次咨询时间一般50分钟左右（首次咨询时间可以适当延长），咨询的间隔时间通常为1周。原则上不能随意缩短或延长咨询时间或间隔。

时间限定原则是有依据的，咨询时间过长不利于来访学生的接受，过短可能无法完整解决一个独立的问题；咨询间隔时间过长会破坏问题讨论的连续性，时间过短则不利于来访学生的消化。50分钟的时间的设定是为了让一个问题被放在一个时间段内讨论，可以让来访学生更深入地思考问题。相隔时间一周可以使来访学生在这段时间内充分反思咨询时的体验，并且尝试将咨询的成果应用到生活实践中去。

但是，咨询时间的限定也不是绝对的。根据来访者的病理状态、心理发展程度和年龄大小，可以适当调整咨询时间和间隔，以及咨询次数。

（三）感情限定原则

咨询关系的确立和咨询工作顺利开展的关键，是咨询者和来访者心理的沟通和接近。但这也是有限度的。对来访学生的共情、自我袒露必须限制在咨询相关问题和约定咨询时间之内。来访者提出的其他个人要求，例如请吃饭之类，即便是好意的，也应该予以拒绝。咨访双方接触过密不仅容易使来访学生形成依赖或者"反移情"，也容易使咨询者丧失中立的立场，失去客观公正地判断事物的能力。心理咨询禁止咨询者和来访者在咨询室之外进行任何咨询活动。

（四）支持性原则

病人患病后必然会产生一种受挫折的心理，但又无可奈何，常常是经历了一番磨难或痛苦的挣扎后才不得不来寻求帮助。有的病人可能受疾病折磨多时，仅抱着试试看的态度来进行心理治疗，所以他们对心理咨询的疗效常抱着怀疑的态度。为此，治疗者要不断地向病人传递支持的信息，说明疾病的可治性，并可列举成功的例子，以解除他们因缺乏相关知识而产生的怀疑或焦虑情绪，并增强同疾病作斗争的信心和勇气。要注意，支持的方式是要让病人感到你是有科学依据的，态度必须坚定、亲切可信、充满信心，但不要让病人感到你是在夸夸其谈。

（五）重大决定延期原则

心理治疗期间，由于来访者情绪过于不稳和动摇，原则上应规劝其不要轻易作出诸如退学、转学等重大决定。在咨询结束后，来访者的情绪得以安定、心境得以整理之后作出的决定，往往不容易后悔或反悔的几率较小。就此应在咨询开始时予以告知。

对中小学生的心理干预除了要遵守上述基本原则外还要考虑到中小学生的心理特点。对运用于成人的干预方法作一些改变。

中小学生可能会影响干预效果的心理特点主要有：
1. 儿童不会因感到有情绪问题而主动寻求心理帮助；
2. 儿童沟通能力发展尚不够成熟；
3. 儿童深受父母或养育者的影响；
4. 儿童个性具有不稳定性。

针对以上特点，对中小学生的干预经常需要父母的协助，对中小学生心理问题的掌握和干预都需要得到父母的支持才能顺利进行。除此之外许多提高情绪调节能力的干预技术都是为成人开发的。然而把相同的工具、策略和技术应用于所有年龄和能力水平并不合适。尽管许多项目和课程都声称具有一定的证据或者研究基础，但是改编成更为专业的工具和技术是必要的，这样才能有效地应用于年龄较小的儿童。

下面我们着重介绍对中小学生情绪调节障碍的干预比较有效的认知—行为技术，以及针对儿童的群体该技术需要进行的改进。

二、针对中小学生的认知—行为疗法

（一）认知—行为疗法的基本原理

认知—行为疗法（cognitive behavioral therapy，CBT）是一组通过改变思维和行为的方法来改变不良认知，达到消除不良情绪和行为的短程心理治疗方法。

认知—行为治疗的发展，主要是通过行为治疗与认知治疗的结合。虽然行为疗法关注行为改变，认知疗法关注内部认知过程，但是这两种理论在关注"此时此刻"与症状减轻上却存在着共同点。认知—行为疗法强调认知活动在心理或行为问题的发生和发展中起着非常重要的作用，并且在治疗过程中既采用各种认知矫正技术，又采用行为治疗技术，故称为认知—行为治疗。有些临床和研究人员偏重认知导向（如认知重建），另一些人则偏重行为导向（如暴露治疗），还有一些技术则结合了认知和行为两方面（如想象暴露治疗）。因此认知治疗和行为治疗均被包含在认知—行为治疗中。

认知—行为疗法具有指导性、整体性和时间短等特点，便于在学校中实施。实证研究表明，认知—行为治疗可以有效治疗多种问题，包括情绪问题、人格问题、饮食问题、物质滥用等。

下面我们介绍两种典型的认知—行为疗法：系统脱敏法和理性情绪疗法。

（二）两种典型的认知—行为疗法

1. 系统脱敏法

如何治疗恐高症？一种方法是把恐高的学生带到摩天大楼上，让他体验恐惧,同时又没有实际危险。但这种暴露疗法过于强烈,可能不适合所有的学生。另外一个方法是先把恐高的学生带到 1 层,让他放松,发现这并没有什么之后继续带到 2 层……逐步让他战胜对高的恐惧,这就是系统脱敏法。

系统脱敏法就是通过对刺激由弱到强、由小到大地呈现,逐渐训练来访者的心理承受力、忍耐力,从而达到最后对真实体验也不产生"过敏"反应的正常状态。系统脱敏法的实质就是通过使来访者在放松状态下接触实际的或想象的恐惧对象来克服焦虑。由于焦虑状态与放松状态之间不能共存,设法在引发焦虑的刺激情境与放松反应之间建立联系,就可以取代原来的刺激情境与焦虑反应之间的联系。

系统脱敏技术需要经历三个步骤:

知识窗
一年级学生的恐惧等级举例

10　害怕一个人去自助食堂
9　在大家面前回答问题
8　回答开放式问题
7　在没有妈妈或老师的陪同下去运动场
6　开始写字
5　大声朗读
4　选择午餐吃什么
3　早上进教室
2　跟男孩子讲话
1　填写表格

(1) 构建恐惧或焦虑等级表。和来访学生一起探讨各种情境,根据焦虑程度的高低排成一个层级表。恐惧等级的连续体必须有位于两端的项目。低端是儿童能够应对的事件,再到让他感到非常焦虑的项目,再到很可怕并且回避但儿童认为他有可能能够应对的,再到更强烈的恐惧。

(2) 学习放松。练习自我放松,可以采用呼吸放松法、肌肉放松法、想象放松法等多种方法。在安静的环境下心情安定,注意集中,肌肉放松。在做法上要注意循序渐进,放松训练的速度要缓慢。

(3) 系统脱敏。一般采用想象脱敏的方法,让来访者想象焦虑等级表中最低等级的刺激事件或情境。并按表中的顺序逐步提升,当来访学生产生焦虑紧张时停止想象,开始放松训练,直到来访学生不再感到焦虑为止。如此逐渐提升焦虑等级表中的情境等级。

系统脱敏任务有时会有奖励作为支持，来强化战胜恐惧或焦虑的行为。也可以让儿童学会自我奖励，如在他们分享成功的时候，给自己一个"拇指"。

系统脱敏法对于应对各种焦虑和恐惧症状有很好的效果。

2. 理性情绪疗法

根据理性情绪疗法的观点，情绪反应（C，consequences）并非源于当前事件（A，activating events），认知信念（B，beliefs）才是情绪反应的直接根源和决定性因素。那些不合理的、不符合逻辑的观点会导致情绪困扰。因此，理性情绪疗法的目的就是改变那些导致我们情绪以及行为问题的自我挫败性的想法。埃利斯（1955）认为，人们通过自我暗示和重复把不合理信念和失败经验相联系并强化，从而产生了情绪障碍。因此，改变情绪困扰最好的办法是改变认知。

为此，理性情绪疗法的治疗师会使用一些积极的，富有指导性的治疗手段，包括：教导、建议以及留家庭作业。理性情绪疗法强调教导的作用。其中，治疗师会以指导者的身份出现，而来访者则是接受指导的学生，这种关系比较适合在学校中对中小学生实施。不过，尽管理性情绪疗法充满说教与指导的色彩，但其目标还是要让来访者按照自己的意愿去思考、感受并采取行动。治疗师会不断鼓励并提醒来访者行动起来，去完成那些会引发其长期、根本变化的行为。

找出并修正不合理信念是理性情绪疗法的关键。不合理信念通常有以下几个特点：

（1）绝对化的要求：指人们以自己的意愿为出发点对某一事物怀有认为其必定会发生或不会发生的信念。这种信念常与"必须"、"应该"这样的词联系在一起，例如"我必须考前三名"、"老师必须非常公平地对待每个人"等。

（2）过分概括化：一种以偏概全的不合理信念，以一两件事来概括整个人。对于自己来说，一旦面对失败或困难就认为自己一无是处，常据此否认自己的价值，产生自责和沮丧，如"我英语学不好，所以我很没用"。对其他人来说，当他人稍有差池就认为他很坏，一无可取，导致一味责备他人，产生敌意和愤怒的情绪，如"他这点小事都做不好，跟他一起做事实在是太让人生气了"。

（3）糟糕至极：过分悲观，一件事不好就觉得糟糕透顶、可怕至极，甚至是一场灾难的想法。这种想法会导致个体先输入极端不良的情绪体验，如痴迷、自责、自醉、焦虑、悲观、压抑等不良情绪的恶性循环之中。糟糕至极常与绝对化的要求一起出现，因为如果一个人认为某件事情是必须要完成的，他们就会无法接受失败的现实，如"这次如果考不好，我就完了"、"如果XX讨厌我，那实在太可怕了"。

理性情绪疗法的一般步骤是：

（1）启发学生认识不合理信念和情绪困扰之间的关系；

（2）启发学生认识自己是情绪的责任人；

(3) 帮助学生认识信念的不合理性；
(4) 教授学生合理的思维方式；
(5) 布置家庭作业。

（三）认知—行为疗法对情绪调节障碍的治疗

认知—行为治疗的一个目标是帮助儿童以适合于情境的方式体验情绪，并且在需要的时候能够改变情绪，这对于不良情绪调节方式的纠正是很有效的。认知—行为疗法一方面让儿童学会理解情绪产生的原因，情绪的后果；一方面教会他们用合理的策略调节自己的情绪以适应当前的环境。两方面综合能有效控制学生高强度的情绪反应。

当对中小学生使用认知疗法时，跟他们的父母配合十分重要，并且儿童年龄越小父母的积极参与越关键。家庭互动和父母的想法、信念会影响到儿童的社会适应功能。在指导儿童采用具体的技巧提升情绪调节能力时，父母们也许会给予重要的帮助（Freeman, Pretzer, Fleming & Simon, 2004）。下面我们着重介绍以下几种认知疗法的工具，这些工具对于改善学生的情绪调节方式都是非常有用的。

1. 数值量表（a number scale）

数值量表的目的在于：（1）打断儿童对消极情绪和消极事件的注意，例如，"我是多么心烦"；（2）使学生的思维转向对情境和反应有效性的判断，例如，"情况可能有多严峻"，"我的感受是否有效或者对于这个情境来说过分夸大"。

数字量表必须根据儿童的年龄水平和综合认知能力来设计。对于幼儿来说，数字必须配上图画来说明不同的情绪水平，并且每个水平的描述必须简单易记。对于学龄儿童来说，图画和描述语可以更复杂一些。对于中学生来说，描述文字可以更加复杂，评分等级也可以更多一些，图片可以省略，只需为有特殊需要的学生提供，例如，精神发育迟滞的学生。

设计完成后需要为学生详细解释量表如何使用。在这个过程中，练习是非常重要的。有条件的话，需要为学生提供丰富的情境线索，不断加强线索和量表使用之间的联结。也可以将方法教给父母和老师，让他们为学生提供使用线索，督促学生使用数值量表，这样会大大提高学生情绪调节改善的幅度。学生在决定哪个数字代表了当前的感受时，需要大量的帮助。

知识窗

教授学生使用数值量表评定焦虑

本数值量表帮助学生判断当某些压力事件发生时，他们担心或烦恼的程度会是多少。

请看数字5，"天快要塌下来了！"这代表我们可以想到的可能发生的最糟糕的事情。确定这些项目是极端的压力事件。例如，一位家长的即将死亡可能会引发被抛弃的恐惧……与学生讨论尽可能多的场景，以确定这个等级的程度。

请看数字4，"暴风雨快要来了。"表示属于这一等级的项目非常严重，但却要比数字5的项目要轻。例如，父母离异，父母之一或者学生本人病得很严重，宠物狗被汽车撞了……

请看数字3，"这让我非常不舒服。"想象某些情境或者事件会让你感到非常不舒服。例如，忘记做家庭作业，考试失败，受到批评……

请看数字2，"感觉有点不好。"属于这一等级的项目让我们感到有一定的压力。例如，有人插队，在班委选举中失败……

请看数字1，"天气晴朗"。属于这一等级的项目是你能够应对的，是一些让你感觉不错的小事。例如，有人讲了一个不好笑的笑话，有人不太愿意借给你东西……

有声思考可能对于内部语言还未完全发展的学生来说很适用。例如，"应该是5吗？不，这种情况不可能是5；没有人去世或者伤得很严重。会是4吗？嗯，这并没有那么糟糕，所以也不会是4。会是3吗？嗯，这种情况比3要糟糕。我认为可能是3.5，在这个水平上我能控制。"可参考下面的知识窗来教授学生使用数值量表。

当学生理解了每个数字代表的情绪等级后，下面的步骤是教授他们对于每个等级的情境应该作出怎样的反应，这时可以使用反应卡。反应卡能够提醒他们当压力超出他们能力应对的范围时该做些什么。表8-1是为某个五年级的小学生制作的应对愤怒时的反应卡。

表8-1　某小学生应对愤怒时的反应卡

	感受等级	让我愤怒的经历	反应选择
5	我感到快要爆发了。	有人伤害我的家人。 我被学校开除了，但我没有错。	向最近的成年人求助。 与心理咨询老师见面谈谈。
4	我得用尽全力才能忍住愤怒爆发。	有人在休息时取笑我。 有人总是想让我离开游戏。	在楼附近走走。 说出为什么我会这么愤怒。
3	我非常生气。	老师在我做完之前就说"停"。 篮球场被别人霸占了。	离开去听听音乐。 缓慢地深吸一口气然后吐出。
2	我感到有点悲伤又有点生气。	我的朋友与别人一起玩了。 老师要在休息时间跟我谈话。	对自己说："下次找别人一起玩。" 对老师说："我们能下次再谈吗？"
1	我知道我能应付。	我认为作业很难，但我仍然能做。 我这次投球没能投进球网。	开始思考问题本身。 对自己说："下次我能做到。"

设计数值量表和教授量表的使用过程本身也是一种干预策略和机会，可以帮助年龄较大的学生辨别感受、诱发事件以及可能会对他们起作用的策略。完成这个过程需要一定时间。学生掌握量表的使用规则后，可以将量表粘贴在低年级学生的书桌上。也可让高年级的学生随身携带。

2. 建立心锚

在我们的周围，有许多东西当我们一看见，便会自然地产生特定的心情。像这种能刺激产生特别感觉的东西，我们称之为心锚。由于心锚可以诱发出特定的心理状态，所以可以让一个人在困境时产生一些有利于问题解决的情绪，举例来说，一个人为自己设下了有信心的心锚（平时可以在自己信心十足的时间摸摸自己的鼻子，这样就形成了一个信心的触觉心锚），当他有一天要上台演讲时，就可以再引发出以前所设定的这个心锚，摸摸鼻子，这样会临时增加他对自己演讲的信心。

这种方式可以运用在心理治疗中让学生在消极情绪的包围中学会放松。在治疗时先让学生进行腹式呼吸和循序渐进的肌肉放松，当学生达到放松状态时，让他们重复练习某个线索词，例如"冷静"、"停"、"淡定"等。这种方法的关键是要在平时不断练习，使得放松情绪和线索词之间建立起联结。今后在遇到压力情境时需要主动调用线索词作为心锚。线索词的调用一方面使得对消极信息的关注中断，另一方面线索词与放松情绪之间的联结使得儿童容易恢复到放松的状态。

心锚作为一种情绪干预策略的优势在于它们易于识记，使用简单，可以只用一次也能一直重复使用。心锚的干预技术对环境、材料以及学生的接受程度的要求均不高。在教给学生这种策略时可以称之为"你的冷静词"、"你的力量词"或者"你的特别工具"。应当提醒学生重复使用这种技术。同时也可以给他们一张有格子的卡片，每次使用了口诀策略就在上面划一个"＋"，从而及时强化该策略的使用。

3. 社交故事

知识窗

社交故事举例——休息时间游戏中的烦恼

我喜欢在休息时间跟我的朋友和同学一起玩。有时这会让我非常快乐，有时也会让我烦恼。

当其他小朋友赢了游戏的时候我就非常生气。当我生气时会发脾气，所以其他人也会心烦。然后大家都不愿意我跟他们一队。他们不想跟我玩。

其实，当我感到愤怒时，我可以深吸一口气，并且走开一会儿。我可以想想其他一些事情，例如上次我赢了游戏。当我感到烦恼时我可以说："我们换个游戏吧。"当我发脾气时，我可以说："我需要休息一下。"如果我这样做其他小朋友会愿意和我玩的。他们会希望我和他们一队。如果我这么做老师也不会生气。

　　线索：当其他人赢了的时候，你可以咬紧牙关，微笑着说"再来一次"。

　　社交故事是由格雷（Gray，1993）创造的技术。编写的故事要给学生清晰的环境线索，并提供一种问题解决的策略，而且这种策略要在该学生生活环境中是可以被接受的（Gray，1996）。这种方法把应对策略的学习放在社交环境的背景下，使得儿童接受起来比较形象具体。社交故事对行为障碍的儿童以及焦虑的小学儿童都有效。

　　对于年龄较小的儿童，难以理解文字语言，那么可以采用连环画对话这种社交故事的变式来帮助他们学习情绪调节策略。连环画上有卡通形象以及对话框。有研究表明，一些患有孤独症的儿童能够理解对话框的含义。事实上，三岁大的儿童就能理解对话框代表了连环画中人物的想法。

　　4. 放松训练

　　快速放松练习只有定期练习才会有效。这种方法适用于中度及以下焦虑的个体。由于个体差异，不同的学生在使用该策略时会有不同的偏好。因此，我们可以根据学生的情况选择不同的放松策略教授给学生们，并在教授和练习这些策略时让家长也共同参与。放松训练的一般步骤如下：

　　首先，练习所有的策略，直到学生能够很好地使用；

　　之后，让学生评估表8-2中的策略并选择其中三种策略作为他们的"个人策略"。

表8-2　十种放松方法

1. 非常慢地吸气。 在缓慢吸气的同时，将胳膊举过头顶。 然后，轻轻将双臂自然垂下。 只想着放松。	2. 慢慢地数到十或者从十倒数。 如果这还不够长，数2的倍数、3的倍数或者4的倍数（正数或倒数）。 （这个任务需要有合适的难度。）
3. 练习吹一只非常大的气球。 深呼吸。 缓慢吹出直到气球变大。 （一开始用真实气球练习，然后想象在吹气球。）	4. 用一只手堵住左鼻孔。 用右鼻孔深吸气并数到5。 堵住两个鼻孔，屏住呼吸5秒钟。 堵住左鼻孔，用右鼻孔深吸气并数到5。
5. 选择屋里的一个位置进行注视。 盯住这个位置。 想象坐在椅子上越来越沉。 倒数5次呼吸。 想象感到非常非常沉。	6. 将左手（手掌朝下）放在面前。 放松左手。 将右手拇指按在左手背拇指和食指之间。 打圈地按摩这个部位，同时慢慢数到15。 （换只手重做一次。）

(续表)

7. 边吸气边说"放"。 边呼气边说"松"。 （重复几次）	8. 慢慢地数右手的手指。 再来一次。 （如果还需要时间，用左手重复做。）
9. 揉揉自己的肩膀。 垂下双肩。 （重复几次）	10. 闭上眼睛。 向前低下头。 慢慢吸气的同时感受你的双肩抬起。 想想："我像一朵云一样轻。我像一朵云一样漂浮。我能看见我喜欢的地方。我感觉好多了。"

　　学生在课堂练习时，需要学习多种放松策略。老师和家长都可以帮助他们尝试不同的放松策略，然后让他们选择一些适合自己的并经常进行练习。如果尝试的第一种策略在特定的情境下不起作用，则可以试试其他的方法，并将其熟练掌握。最后，从所有策略中选择最有效果的三种经常练习，并能够结合实际应用。在课程结束之后，必须让学生继续定期练习使用这些策略。有的学生在开始时需要成人提供线索才能使用策略。

　　5. 忘忧石

　　还有一些工具是适用于临时性焦虑的儿童。它们更像是"护身符"，好像神话或者魔法一样，许多中小学生对这些工具还是很受用的。比较著名的工具有危地马拉忧虑公仔和忘忧石。

　　危地马拉忧虑公仔来源于危地马拉土著人家，这些土著家里通常会有色彩亮丽的小盒子，盒子里放有6个小巧的玩具娃娃（即危地马拉忧虑公仔），当遇到麻烦或非常苦恼时，就可以从盒中取出一个小娃娃，向这个小娃娃倾诉，然后将娃娃放置一边，烦恼也随之被抛至脑后。

　　忘忧石的功能与此相同，而且儿童还可以随身携带。这种石头并不需要多么特别，可以由学生从一箱光滑的石头和贝壳中精心挑选出来，儿童可以把它放在衣服口袋里，任何时候遇到烦恼和压力的时候，就可以在衣服口袋里摸摸它。

知识窗

忘忧石的指导语和用法

指导语：

"担心不是一件好事。当我们担心时，我们完全没有任何快乐。当我们担心时，我们会非常累。有时候我们需要一个'朋友'来替我们担心。忘忧石就是这样的好朋友。请看看这些漂亮的忘忧石。选择一块适合你的忘忧石。有的人喜欢非常光滑的，有的人喜欢粗糙的，也有人喜欢非常漂亮的，还有人喜欢又厚又硬的，抑或是薄薄的一片。让我们找一块最适合你的忘忧石吧（鼓励学生多试试几种然后选择一块），将最适合你的忘忧石放在你身上的口袋里。"

用法：

第一，让学生在他的口袋里用手抚摸忘忧石。

第二，让学生闭上眼睛几分钟，感受忘忧石的手感。

第三，让学生在抚摸时将所有烦恼都放进忘忧石中，让这石头承担烦恼。

第四，提醒学生进行深吸气然后慢慢呼出，这样能让烦恼都到石头里去。

第五，让学生微笑。

三、其他心理干预技术简介

（一）支持性心理治疗

支持性心理治疗也称一般性心理治疗，是所有特殊心理治疗理论和方法的基础。支持性心理治疗有以下几个主要特点。

1. 从内容上看：支持性心理治疗集中在对患者进行劝解、疏导、安慰、解释、鼓励和具体的行为指导上。

2. 从原理上看：其理论背景是一般的医学和心理学知识。

3. 从适用对象看：支持性心理治疗方法的适用对象及其广泛，几乎对所有年龄段、所有症状的个体都可以使用。

4. 从实施的途径看：有经验的临床医生、心理医生、社会工作者，都会或多或少地采取支持性心理治疗的方法帮助患者，以减轻他们的恐惧、抑郁、焦虑、冲动等负性情绪反应。

支持性心理治疗主要采用以下几种心理治疗的基本技术。

1. 支持与鼓励：支持就是让来访者感受到他并不是孤单一人，有人在帮助他共同应付困境。鼓励是对来访者的赏识，是帮助他发现自己不自觉的优势。

2. 倾听与共情：倾听是指干预者要听懂对方所讲的事实、所持的观念、所体验的情感这三层意思。倾听的基本要求是治疗者能够在共情的水平上倾听，即要求干预者能深入地体验来访者所体验的情感。

3. 说明与指导：说明是干预者针对来访者提出的相关问题进行解释。指导是干预者对求助者提出如何行动的建议。

4. 控制与训练：主要针对自我控制能力不强的学生采用。用规定约束来访者的一些行为，主要是针对有明显行为问题的学生。

（二）人本主义心理治疗

人本主义心理治疗，又称来访者中心疗法，是建立在人本主义理论基础之上的一种心理治疗方法。其核心思想是认为人人都有一种理解自己、解决问题，同时使自己不断发展的能力；治疗师在咨询过程中只需要用真诚的态度和来访者建立良好的咨询关系，营造一种有利于来访者自己发现和解决问题的氛围，来访者就可能运用他们自己所具有的潜在力量去克服困难,同时自己在问题解决中也得到了成长。

1. 人本主义心理治疗的技巧

人本主义心理治疗在运用于儿童时要注意以下几条要领。

(1) 治疗者第一个任务就是建立治疗关系,创建使儿童感觉到他们会被无条件接受的安全氛围,帮助儿童将自己内心的情感和想法表述出来。

(2) 治疗中,咨询者应传递同理共情、尊重、坦诚、诚实和信任等情感,以提高儿童自我提升的能力。

(3) 遇到一些年纪小、不能很好表达自己意思的儿童时,可通过绘画、对图片的反应,或倾听治疗师所说的故事,将儿童内心的情感、想法提示出来。也可以选择一些结构和半结构的游戏治疗方法来促进咨询过程的顺利进行。

(4) 应尊重儿童拒绝或反对治疗师评价的权利。

(5) 儿童的问题在很大程度上取决于他们生活中的成人是如何影响他们的,成人的反应会改变儿童的行为,影响他们的自我概念和对自己的期望,因此,父母也需要参与到咨询与治疗中来。但不能与父母单独约谈,这会违反人本治疗中"真诚"这一重要原则。

2. 治疗过程

开始阶段:对于年纪较小的学生,他们很少主动寻求治疗,所以,在治疗的初始阶段,儿童对治疗师通常都持有防御、敌对心理。此时治疗师应以一种亲切、温和的口气向儿童说明咨询的情况,也可以和儿童玩一些小游戏,如讲故事、画画等,以此和儿童建立亲密、友好的关系。

治疗阶段:当儿童和治疗师建立良好关系后,能够敞开心扉自由表达,此时治疗师在专注倾听的基础上,要无条件接受儿童的情感并表示理解,同时要及时向其澄清情感产生的原因,帮助儿童加深对自身情感的理解。这之后,儿童可能会有一些新的想法或决定,治疗师可以帮助他们澄清可能作出的选择,最终使他们不再害怕选择,逐步建立自信。

结束阶段:此时,儿童对自身的理解和认识更加深刻,能够接受自我,对他人和环境的认识也变得更现实。当他们确认不再需要咨询师的帮助,治疗关系可终止。对于一些依赖性较强的儿童,治疗师则可根据实际情况与儿童讨论是否需要终止治疗关系,同时可在终止前几次治疗时预先通知,帮助儿童逐渐接受终止治疗的事实。

(三) 游戏疗法

游戏治疗是治疗师以游戏为手段来矫正年纪较小学生的情绪、心理与行为障碍的一种治疗方法。它通过玩具、游戏等形式,投射儿童的心理过程,释放紧张情绪。游戏治疗的重点并不是游戏本身而是游戏背后的心理学理论。利用游戏作为载体,将心理学理论运用其中并有效地发挥作用,这种治疗方式已发展成为一种独立的专门技术。

游戏治疗的优势在于游戏是最能引起儿童兴趣的自然活动方式,符合儿童的心理年龄特点。儿童与生俱来就爱好游戏,并有游戏的能力,可以通过非语言进行沟通和交流,弥补儿童在语言表达上的不足,达到游戏治疗的目的。

1. 游戏治疗的模式

按指导思想和治疗方案不同,目前游戏治疗主要存在两种模式:结构式游戏治疗和非指导性游戏治疗。

结构式游戏治疗是针对不同心理问题主动地有目的地设计游戏方案。在治疗过程中,游戏治疗师要善于指导和发掘学生的潜力。结构式游戏治疗主要是安排一个与学生心理矛盾有冲突的情境,在游戏治疗的过程中想办法把他们内在压抑的感受和想法投射出来。来访学生与治疗师之间良好关系的建立是实施游戏治疗的前提,这影响到他们能否在游戏治疗师面前将内心的情感宣泄出来,能否按照游戏治疗师所设定的情境表达自己内心真实想法。在没有建立好治疗关系之前进行结构式游戏治疗是会影响治疗效果的。

非指导性游戏治疗,也称儿童为中心游戏治疗,以人本主义疗法为理论基础,游戏治疗师构建安全、宽容、自由、平等、尊重的游戏氛围,对来访者给予无条件尊重、积极关注和反馈,深信儿童有自我发展的能力。在该游戏治疗过程中,无须事先设计游戏方案,而是儿童自己选择治疗过程的游戏活动。但是治疗中必须要遵守以下几点原则。

(1) 治疗师必须尽快和来访学生建立起温馨友好的关系。

(2) 治疗师应该无条件地接受来访学生。

(3) 治疗师应该营造一种宽容的氛围,使来访学生能够充分自由地表达其内心感受。

(4) 治疗师必须迅速识别儿童所表达的情感,向来访学生解释这些情感体验。

(5) 治疗师应该始终相信只要给以适当的条件,来访学生就能够自己处理困难。

(6) 治疗师不能以任何方式企图指导来访学生的行为,应该由学生引导治疗的进程。

(7) 游戏过程中要建立一些必不可少的限制,以保证治疗建立在现实世界的基础上。

2. 游戏治疗的过程

开始阶段:首先,治疗开始时要向孩子和父母做自我介绍,向孩子做自我介绍时要注意与他们保持适当的人际距离。其次,治疗师要事先向父母介绍游戏的目的，并提供一些建议去协助儿童面对治疗。最后，单独与孩子进入游戏室，对于分离焦虑的孩子要告知父母在外面等候。

治疗阶段：在游戏时，治疗师要注意孩子的情感表达，诱导他们表达自己内心真实的想法。在结构式游戏治疗中，治疗师要注意来访学生在设定的矛盾情境下的反应。在非指导性游戏治疗中，要注意给来访学生提供开放包容的游戏环境，促进他们的自我宣泄和自我发展。

结束阶段：结束阶段最可能出现的问题是儿童可能会因为不想结束游戏治疗而出现行为退化。为了防止这一情况的出现，治疗师要事先约定好结束的时间，并逐步减少治疗的频率。

游戏治疗能提供情绪能量宣泄，为孩子提供平台将无法表达的情绪发泄出来，游戏治疗尤其适用于各类情绪障碍的学生，如有焦虑症及亲子关系问题等的学生。

第三节 外化和内化问题的干预

一、外化障碍的干预

（一）攻击性行为的干预

大部分针对儿童攻击性行为的治疗方法都以社会学习理论为基础，关注改变儿童对人际交往的阐释方式，提示他们从别人的角度出发来看待问题，并尊重他人的行为，以更具适应性的方式，而不是攻击他人来解决冲突。许多疗法尝试让父母也参与治疗，以改变促使儿童维持其反社会行为的家庭交流模式。

攻击性行为的干预常用认知—行为疗法。

首先，攻击性行为的学生总是认为其他儿童或者成人故意采用过激的态度对待他们，治疗师要教授这些儿童理解他们在这些情境中的想法，并思考有没有对情境的其他解释方式。治疗师要对来访学生持有的这种假设表示质疑，并帮助他们从其他人的角度看待问题。

其次，来访学生可以重复一些能够帮助他们冷静下来的词句，并学会以更具适应性的方式处理问题。例如，一个在面对他人挑衅时倾向于马上以踢打来还击的孩子可能学会这样思考："冷静，冷静，冷静。深呼吸。从1数到5冷静，冷静，冷静——想想该怎么办。不要发火。冷静，冷静。"

最后，治疗师可以先做出一个模范的解决方案，然后让儿童通过角色扮演来练习。例如，治疗师可以和学生讨论如果一个人在餐厅排队时插队应该怎么办。治疗师可以先作出示范，然后接受治疗的儿童模仿治疗师的反应。

家庭治疗可以作为认知—行为疗法的辅助手段。

让家庭成员参与治疗的目的在于：1. 协调和改善家庭成员间的关系，尤其是亲子关系，增加家庭成员间的交流和相互支持，帮助家庭成员找到新的方法来解决他们的人际问题；2. 帮助父母学会如何与子女进行交流，如何运用正确的教育方式对患儿进行教育；3. 指导家长如何进行行为矫正，使家长能够用适当的方法矫正患儿的不良行为；4. 减少家庭内的生活事件及父母自己的不良行为。以上均需要家长的很好配合。

知识窗

攻击性行为干预案例

超超，男，14岁，是即将毕业的初三学生。父母为外来务工人员，父亲常年忙于生意，母亲在家打理家务，家庭经济相对困难，有一个哥哥，父母对哥哥偏爱一些。超超小时候非常懂事，经常帮母亲做家务，并且敢于承担责任。小学时，学习很刻苦，成绩一直很好，老师同学都非常喜欢他。他自己特别喜欢画画，一直希望成为一名画家。上初中后转到县城上学。由于属于借读生，被分到借读班，从此自我感觉受到歧视，出现自卑感，学习兴趣下降。逐渐开始认为老师和同学都瞧不起他，即使老师同学给他提供帮助，他也认为是别有用心，觉得没有人真正关心他，于是开始扰乱课堂纪律，在上课时故意敲桌子、唱歌。最近在初三上学期的一节英语课上，因感觉郁闷而用铅笔盒砸碎了玻璃，险些伤到其他同学，导致课堂教学无法继续。曾经纠集学校中爱惹是生非的学生打群架。最近一次，在班级因为有同学多看了他一眼，就拼命踢打同学，其他同学无法拉开。当班主任批评时，他感到既委屈又愤怒。

根据该生的发展情况与具体的咨询问题，采用家庭疗法及认知—行为疗法。

以家庭为单位，指出父母在教育过程中的不当之处，改善父母对孩子的教养方式，提倡互相关爱、尊重与鼓励、信任与支持的家庭氛围。

对超超进行认知—行为干预，首先在认知上让超超了解自己行为与目前状况的联系，激发他改变的愿望，帮助他提高自我控制的意识与能力，包括以下五个步骤：1. 反思自己行为的合理性与不合理性——为什么会在发生争执时，老师总是先批评他？为什么同学好像都和他作对？治疗师帮助超超与这些不合理信念作斗争。2. 探寻改变愿望——超超对目前状况是否满意，怎样才是自己所希望的。3. 设想具体情境，思考可能的应对策略——如果发生这样的事，你还可能采取怎样的措施？4. 模拟演练，分析后果——想象事件发生了，预测采用每种方法应对所带来的后果。5. 选择最佳应对方式——比较各种可能，确定最佳方式。

（二）多动症的干预

多动症的全称是注意缺陷与多动障碍（ADHD）。虽然多动症的症状从100多年前就已经得到描述和关注，但是究竟哪种治疗是有效治疗，仍然存在争议。争议最大的是是否应该应用药物治疗,焦点问题是药物治疗的副作用。

认知—行为治疗是控制多动、冲动、攻击性行为的有效方法。在训练中当儿童出现合适行为时,就给予奖励,来强化他们的行为,并继续改进;当不合适行为出现时,就加以漠视,或暂时剥夺儿童的一些权利,以示惩罚。很多学校和家庭采取插彩旗或挂金星的方法进行干预。在这一方法实施前,先观察一天患儿在上课或在家活动中坐不住而扭动屁股的次数,将其作为基数,以后每天放学或傍晚在家时,统计以上情况的发生次数,如减少多少次就给这一天插上一面红旗,到周末小结一下,把红旗兑换成代币券,凭此可购买玩具和零食等。减少无关刺激和自我指导技术也是治疗中常用的方法,如帮助儿童学会在学习或做需保持注意力集中的事情时尽量减少环境中视觉、听觉等方面的无关刺激,又如让病儿学会类似"一慢、二看、三行动"的自我提醒方法。另外,家庭治疗也可以应用在 ADHD 的治疗中。家庭对于多动障碍的全面了解是治疗的关键。确诊之后,专业人员应给予家长有关疾病的特点、药物治疗以及预后、行为矫正、情感支持等问题全面的咨询,有条件的情况下可成立家长互助组织进行团体辅导。已有研究证明,药物治疗结合心理治疗比单独应用药物的效果要好得多。

知识窗

多动症干预案例

小华,男,10 岁,一年前被诊断为 ADHD。小华父母都是某外企员工,父亲工作很忙经常出差,母亲平时白天也不在家,主要由奶奶照顾。小华在家里遇到不顺心的事情就会大哭大闹,做作业时边做边玩,注意力难以集中,以致经常出现错误,学习成绩在班里排在中下。上课也无法集中注意力,常东张西望,转笔,抖腿,做小动作,打扰其他同学的学习,影响课堂纪律。下课东奔西跑,没有一刻安静。爱与其他同学打架,是老师眼中的问题学生。但非常喜欢体育运动,在跑步方面非常有优势。这学期由于经常在学校打架,被老师要求家长到学校协助处理多次。小华自己也知道不应该打人,应该上课认真听讲,但有时候觉得不动一下心里很烦,控制不住就会乱动。

对于小华的干预主要采用认知—行为疗法。采用行为强化消退和认知纠正的结合。当小华上课认真听讲、大胆回答问题时,任课老师及时给予表扬和掌声鼓励。当他在游戏中自觉遵守游戏规则、和大家一起友好游戏时,辅导老师也应当场进行赞赏和奖励。如果有一天体育课上,小华非常兴奋,在操场上乱跑乱跳,不听从任课老师的安排,任课老师可以带着同学们做游戏,有意不去理睬他,并暗示其他同学也躲开他,他发现没有人关注他,就会主动回到活动范围中来。由于任课老师不去注意,小华的多动行为因得不到强化而消退。在行为纠正的同时,还要帮助小华,比较分析不适当行为和良好行为所得到的结果,加大他改变行为的决心,使其适应学校集体生活环境,保证学习的进行。另外,治疗师还采用儿童剧的形式,帮助小华进行社交技能训练,提高他的社交能力及解决问题的技能。

二、内化障碍的干预

(一) 焦虑症的干预

儿童焦虑障碍可能会持续到青春期和成年早期。对有焦虑障碍的儿童和青少年进行药物治疗比较普遍。在我国,因为儿童临床学家和治疗师的严重不足,药物治疗可能是为数不多的选择之一。但是实际上药物对于治疗这些障碍的效果并不明确。而且,因为焦虑经常会和其他情况共存,尤其是抑郁和多动障碍,因此,在应用药物进行治疗时,治疗师应该明确诊断,谨慎从事。

行为治疗通常会对焦虑的孩子有所帮助。例如决断训练(assertive training)可以帮助孩子获得更多的控制感,而系统脱敏能够帮助儿童减少焦虑行为。行为疗法的应用必须针对特定孩子的特殊情境进行。另有研究表明,对患有焦虑障碍的儿童进行认知—行为小组治疗,并且让家长掌握行为管理的方法以应对孩子的焦虑行为,可以显著地降低孩子的焦虑水平。还有很多不同的治疗取向,比如旨在改变家庭互动模式的家庭治疗、儿童心理分析治疗、游戏治疗等。

知识窗

对分离焦虑治疗的案例

7岁的小红刚上一年级,前不久经历了一次地震,地震中房屋剧烈摇晃,她无法找到自己的母亲,所幸地震很快结束了,家里并没有人受伤。

两周后,小红回到了学校,她开始抱怨自己每天早晨胃痛、头痛和头晕。她不想上学,想要跟母亲待在家里。后来母亲带小红去做了体检,但是没有发现任何问题,母亲要求她必须上学。她哭天喊地地抗议,不过母亲坚持己见,小红被迫去上学了。在学校里,小红不能集中精力听讲,一直低着头抽泣。下课时她告诉老师她需要回到家中,看看母亲是否还好。当被告知不能回家时,她开始拼命哭闹,以致班主任把母亲叫了过来。第二天早晨,小红反抗地更加厉害,她拒绝去学校,直到母亲同意在教室里陪她一个小时。当母亲离开时,小红抓住她不停地哭,请求她不要离开,并且一直追母亲到走廊里。第三天,小红拒绝外出参加春游活动。她跟在母亲身边在房子周围散步,并且坚持在夜间与母亲睡在一起。

治疗采用行为疗法,以行为强化和系统脱敏疗法结合。治疗师指示母亲带着小红上学,并在女儿听课期间离开4次。起初母亲每次离开1分钟。一段时间后,当小红仍然坐在教室里时,父母可以逐渐延长离开的时间和距离。如果小红在放学时仍能坐在自己的位置上,她就会得到一个小红花奖励。这样做使她不但得到老师和母亲的表扬，也能作出积极的自我评价。而当她在自己的位子上坐不住时，老师和家长不给予任何反应。小红每星期可以用她的小红花换取奖品。在家里，母亲尽量不理会小红基本需求之外的其他要求，不理睬她的无理取闹。最后，每天早晨给她一朵小红花奖励她每天晚上睡在自己的床上。最初的几次，母亲一离开教室，小红也会跟出来。不过当她发现母亲离开后并没有发生危险时，很快她就开始坐在位子上。在家里，她已经可以整晚不哭闹地睡在自己的床上，并且还参加了学校的夏令营。

（二）抑郁症的干预

抑郁情绪已经被认为是儿童和青少年自杀的重要危险因素。因为一些人认为儿童和青少年的抑郁与成人没有显著差别，所以在儿童和青少年抑郁的时候，尤其是在治疗有自杀倾向的青少年的抑郁时，通常会应用和成人相同的抗抑郁药物。这些药物对成人来说是有效的，但是否能同样作用于儿童和青少年却没有得到广泛的证实。有的研究发现，成人的抗抑郁药物对缓解儿童抑郁的效果要显著好于安慰剂，但是也有研究没有发现这种效应。抗抑郁药物还会有一些副作用，例如恶心、头痛、失眠、紧张等。不过尽管如此，药物治疗仍然是儿童和青少年抑郁的主要治疗手段。

除了药物治疗之外，心理治疗也是儿童抑郁的主要治疗手段。在美国，对于抑郁的儿童和青少年，同时进行药物和心理治疗已经成为主流。心理治疗有不同的取向，对于较小的学生以及言语功能差一些的学生可以采用游戏治疗。认知—行为治疗对较大的学生比较合适，它能显著减少抑郁症状。认知—行为流派的观点认为，抑郁症患者往往存在一定形式的认知偏见，而这种偏见与抑郁发作密切相关，并阻碍着病人的康复。认知治疗的作用就是改变病人的认知偏见，主要方法就是医生和病人一起来找出和矫正导致抑郁症状产生的"功能失调性信念"。心理治疗可以给儿童和青少年提供一种支持性的心理环境，让他们可以学习适应性的应对策略以及有效的情绪表达方法。对大一些的孩子和青少年来说，在积极的治疗关系中可以公开讨论他们的感受，这本身就能让他们获益。

知识窗

抑郁症干预案例

鹏鹏，男，16岁，是高一学生。父母从小对他要求比较严，希望他能考上一所名牌大学。鹏鹏初中时学习成绩很好，一直名列前茅，高中考到了一所市重点学校。但上高中以后学习成绩在班里只能排中上游，最近更是越来越差。为此，他情绪低落，认为自己脑子笨，将来是一个无用的人，会辜负父母的期望。他最近易烦躁，易激惹，有时焦虑，哭闹；与同学关系不和，多次因小事与同学发生争执，莫名其妙地大发脾气；反复出现想死的念头，曾用铅笔刀割手腕。他食欲下降，困倦无力，逐渐消瘦，有时头疼、失眠，记忆力下降；自觉心慌，不愿外出活动，不愿与同学交往。

根据认知—行为疗法的观点，鹏鹏存在认知上的偏差，有绝对化的信念，导致了焦虑和抑郁情绪。鹏鹏因为学习成绩没有以前那么好就认为自己不如别人优秀，可见在他认为，学习成绩是衡量一个人成功与否的唯一准则，自己必须要比所有人都好。由于想法和事实有差距，特别是刚转入市重点高中的困难时期，导致焦虑、抑郁情绪的加剧。在认知—行为疗法的指导下，治疗师一方面对鹏鹏的不合理信念进行修正，帮助其了解如何看待他过去的经历和问题，了解现在面临的问题，以及他对未来的期待和担忧，并引导他看清自己的负性自动化思维和核心信念，调整和修正思维方式；另一方面，帮助他建立新的人际关系，特别强调"开放"的概念，促使鹏鹏放宽精神视野，学会用多角度来看待一切问题，理直气壮地欣赏生命的多重性，走出自我讨厌、自我拒绝的无价值感，学会关注自己、接纳自己、欣赏自己，实现自我的成长。

【建议参考资料】

1. 巴洛，杜兰德. 异常心理学 [M]. 北京：中国轻工业出版社，2006.
2. 陈一心. 儿童心理咨询与治疗 [M]. 北京：北京大学医学出版社，2009.
3. 阿洛伊，雷斯金德，马诺斯. 变态心理学 [M]. 汤震宇，邱鹤飞，杨茜，译. 上海：上海社会科学院出版社，2005.
4. 许若兰. 运用认知行为疗法改变大学生抑郁情绪的个案报告 [J]. 中国心理健康杂志，2007（10）：710－713.

【问题与思考】

1. 外化障碍和内化障碍分别有哪些？它们的主要临床表现是什么？
2. 什么是理性情绪疗法？理性情绪疗法的基本步骤是什么？
3. 列举认知行—为疗法干预学生情绪调节障碍的工具，以及它们的使用方法。
4. 苗苗是个17岁的女孩，出生于一个单亲家庭，从小跟母亲相依为命。好在苗苗特别听话，自我要求很高，学习成绩一直很好，苗苗的母亲一直引以为豪。今年苗苗上了高三，她下定决心一定要考上一所国内名校。可是临近高考这3个月她似乎变了一个人。下课从不主动跟同学说话，她的好朋友找她玩时，她也像没听见一样。上课经常独自发呆，老师提问时她反应很慢，常常不知道老师的问题。学习成绩下滑很快。有次很容易的考试竟然半面卷子都没有答。苗苗的母亲非常着急：我现在不要求她能考上什么重点大学，我只想让她变回原来的那个苗苗。老师也很不解，原来那么优秀的一个孩子现在怎么变成了这样？

根据本章所学的内容，你认为苗苗出现了什么问题？你会采取怎样的干预方法来帮助她？

参考文献

1. 巴洛，杜兰德. 异常心理学［M］. 北京：中国轻工业出版社，2006.
2. 陈一心. 儿童心理咨询与治疗［M］. 北京：北京大学医学出版社，2009.
3. 丹尼尔，米歇尔. 情绪教育法——将情绪应用于学习［M］. 韦纳，宝家义，译. 北京：教育科学出版社，2009.
4. 格罗斯. 情绪调节手册［M］. 桑标，马伟娜，邓欣媚，译. 上海：上海人民出版社，2011.
5. 大卫. 减压教育［M］. 孙敏，林惠芬，译. 广东：汕头大学出版社，2004.
6. 阿洛伊，雷斯金德，马诺斯. 变态心理学［M］. 汤震宇，邱鹤飞，杨茜，译. 上海：上海社会科学院出版社，2005.
7. 马惠霞. 大学生学业情绪研究［M］. 北京：北京师范大学出版社，2011.
8. 孟昭兰. 情绪心理学［M］. 北京：北京大学出版社，2005.
9. 钱铭怡. 变态心理学［M］. 北京：北京大学出版社，2006.
10. 叶素珍，曾振华. 情绪管理与心理健康［M］. 北京：北京大学出版社. 2007.
11. 郑日昌，陈永胜. 考试焦虑的诊断与治疗［M］. 黑龙江：黑龙江科学技术出版社，1990.
12. 布鲁纳. 多变世界中的压力应对［M］. 石林，译. 3版. 北京：高等教育出版社，2008.
13. 陈顺森. 考试焦虑学生的考试威胁感、学习技巧与归因方式［J］. 中国健康心理学杂志，2007，15（3）：218－221.
14. 董妍，俞国良. 青少年学业情绪对学业成就的影响［J］. 心理科学，2005，33（4）：934－937.
15. 郭德俊，田宝，陈艳玲，等. 情绪调节教学模式的理论建构［J］. 北京师范大学学报（社会科学版），2000（5）：115－122.
16. 洪明，王洪礼. 家庭教育失误导致中学生考试焦虑的分析与对策［J］. 心理科学，2002，25（6）：753－754.
17. 黄敏儿，郭德俊. 情绪调节基本方式及其发展趋势［J］. 应用心理学，2001，7（2）：17－22.
18. 黄徐姝，罗跃嘉. 情绪调节方法的分类和效果［J］. 中国临床心理学，2010，18（4）.
19. 贾海艳，方平. 青少年情绪调节策略和父母教养方式的关系［J］. 心理科学，2004，27（5）：1095－1099.
20. 蒋长好，石长地. 儿童情绪调节的发展及其影响因素［J］. 首都师范大学学报（社会科学版），2009（4）：129－133.

21. 来水木, 韩秀, 杨宏飞. 国外反刍思维研究综述 [J]. 应用心理学, 2009, 15 (1).

22. 赖雪芳, 黄钢, 章小雷, 等. 儿童游戏治疗的研究及应用 [J]. 医学综述, 2009, 15 (3): 404–407.

23. 李雯, 张大均, 雷昌雄. 焦虑调节: 接受策略与表达抑制、认知重评策略之比较 [J]. 心理学探新, 2011, 34 (4): 372–376.

24. 刘万伦, 沃建中. 师生关系与中小学生学校适应性的关系 [J]. 心理发展与教育, 2005 (1): 87–90.

25. 罗峥, 付俊杰, 熊庆秋, 等. 情绪调节策略对日常生活事件与情绪体验关系影响的多层分析 [J]. 心理科学, 2012, 35 (2): 481–486.

26. 马庆霞, 郭德俊. 情绪大脑机制研究的进展 [J]. 心理科学进展, 2003, 11 (3): 328–333.

27. 马延东. 对攻击性行为少年的心理咨询 [J]. 社会心理科学, 2007, 22: 444–447.

28. 孙丹. 儿童青少年的友谊相关研究综述 [J]. 文教群论, 2007 (1): 153–154.

29. 田宝, 郭德俊. 考试自我效能感是考试焦虑影响考试成绩的中介变量 [J]. 心理科学, 2004, 27 (2): 340–343.

30. 王苏弘, 罗学荣. 儿童青少年情绪和行为障碍的心理行为特征及干预 [J]. 中国儿童保健杂志, 2011, 19 (12): 1110–1112.

31. 王振宏, 郭德俊. 情感风格及其神经基础 [J]. 心理科学, 2005, 28 (3): 751–753.

32. 王争艳, 刘红云, 雷雳, 等. 家庭亲子沟通与儿童发展关系 [J]. 心理科学进展, 2002, 10 (2): 192~198.

33. 沃建中, 曹凌雁. 中学生情绪调节能力的发展特点 [J]. 应用心理学, 2003 (2): 11–16.

34. 徐胤, 黄斌欢. 社区矫正作为重构青少年支持网络的途径——基于同伴关系的考量 [J]. 湖南科技学院学报, 2011 (9): 133–134.

35. 许若兰. 运用认知行为疗法改变大学生抑郁情绪的个案报告 [J]. 中国心理健康杂志, 2007 (10): 710–713.

36. 张玲玲, 张文娟, 李小玲. 同伴支持: 学校欺负干预的新视角 [J]. 教育科学研究, 2005 (1): 37–40.

37. 赵国秋. 心理压力与应对策略 [M]. 杭州: 浙江大学出版社, 2006.

38. 郑杨婧, 方平. 中学生情绪调节与同伴关系 [J]. 首都师范大学学报, 2009, 3: 134–142.

39. 周朝正, 黎聚才. 美国校园欺负行为干预措施探析 [J]. 教育探究, 2011 (3): 64–67.

40. 周玫, 周晓林. 儿童执行功能与情绪调节 [J]. 心理与行为研究, 2003, 1 (3): 194–199.

41. 邹泓. 同伴关系的发展功能及影响因素 [J]. 心理发展与教育, 1998 (2): 39–44.

42. AUDRAIN-MCGOVERN J, RODRIGUEZ D, TERCYAK K P, et al. The impact of self-control indices on peer smoking and adolescent smoking progression [J]. Journal of Pediatric Psychol-

ogy, 2006, 31 (2): 130 – 151.

43. BANDURA A. Social learning theory [M]. Englewood Cliffs, NJ: Prentice-Hall, 1977.

44. BEAR G G, MANNING M A, IZARD C E. Responsible behavior: the importance of social cognition and emotion [J]. School Psychology Quarterly, 2003, 18 (2): 140 – 157.

45. BOWLBY J. Attachment and loss [M]. New York: Basic Books, 1982: 428.

46. BUCKLEY M, STORINO M, SAARNI C. Promoting emotional competence in children and adolescents: implications for school psychologists [J]. School Psychology Quarterly, 2003, 18 (2): 177 – 191.

47. CALKINS S D, DEDMON S E. Physiological and behavioral regulation in two-year old children with aggressive/destructive behavior problems [J]. Journal of Abnormal Child Psychology, 2000, 28 (2): 103 – 118.

48. CASSIDY J. Emotion regulation: influences of attachment relationships [J] //FOX N. The development of emotion regulation [J]. Monographs of the Society for research in child development, 1994, 59 (2 4 0): 228 – 249.

49. CICCHETTI S A. Emotion regulation among school-age children: The development and validation of a new criterion q-sort scale [J]. Developmental Psychology, 1997, 33 (6): 906 – 916.

50. COIE J D, DODGE K A, COPPOTELLI H. Dimensions and types of social status: a crossage perspect ive [J]. Development Psychology, 1982 (18).

51. COLE P M, TETI L. The development of emotion regulation and dysregulation: a clinical perspective [J]. Monograph of the Society for Research in Child Development, 1994, 59 (3): 73 – 100.

52. CRICK N R, DODGE K A. Review and reformulation of social information processing mechanism in children's social adjustment [J]. Psychological Bulletin, 1994, 115 (1): 74 – 101.

53. CULLER R E, HOLAHAN C J. Test anxiety and academic performance: the effects of study-related behaviors [J]. Journal of Educational Psychology, 1980, 72 (1): 16 – 20.

54. DANSEI M. Cool: the signs and meanings of adolescence [M]. Toronto: University of Toronto Press, 1994: 37 – 38.

55. DAVIDSON R J, EKMAN P. Approach-withdrawal and cerebral asymmetry: emotional expression and brain physiology [J]. Journal of Personality and Social Psychology, 1990, 58: 330 – 341.

56. DAVIDSON R J. Emotion and affective style: hemispheric substrates [J]. Psychological Science, 1992, 3: 39 – 43.

57. DAVIDSON R J. Affective style and affective disorders: perspectives from affective neuroscience [J]. Cognition and Emotion, 1998 (12): 307 – 320.

58. DAVIDSON R J. Anterior electrophysiological asymmetries, emotion, and depression: conceptual and methodological conundrums [J]. Psychophysiology, 1998 (35): 607 – 614.

59. DAVIDSON R J, IRWIN W. The functional neuroanatomy of emotion and affective style [J]. Trends in Cognitive Sciences, 1999, 3: 11 – 21.

60. DAVIDSON R J, JACKSON D C, KALIN N H. Emotion, plasticity, context, and regula-

tion: perspectives from affective neuroscience [J]. Psychological Bulletin, 2000 (126): 890 – 909.

61. DAVIDSON R J, PUTNAM K M, LARSON C L. Dysfunction in the neural circuitry of emotion regulation: a possible prelude to violence [J]. Science, 2000 (289): 591 – 594.

62. DAVIDSON R J. Affective style, psychopathology and resilience: brain mechanisms and plasticity [J]. American Psychologist, 2000, 55: 1193 – 1214.

63. DAVIDSON R J. The neural circuitry of emotion and affective style: prefrontal cortex and amygdala contributions [J]. Social Science Information, 2001 (40): 11 – 37.

64. DAVIDSON R J, PIZZAGALLI D, NITSCHKE J B, et al. Depression: perspectives from affective neuroscience [J]. Annual Review of Psychology, 2002, 53: 545 – 74.

65. DAVIDSON R J, PIZZAGALLI D. Parsing the subcomponents of emotion and disorder of emotion: perspectives from affective neuroscience [M] // DAVIDSON R J, SCHERER K R, GOLDSMITH H H. Handbook of Affective Science. New York: Oxford University Press, 2003: 8 – 24.

66. EDWARDS D, HUNT M H, MEYERS J, et al. Acceptability and student outcomes of a violence prevention curriculum [J]. The Journal of Primary Prevention, 2005 (5): 401 – 408.

67. EISENBERG N, FABES R A. The relations of effortful control and impulssivity to children's resiliency and adjustment [J]. Child Development, 2004, 75: 25 – 46.

68. EISENBERG N, SPINRAD T L. Emotion-related regulation: sharpening the definition [J]. Child Development, 2004, 75 (2): 334 – 339.

69. EISENBERG N, SADOVSKY A, SPINRAD T, et al. The relations of problem behavior status to children's negative emotionality, effortful control, and impulsivity: concurrent relations and prediction of change [J]. Developmental Psychology, 2005, 41 (1): 193 – 211.

70. EKMAN P. Emotion in the human face [M]. New York: Cambridge University Press, 1982.

71. ELLIOT A J. Approach and avoidance motivation and achievement goals [J]. Educational Psychologist, 1999 (34): 169 – 189.

72. EVANS S E, DAVIES C, DILILLO D. Exposure to domestic violence: a meta-analysis of child and adolescent outcomes [J]. Aggression and Violent Behavior, 2008 (13): 131 – 140.

73. FAINSILBER K, WINDECKER-NELSON B. Parental meta-emotion philosophy in families with conduct-problem children: Links with peer relations [J]. Journal of Abnormal Child Psychology, 2004.

74. FREDRICKSON B L. The role of positive emotions in positive psychology: the broaden-and-build theory of positive emotions [J]. American Psychologist, 2001 (56): 218 – 226.

75. FREDRICKSON B L, BRANIGAN C. Positive emotions broaden the scope of attention and thought-action repertoires [J]. Cognition and Emotion, 2005 (19): 313 – 332.

76. GAILLIOT M T, BAUMEISTER R F, DEWALL C N, et al. Self-control relies on glucose as a limited energy source: willpower is more than a metaphor [J]. Journal of Personality and Social Psychology, 2007, 92 (2): 325 – 336.

77. GOETZ T, FRENZEL A C, PEKRUN R, et al. The domain specificity of academic emo-

tional experiences [J]. The Journal of Experimental Education, 2006, 75 (1): 5-29.

78. GOETZ T, PEKRUN F, HALL N, HAAG L. Academic emotions from a social-cognitive perspective: antecedents and domain specificity of students' affect in the context of Latin instruction [J]. British Journal of Educational Psychology, 2006 (76): 289-308.

79. GREENBERG M T, KUSCHÉ C A, COOK E T, et al. Promoting emotional competencein school-aged children: the effects of the PATHS Curriculum [J]. Development and Psychopathology, 1995 (7): 117-136.

80. GROSS J J, JOHN O P. Individual differences in two emotion regulation processes: implications for affect, relationships, and well-being [J]. Journal of Personality and Social Psychology, 2003 (85): 348-362.

81. GROSS J J. The emerging field of emotion regulation: an integrative review [J]. Review of General Psychology, 1998 (3): 271-299.

82. GROSS J J. Emotion regulation: Affective, cognitive, and social consequences [J]. Psychophysiology, 2002: 281-291.

83. GROSS J J, THOMPSON R A. Emotion regulation: Conceptual foundations [M] // GROSS J J, Handbook of emotion regulation. New York: Guilford Press, 2007: 3-26.

84. IZARD C E. The face of emotion [M]. East Norwalk, CT: Appleton-Century-Crofts, 1971.

85. JACKSON D C, MUELLER C J, et al. Frontal brain electrical asymmetry and individual differences in emotion regulation [J]. Psychological Science, 2003, 14: 612-617.

86. JEANNETTE M H, DEIRDRE A K. Affect-cognition relationships in adolescent diaries: the case of Anne Frank [J]. Human Development, 1991 (34): 143-159.

87. KATZ L F, WINDECKER-NELSON B. Parental meta-emotion philosophy in families with conduct-problem children: links with peer relations [J]. Journal of Abnormal Child Psychology, 2004, 14: 385-398.

88. KELTNER D, SHIOTA M N. New displays and new emotions: a commentary on Rozin and Cohen [J]. Emotion, 2003 (3): 86-91.

89. KERNS K A, ABRAHAM M M, SCHLEGELMILCH A, et al. Mother child attachment in later middle childhood: assessment approaches and associations with mood and emotion regulation [J]. Attachment & Human Development, 2007, 1 (9): 33-53.

90. KOCHENDERFER-LADD B. Peer victimization: the role of emotions in adaptive and maladaptive coping [J]. Social Development, 2004, 13: 329-249.

91. KOPP C B. Regulation of distress and negative emotions: a developmental view [J]. Developmental Psychology, 1989, 25 (3): 343-354.

92. LEE M Y. Marital violence: impact on children's emotional experiences, emotional regulation and behaviors in a post divorce/separation situation [J]. Child and Adolescent Social Work, 2001, 18 (2): 137-163.

93. LEKE N, GINGRAS I, PHILIPPE F L, et al. Parental autonomy-support, intrinsic life goals, and well-being among adolescents in China and North America [J]. Journal of Youth Adoles-

cence, 2009 (9).

94. LOSOYA S, EISENBERG N, FABES R A. Developmental issues in the study of coping [J]. International Journal of Behavioral Development, 22 (2): 287 –313.

95. MCDOWELL D J, PARKE R D. Parental control and affect as predictors of children s display rule use and social competence with peers [J]. Social Development, 2005, 14.

96. MCMAHON R J. Diagnosis, assessment, and treatment of externalizing problems inchildren: the role of longitudinal data [J]. Journal of Consulting and Clinical Psychology, 1994, 62 (5): 901 –917.

97. MIKULINCER M, SHAVER P R. Attachment theory and affect regulation: the dynamics, development, and cognitive consequences of attachment related strategies [J]. Motivation and Emotion, 2003, 27 (2): 34 – 46.

98. MORRIS A S, SILK J S, STEINBERG L, et al. The role of the family context in the development of emotion regulation [J]. Social Development, 2007, 16 (2): 361 –388.

99. MURRAY K T, KOCHANSKA G. Effortful control: relation to externalizing and internalizing behaviors and factor structure [J]. Journal of Abnormal Child Psychology, 2002, 30: 503 – 514.

100. MYLES B S, TRAUTMAN M L, SCHELVAN R L. The hidden curriculum: practical solutions for understanding unstated rules in social situations [M]. Shawnee Mission, KS: Austism Asperger Publishing Co, 2004: 5 – 14.

101. OLLENDICK T H, KING N J. Diagnosis, assessment, and treatment of externalizing problems in children: the role of longitudinal data [J]. Journal of Consulting and Clinical Psychology, 1994, 62 (5): 918 –927.

102. PAULMAN R G. Test and ineffective test taking: different names, same contruct [J]. Journal of Educational Psychology, 1984, 76 (2): 279 –288.

103. PEKRUN R, THOMAS G, WOLFRAM T. Academic emotions in students self-regulated learning and achievement: a program of qualitative and quantitative research [J]. Educational Psychologist, 1998, 37 (2): 91 –105.

104. PLUTCHIK R. A general psychoevolutionary theory of emotion [M] // PLUTCHIK R, KELLERMAN H. Emotion: theory, research, and experience Volume 1 . New York: Academic, 1980: 3 –33.

105. PORTER C L, MILLER M W, SILVA S S, et al. Marital harmony and conflict : link to infants' emotional regulation and cardiacvagal tone [J]. Infancy, 2003, 4 (2): 297 – 307.

106. POUNTAIN D, ROBINS D. Cool Rules: anatomy of an attitude [M]. London: Reaktion Books, 2000: 113 – 132.

107. RANSFORD C R, GREENBERG M T, DOMITROVICH C E, et al. The role of teachers' psychological experiences and perceptions of curriculum supports on the implementation of a social and emotional learning curriculum [J]. School Psychology Review, 2009, 38 (4): 510 – 532.

108. REED W L, LISA B S. The daily emotional experience of adolescents: are adolescents more emotional, why, and how is that related to depression? [M] // ALLEN N B. Adolescent emo-

tional development and the emergence of depressive disorders. London : Cambridge University Press, 2008: 11 - 32.

109. RIGGS N R, GREENBERG M, KUSCHÉ C A, et al. The mediational role of neurocognition in the behavioral outcomes of a social-emotional prevention program in elementary school students: Effects of the PATHS curriculum [J]. Prevention Science, 2006, 7 (1): 91 - 102.

110. ROBIN R H, IZARD C E . Mothers' responses to infants' facial expressions of sadness, anger, and physical distress [J]. Motivation and Emotion, 1988, 12 (2): 185 - 196.

111. RUSSELL J A. Core affect and the psychological construction of emotion [J]. Psychological Review, 2003, 110 (1): 145 - 172.

112. SAARNI C. Emotional Competence and self-regulation in childhood [M] //SALOVEY P, SLUYTER D. Emotional development and emotional intelligence: implication for educators. New York: Basic Books, 1997: 35 - 66.

113. SALOVEY P, MAYER J D. Emotional intelligence, imagination, cognition, and personality [J]. 1990 (9): 185 - 211.

114. SARAH W, MARIE B H, MURAT YÜCEL, et al. Prefrontal and amygdala volumes are related to adolescents' affective behaviors during parent-adolescent interactions [J]. PNAS, 2008, 105: 3652 - 3657.

115. SCHULZ M S, WALDINGER R J, HAUSER S T, et al. Adolescents' behavior in the presence of interparental hostility: developmental and emotion regulatory influences [J]. Development and Psychopathology, 2005, 17: 489 - 507.

116. SPINRAD T L, EISENBERG N. Measures of effortful regulation for young children [J]. Infant and Child Development, 2004, 12 (4): 389 - 405.

117. STERNBERG K J, LAMBB M E, GUTERMAN E. Effects of early and later family violence on children's behavior problems and depression: a longitudinal, multiinformant perspective [J]. Child Abuse and Neglect, 2006 (30): 283 - 306.

118. SU LUI, XIAOQI HUANG, LONG CHEN, et al. High-field MRI reveals an acute impact on brain function in survivors of the magnitude 8.0 earthquake in China [J]. PNAS, 2009, 106 (36): 15412 - 15417.

119. SUTTON S K, DAVIDSON R J. Prefrontal brain asymmetry: a biological substrate of the behavioral approach and inhibition systems [J]. Psychological Science, 1997, 8: 204 - 210.

120. THAYER R E, NEWMAN J R, MCCLAIN T M. Self-regulation of mood : strategies for changing a bad mood, raising energy , and reducing tension [J]. Journal of Personality and Social Psychology , 1994, 67 (5): 910 - 923.

121. TICE D, BRATSLAVSKY E, BAUMEISTER R. Emotional distress regulation takes precedence over impulse control: if you feel bad, do it! [J]. Journal of Personality and Social Psychology, 2001, 80 (1): 53 - 67.

122. TOMARKEN A J, DAVIDSON R J, WHEELER R E, et al. Individual differences in anterior brain asymmetry and fundamental dimensions of emotion [J]. Journal of Personality and Social Psychology, 1992, 62: 676 - 687.

123. TUGADE M M, FREDRICKSON B L. Resilient individuals use positive emotions to bounce back from negative emotional experiences [J]. Journal of Personality and Social Psychology, 2004 (86): 320 - 333.

124. WALDEN T A, HARRIS V S, CATRON T F. How I feel: a self-report measure of emotional arousal and regulation for children [J]. Psychological Assessment, 2003, 15 (3): 399 - 412.

图书在版编目(CIP)数据

学生情绪调节与辅导 / 罗峥著. –北京：开明出版社，2012.10（2020.11 重印）
（新世纪心理与心理健康教育文库）
ISBN 978-7-5131-0238-4

Ⅰ.①学… Ⅱ.①罗… Ⅲ.①心理健康-健康教育 Ⅳ.①R395.6

中国版本图书馆 CIP 数据核字（2011）第 119660 号

责任编辑：王桢　柴星　支颖　吴晨紫

书　　名：	学生情绪调节与辅导
出品人：	焦向英
出　　版：	开明出版社
	（北京海淀区西三环北路 25 号　邮编 100089）
经　　销：	全国新华书店
印　　刷：	天津行知印刷有限公司
开　　本：	700×1000　1/16
印　　张：	12.25
字　　数：	187 千字
版　　次：	2012 年 10 月　北京第 1 版
印　　次：	2020 年 11 月　第 4 次印刷
定　　价：	32.00 元

印刷、装订质量问题，出版社负责调换货　联系电话：(010)88817647